カラダもココロも　モヤモヤ脱出！

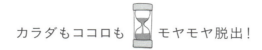

女はサウナで生まれ変わる

読む サウナ美人

Sauna

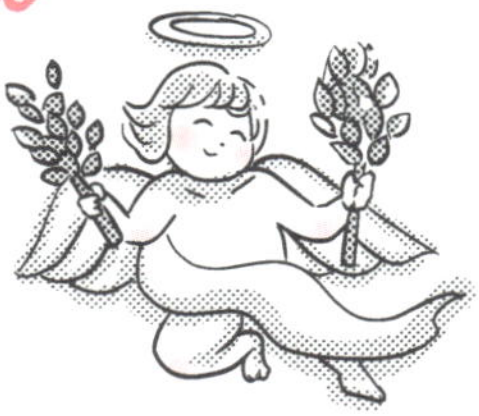

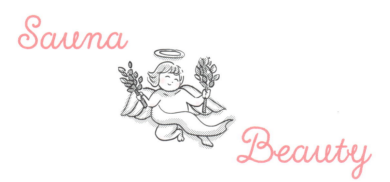

Beauty

主婦の友社

はじめに

女がサウナで「生まれ変わる」理由

「**最近、サウナが熱い**」らしい！

日常的にサウナに行かない人でも、「サウナー」「ととのう」という言葉は知っているのではないでしょうか。

でも、サウナの効果的な入り方を知っていますか？　サウナに入ったことはあっても、ちょっと入ってみて、「うーん、熱い……つらい」で終わっている人も多いようです。

日本では、サウナは「おじさんが汗をダラダラ流して入るもの」というイメージが強いですが、サウナ好きを公言する有名人女性も増え、女性サウナーもどんどん増えています。

その理由の一つには、社会の変化もあると考えられます。

女性の社会進出は年々進み、仕事に家事に子育てに……毎日忙しく、疲れている女性が増えています。そんな女性たちにとって、全てから切り離され、頭を空っぽにして「熱さ」を味わうサウナや「冷たさ」を全身で感じる水風呂、そのあとの**えも言われぬスッキリしたリラックス感**（これが「ととのう」です！）は、癒やしの時間になるのでしょう。

もちろんお風呂や岩盤浴もよいものですが、**より強い熱のパワー**で、お風呂では温まりにくい肩、首、顔まで、全身くまなく血行がよくなるので、**キレイになるパワーも強い**のがサウナ。一度しっかり入れば、必ずその効果を実感できるはずです。

最近はアメニティーが充実している、女性専用スペースがある、エステやマッサージの種類が豊富、ヘルシーな食事やドリンクがあるなど、**女性にうれしい**施設も増えています。

仕事が多忙すぎる、子育て中で思うように出かけられないなど、女性のライフステージによっては、また外出自粛など社会情勢によって、思うようにはサウナに行けない時期もあるかもしれません。それでも、サウナという世界があることを知っておけば、人生のクオリティーは確実に上がります。

身も心もスッキリして、入るたびにまるで「**生まれ変わる**」ような感覚が味わえるサウナ。女性のためのサウナの世界の、扉を開けてみませんか。

OLさわ子のサウナ開眼

お疲れOL・佐和子がサウナに入ってみたら……そこには女性の人生を変える秘密があった！

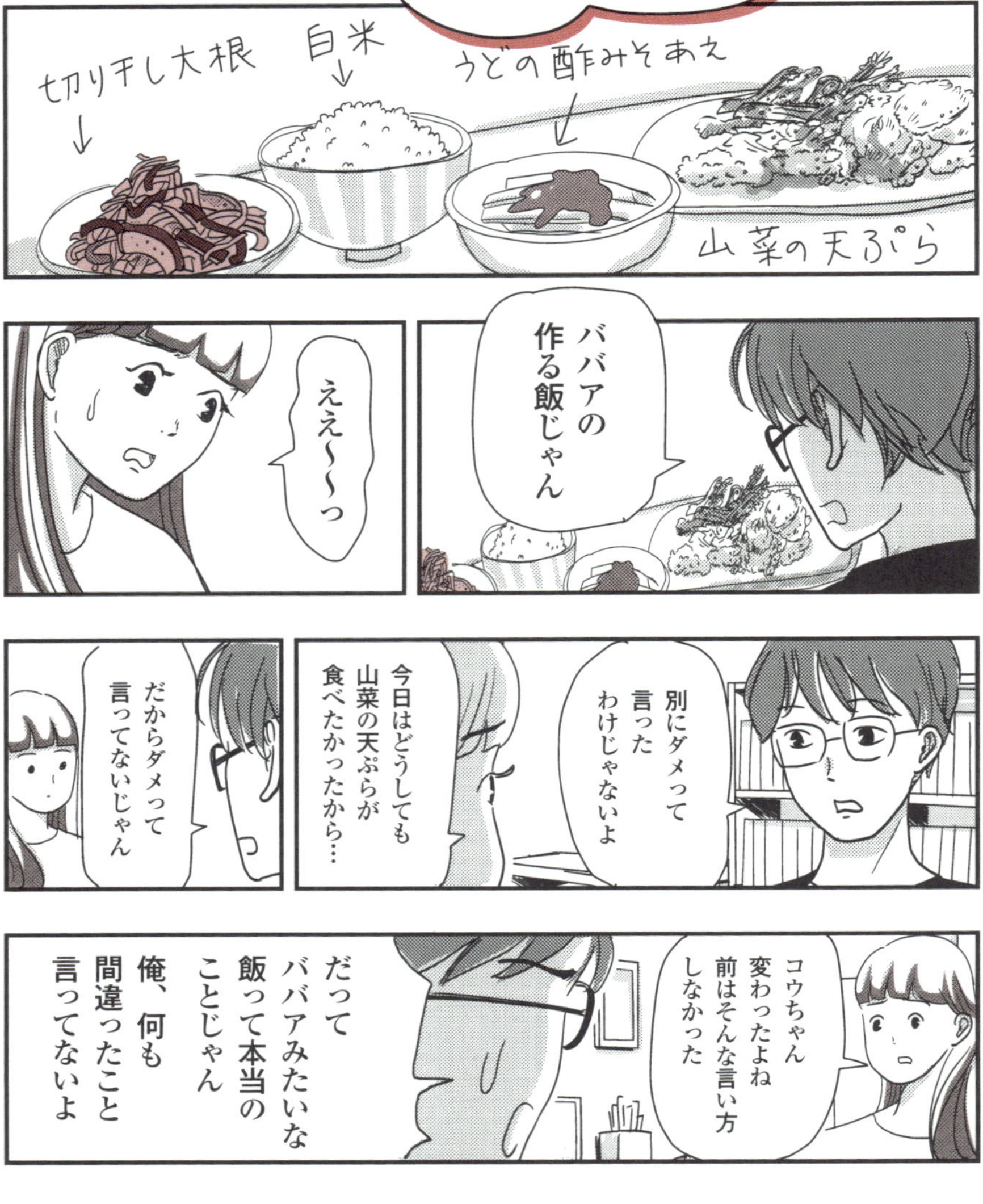

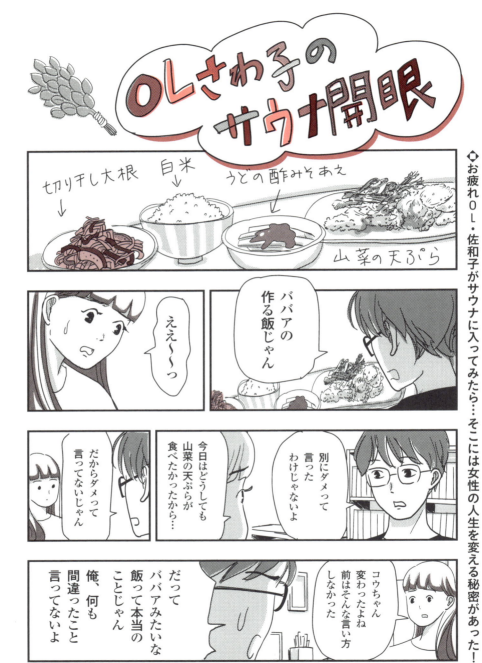

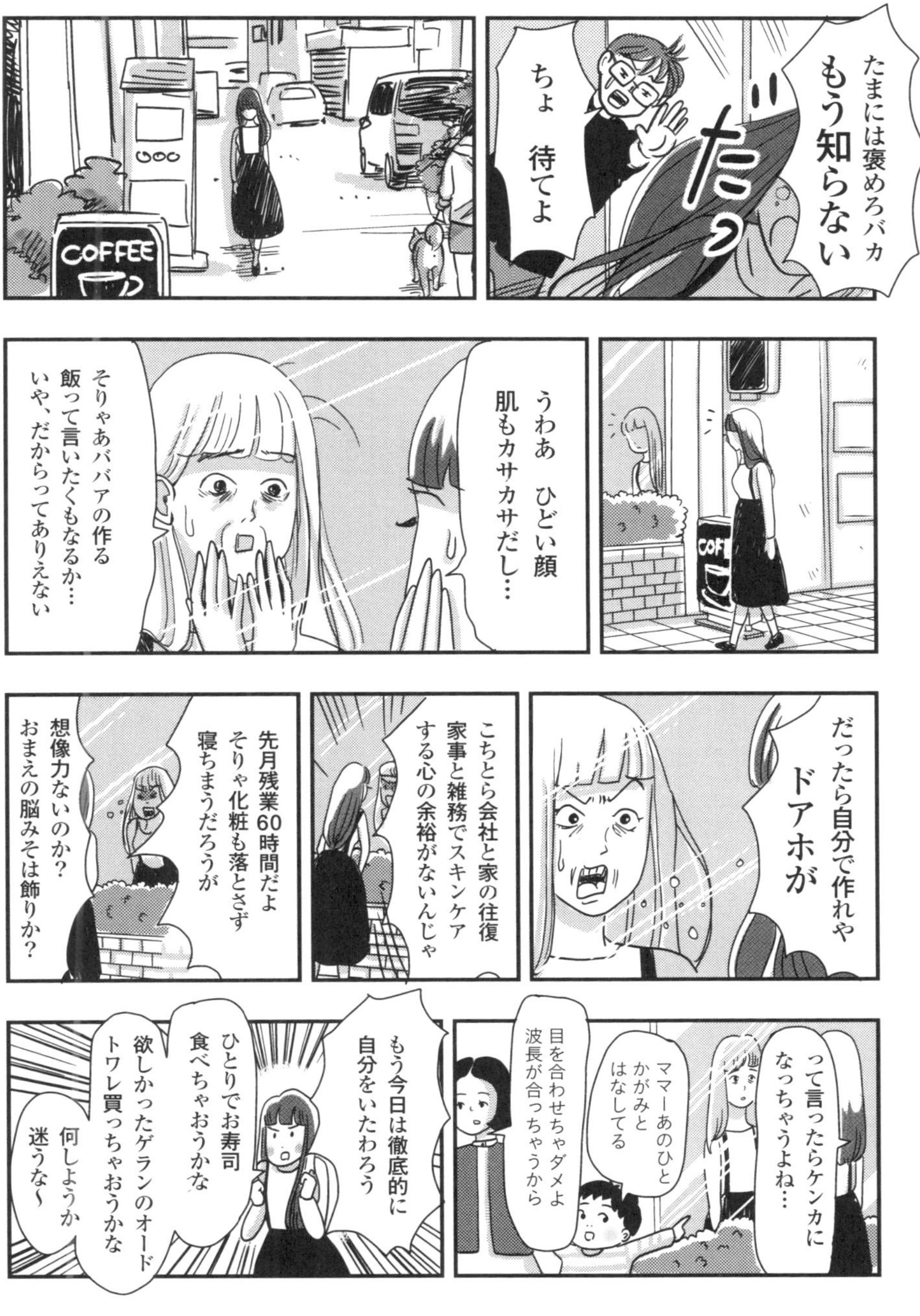

たまには褒めろバカ
もう知らない
だっ
ちょ 待てよ
COFFEE
うわあ ひどい顔
肌もカサカサだし…
そりゃあババアの作る
飯って言いたくもなるか…
いや、だからってありえない
だったら自分で作れや
ドアホが
こちとら会社と家の往復
家事と雑務でスキンケア
する心の余裕がないんじゃ
先月残業60時間だよ
そりゃ化粧も落とさず
寝ちまうだろうが
想像力ないのか?
おまえの脳みそは飾りか?
って言ったらケンカに
なっちゃうよね…
ママーあのひと
かがみと
はなしてる
目を合わせちゃダメよ
波長が合っちゃうから
もう今日は徹底的に
自分をいたわろう
ひとりでお寿司
食べちゃおうかな
欲しかったゲランのオード
トワレ買っちゃおうかな
何しようか
迷うな〜

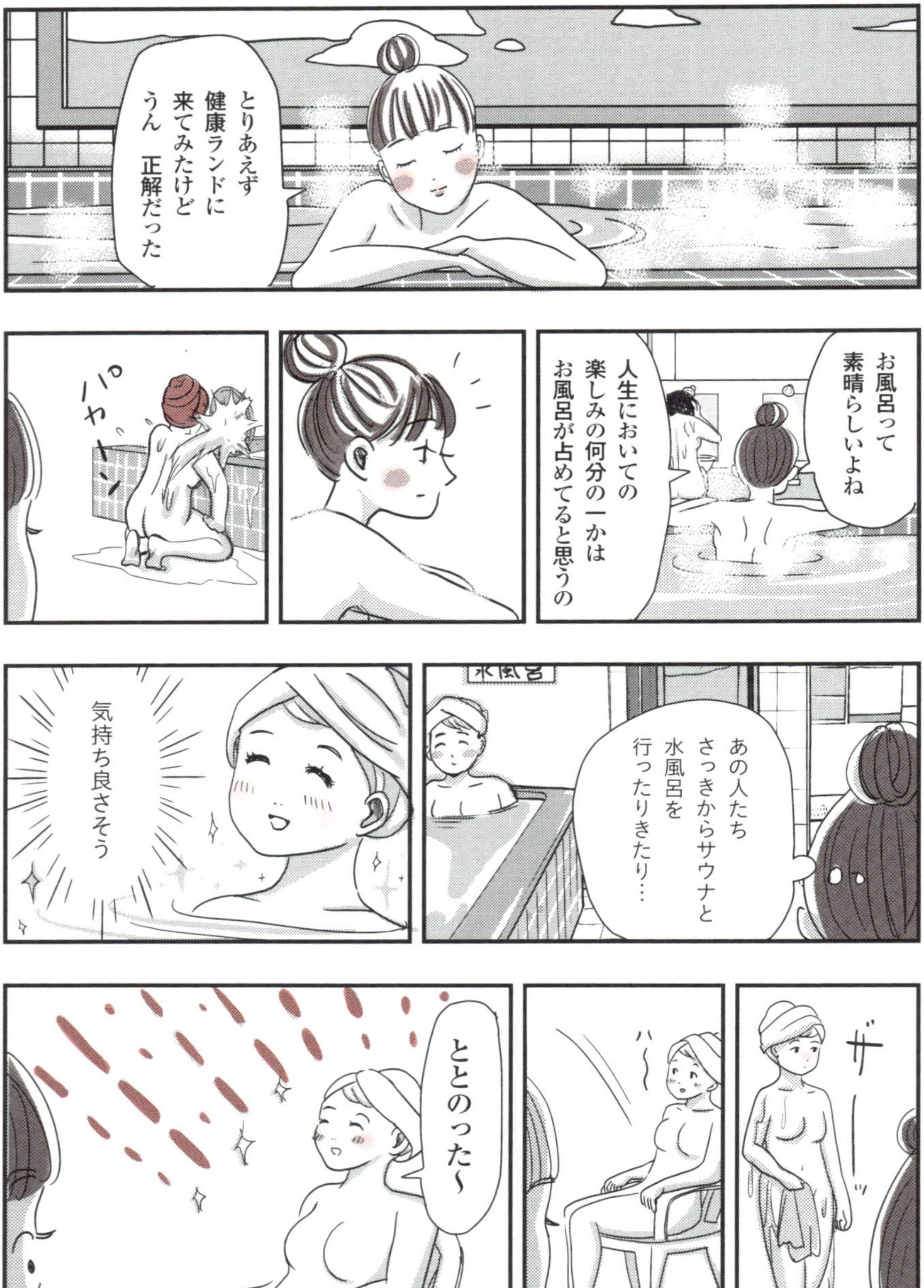

とりあえず健康ランドに来てみたけどうん　正解だった
お風呂って素晴らしいよね
人生においての楽しみの何分の一かはお風呂が占めてると思うの
パヤーン
水風呂
あの人たちさっきからサウナと水風呂を行ったりきたり…
気持ち良さそう
ザー…ッ
ハ〜
ととのった〜

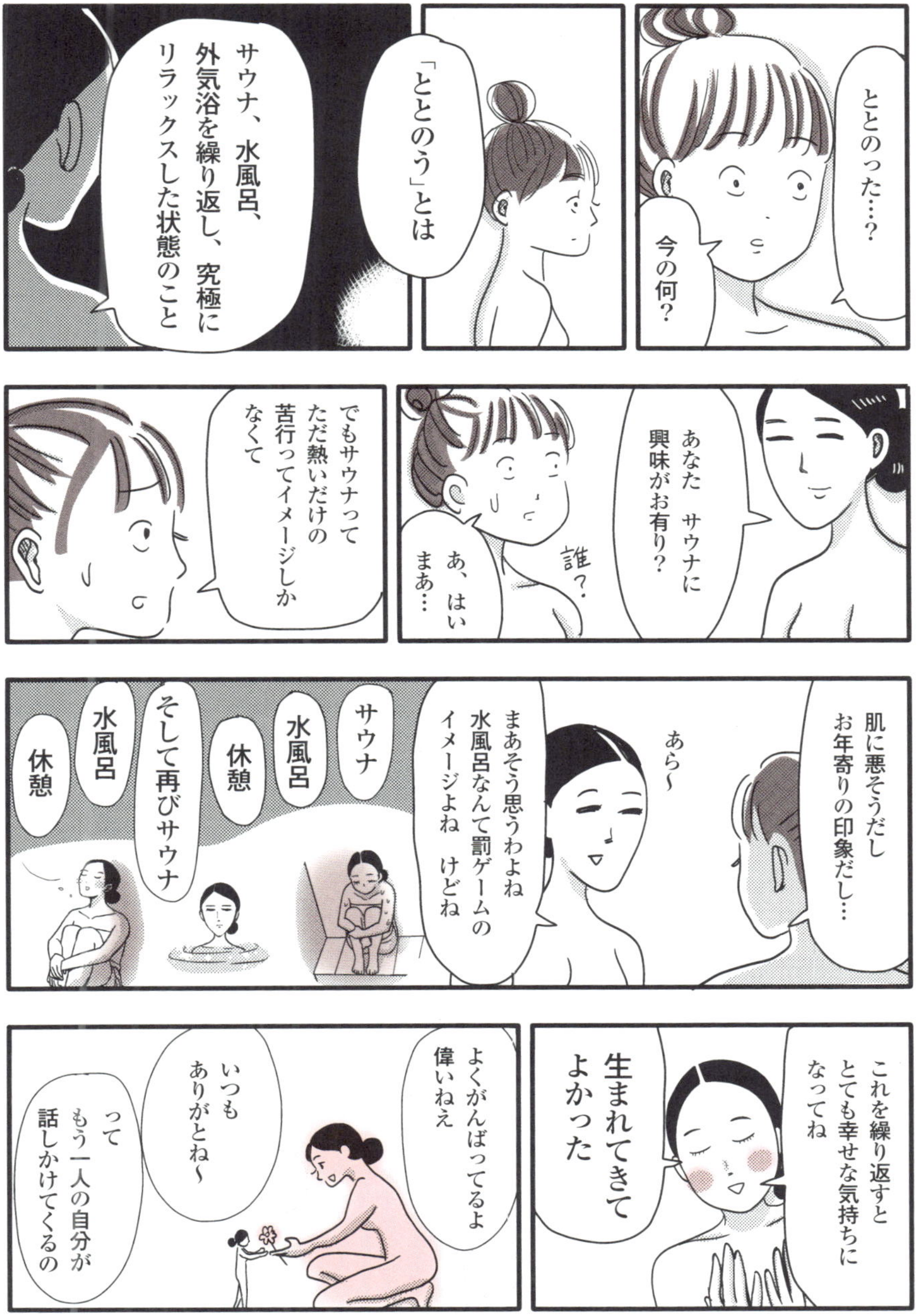
ととのった…？
今の何？
「ととのう」とは
サウナ、水風呂、外気浴を繰り返し、究極にリラックスした状態のこと
あなた　サウナに興味がお有り？
誰？
あ、はい　まあ…
でもサウナってただ熱いだけの苦行ってイメージしかなくて
肌に悪そうだしお年寄りの印象だし…
あら〜
まあそう思うわよね　水風呂なんて罰ゲームのイメージよね　けどね
サウナ
水風呂
休憩
そして再びサウナ
水風呂
休憩
これを繰り返すととても幸せな気持ちになってね
生まれてきてよかった
よくがんばってるよ　偉いねえ
いつもありがとね〜
ってもう一人の自分が話しかけてくるの

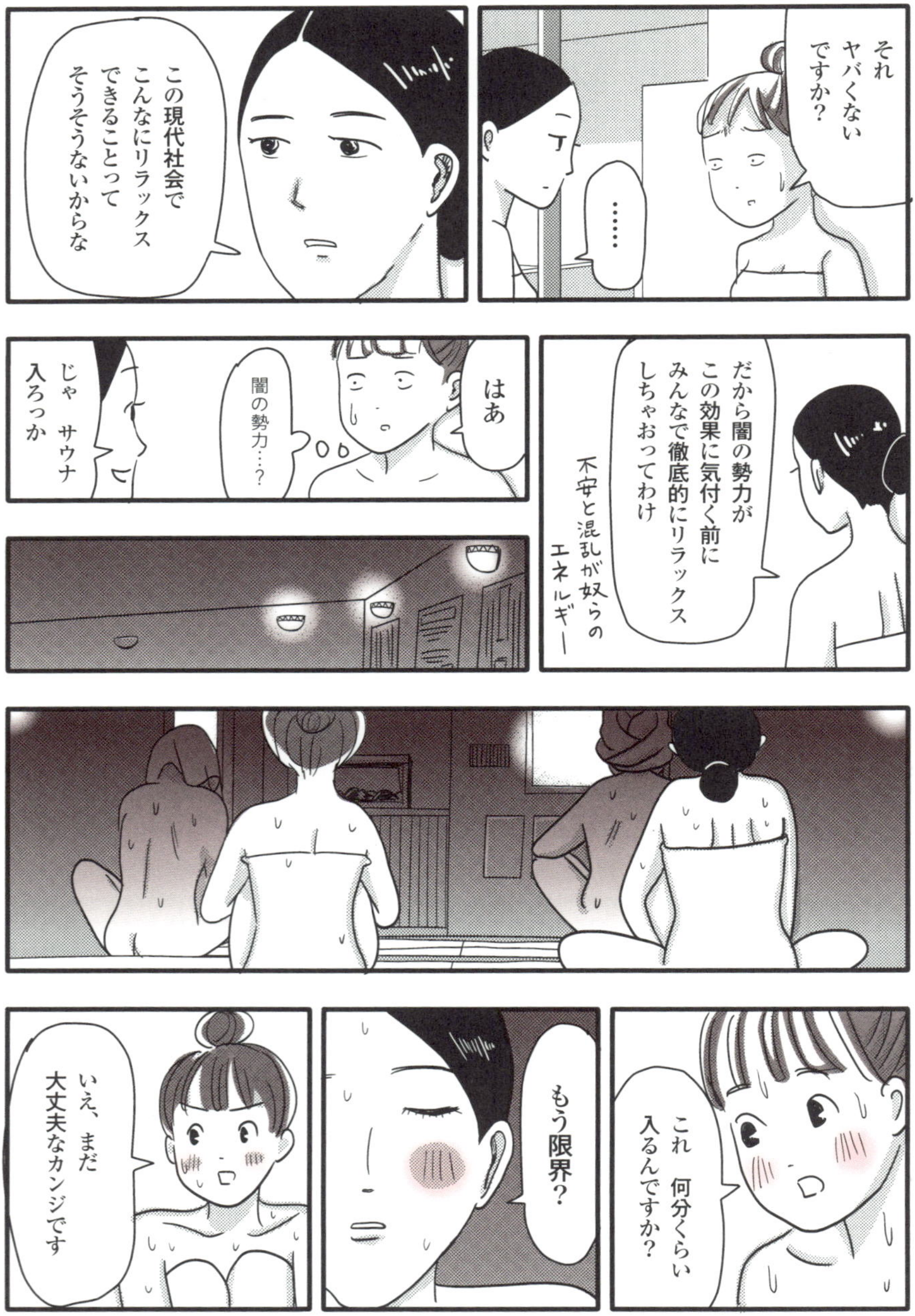

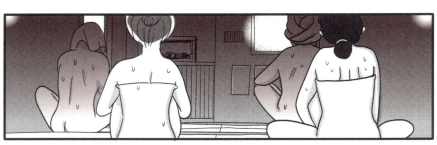

それ ヤバくない ですか？
……
この現代社会で こんなにリラックス できることって そうそうないからな
だから闇の勢力が この効果に気付く前に みんなで徹底的にリラックス しちゃおってわけ
不安と混乱が奴らの エネルギー
はあ
闇の勢力…？
じゃ サウナ 入ろっか
これ 何分くらい 入るんですか？
もう限界？
いえ、まだ 大丈夫なカンジです

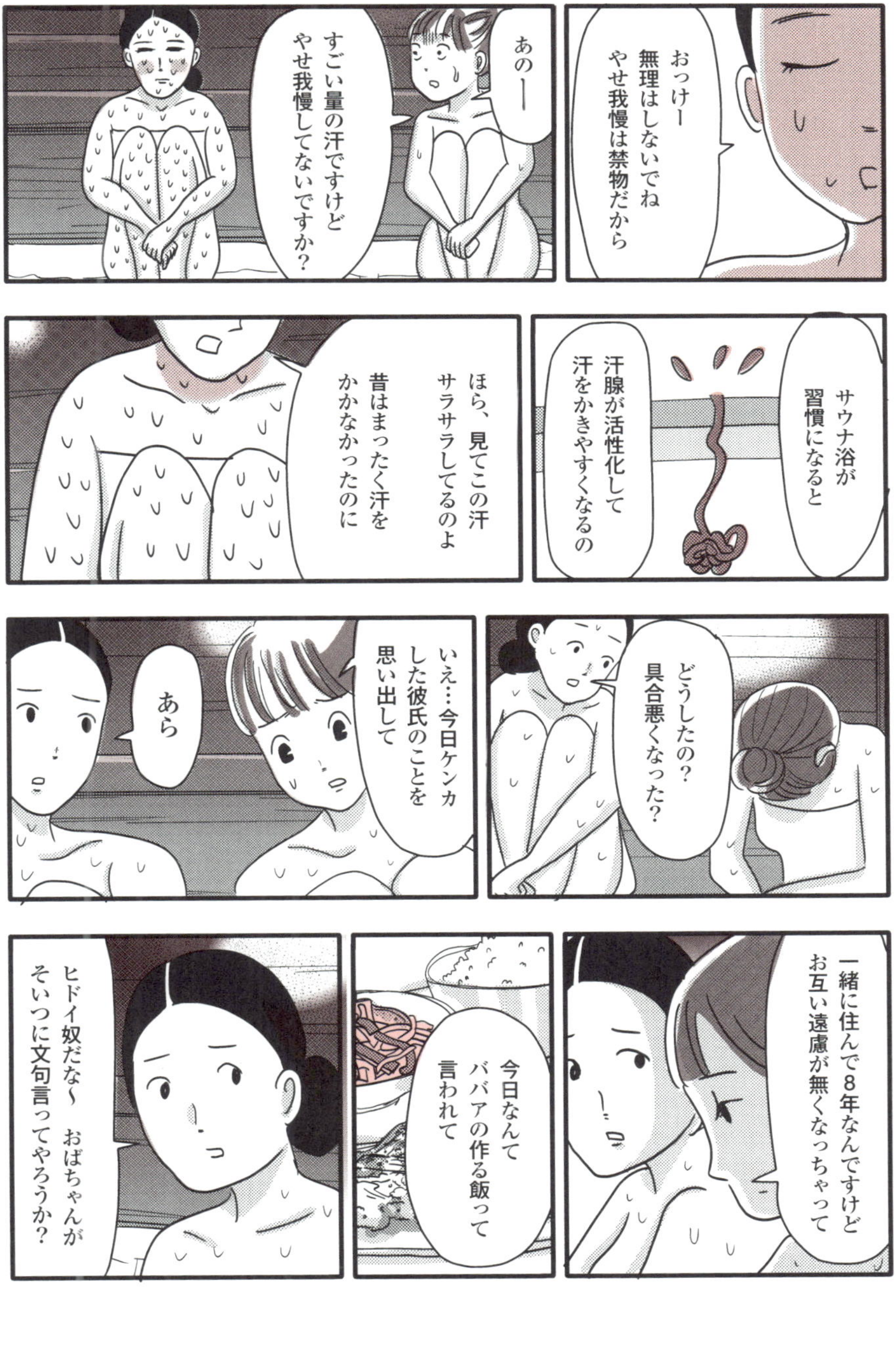
おっけー無理はしないでねやせ我慢は禁物だから
あのー
すごい量の汗ですけどやせ我慢してないですか?
サウナ浴が習慣になると
汗腺が活性化して汗をかきやすくなるの
ほら、見てこの汗サラサラしてるのよ昔はまったく汗をかかなかったのに
どうしたの?具合悪くなった?
いえ…今日ケンカした彼氏のことを思い出して
あら
一緒に住んで8年なんですけどお互い遠慮が無くなっちゃって
今日なんてババアの作る飯って言われて
ヒドイ奴だな〜 おばちゃんがそいつに文句言ってやろうか?

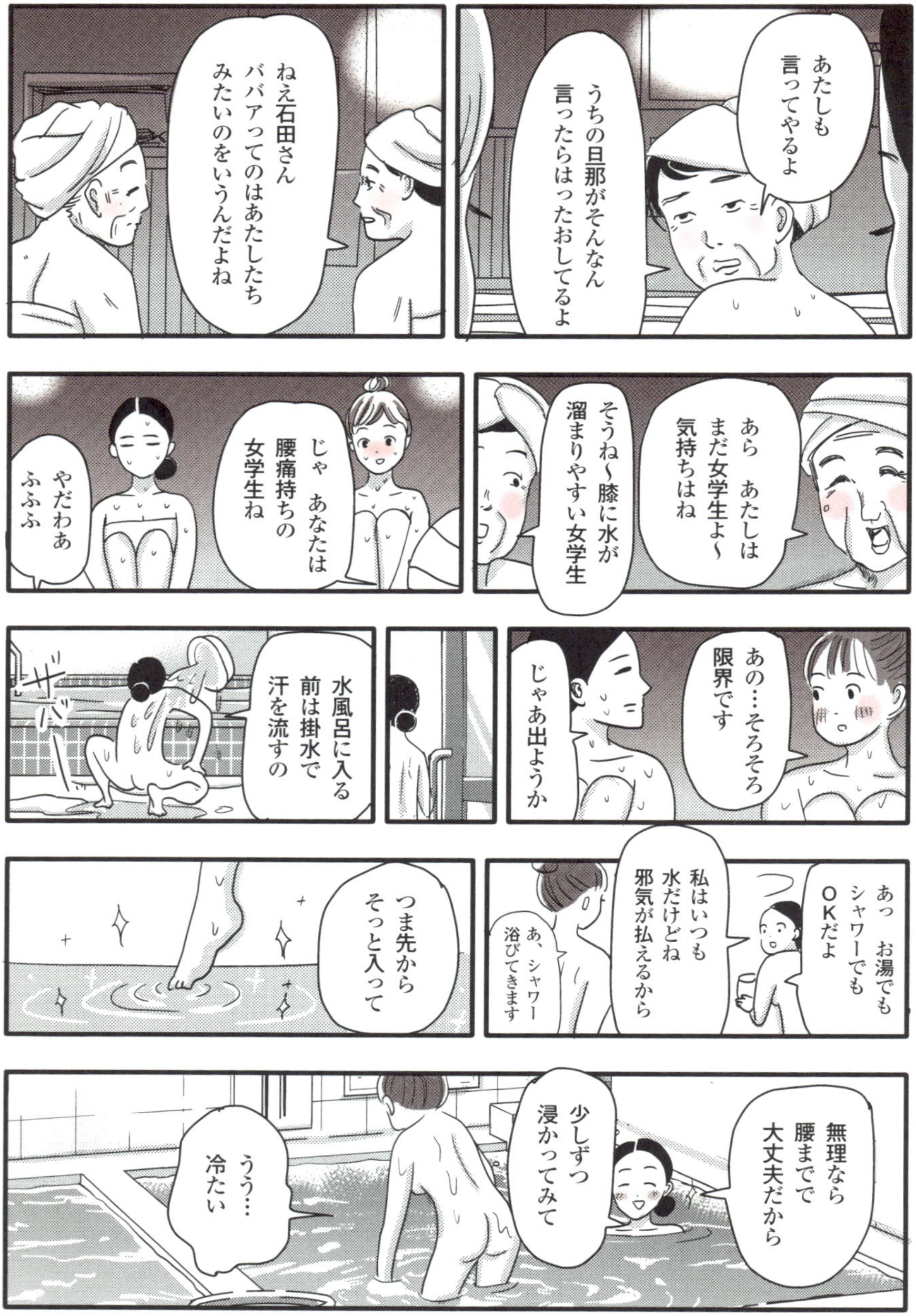

あたしも言ってやるよ
うちの旦那がそんなん言ったらはったおしてるよ
ねえ石田さん ババアってのはあたしたちみたいのをいうんだよね
あら あたしはまだ女学生よ～ 気持ちはね
そうね～膝に水が溜まりやすい女学生
じゃ あなたは腰痛持ちの女学生ね
やだわぁ ふふふ
あの…そろそろ限界です
じゃあ出ようか
水風呂に入る前は掛水で汗を流すの
ザバー
あっ お湯でもシャワーでもOKだよ
私はいつも水だけどね 邪気が払えるから
あ、シャワー浴びてきます
つま先からそっと入って
無理なら腰までで大丈夫だから
少しずつ浸かってみて
うう…冷たい

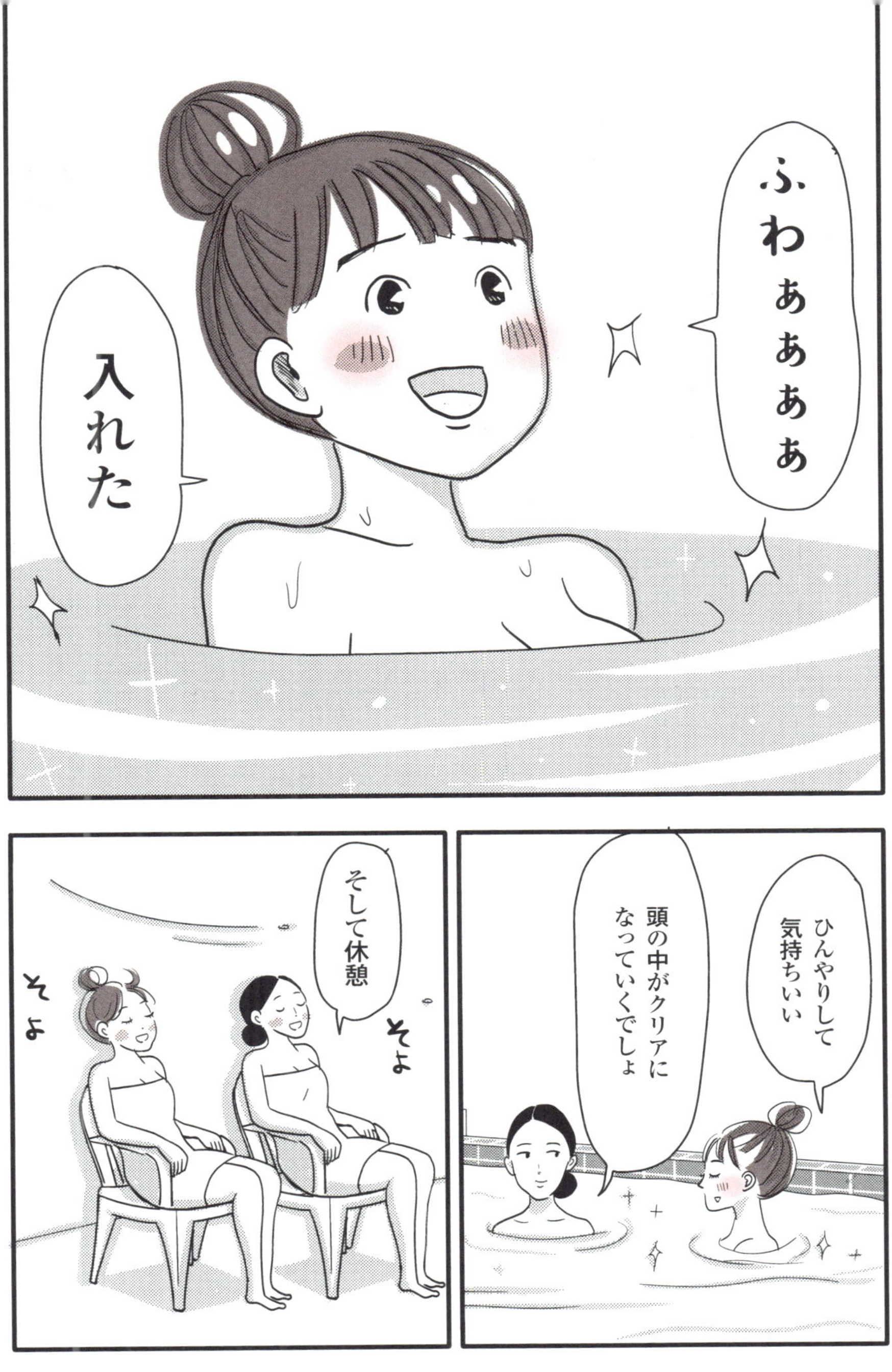

ふわぁぁぁぁ
入れた
ひんやりして気持ちいい
頭の中がクリアになっていくでしょ
そして休憩
そよ
そよ

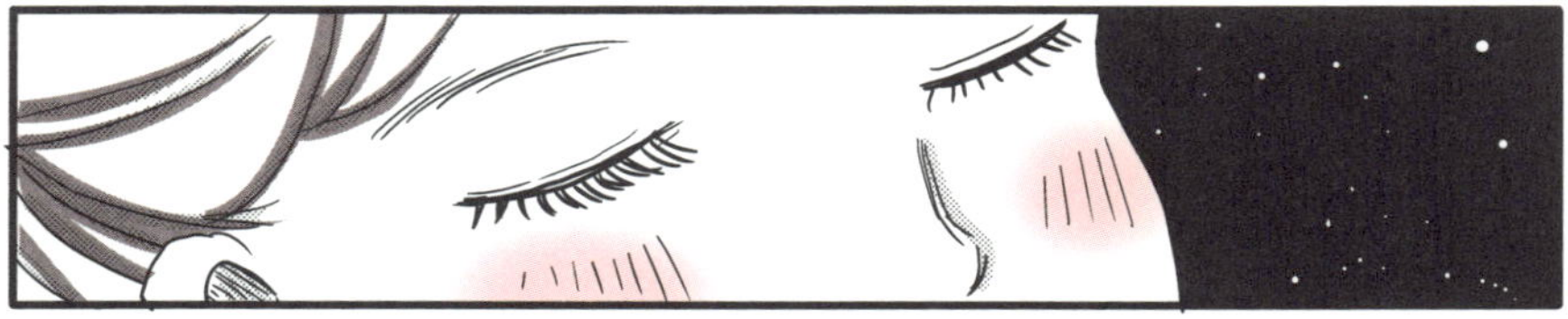

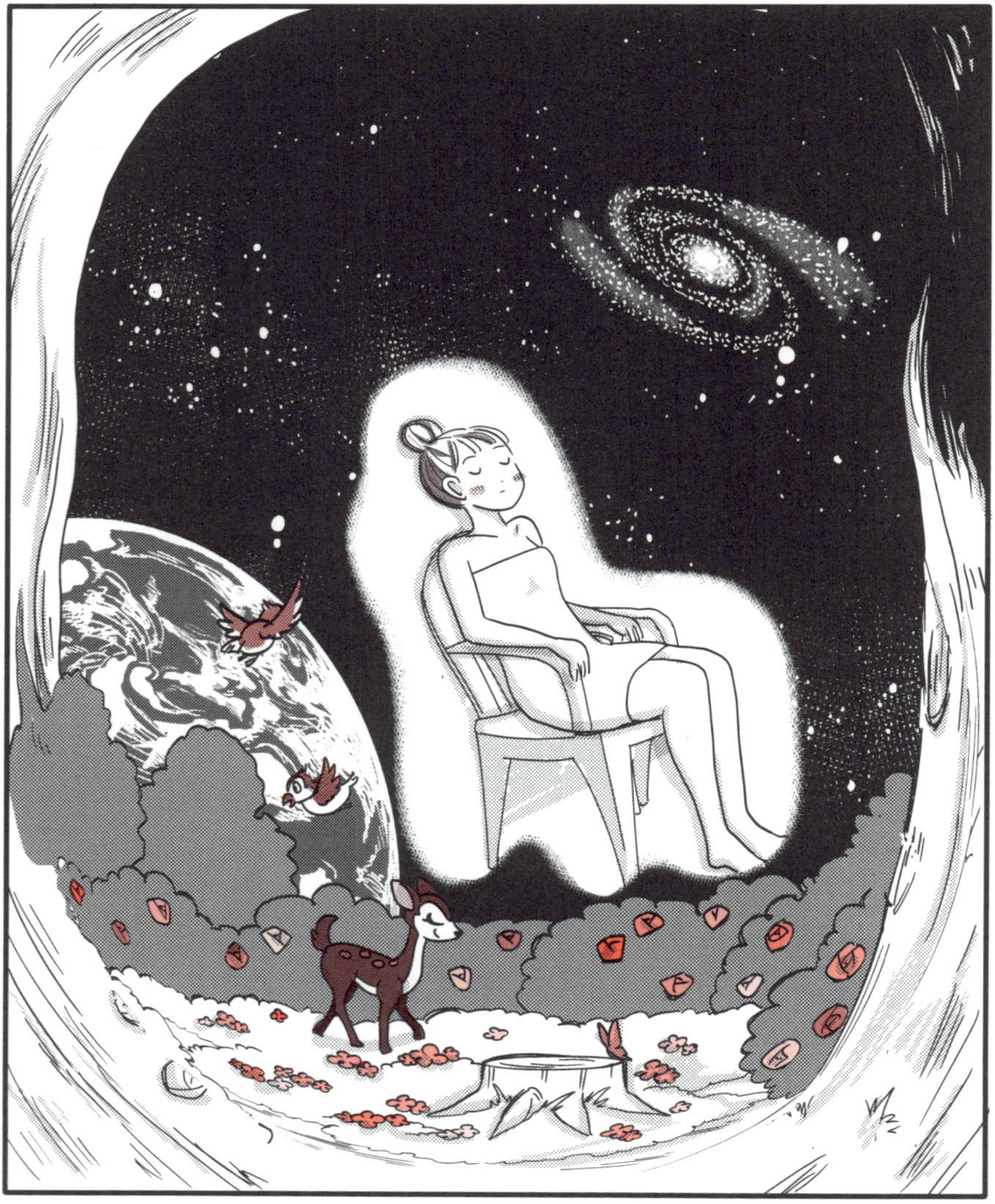

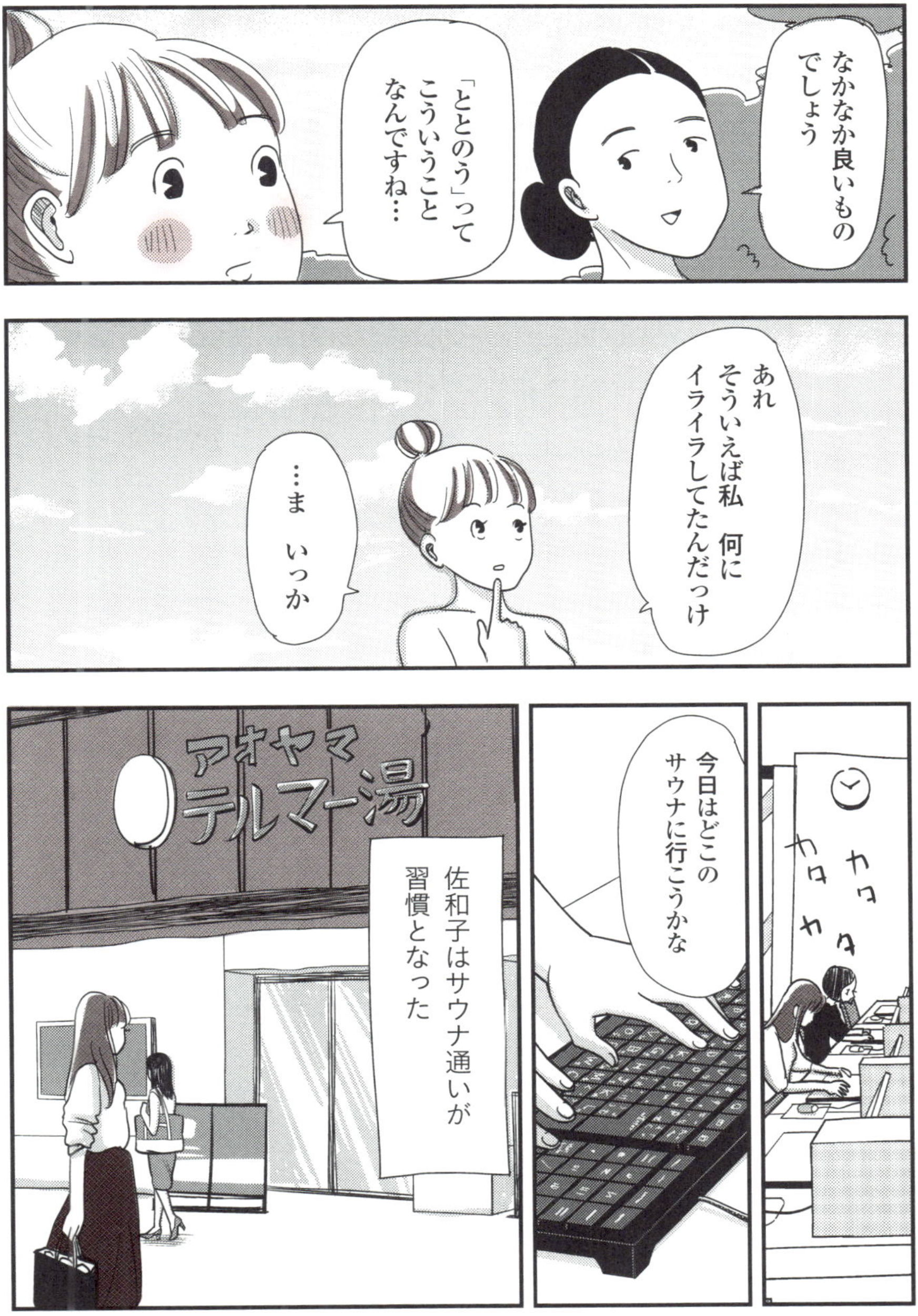
なかなか良いものでしょう
「ととのう」ってこういうことなんですね…
あれ そういえば私 何にイライラしてたんだっけ
…ま いっか
カタ カタ カタ カタ
今日はどこのサウナに行こうかな
アオヤマテルマー湯
佐和子はサウナ通いが習慣となった

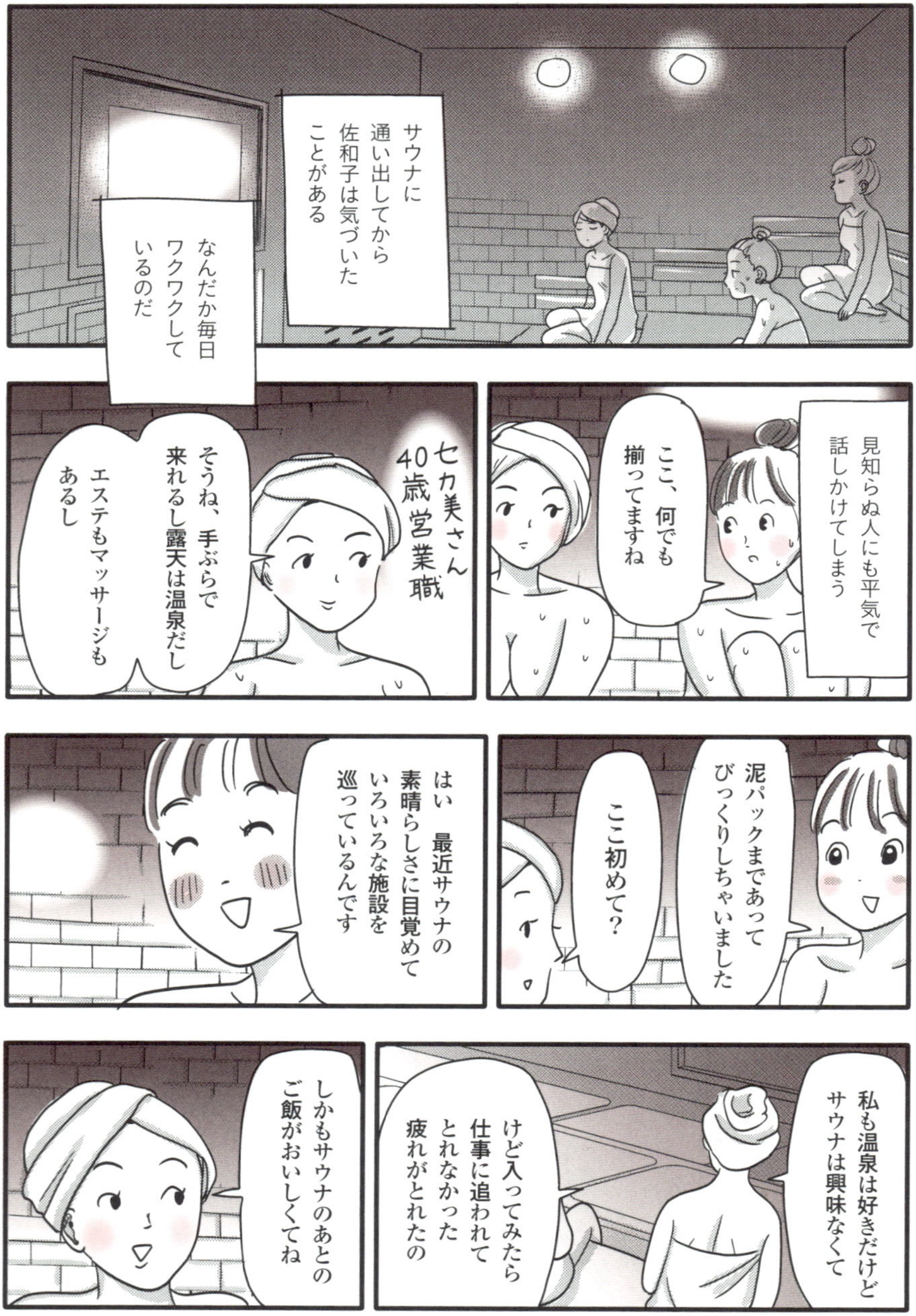

サウナに通い出してから佐和子は気づいたことがある
なんだか毎日ワクワクしているのだ
見知らぬ人にも平気で話しかけてしまう
ここ、何でも揃ってますね
セカ美さん 40歳営業職
そうね、手ぶらで来れるし露天は温泉だしエステもマッサージもあるし
泥パックまであってびっくりしちゃいました
ここ初めて?
はい 最近サウナの素晴らしさに目覚めていろいろな施設を巡っているんです
私も温泉は好きだけどサウナは興味なくて
けど入ってみたら仕事に追われてとれなかった疲れがとれたの
しかもサウナのあとのご飯がおいしくてね

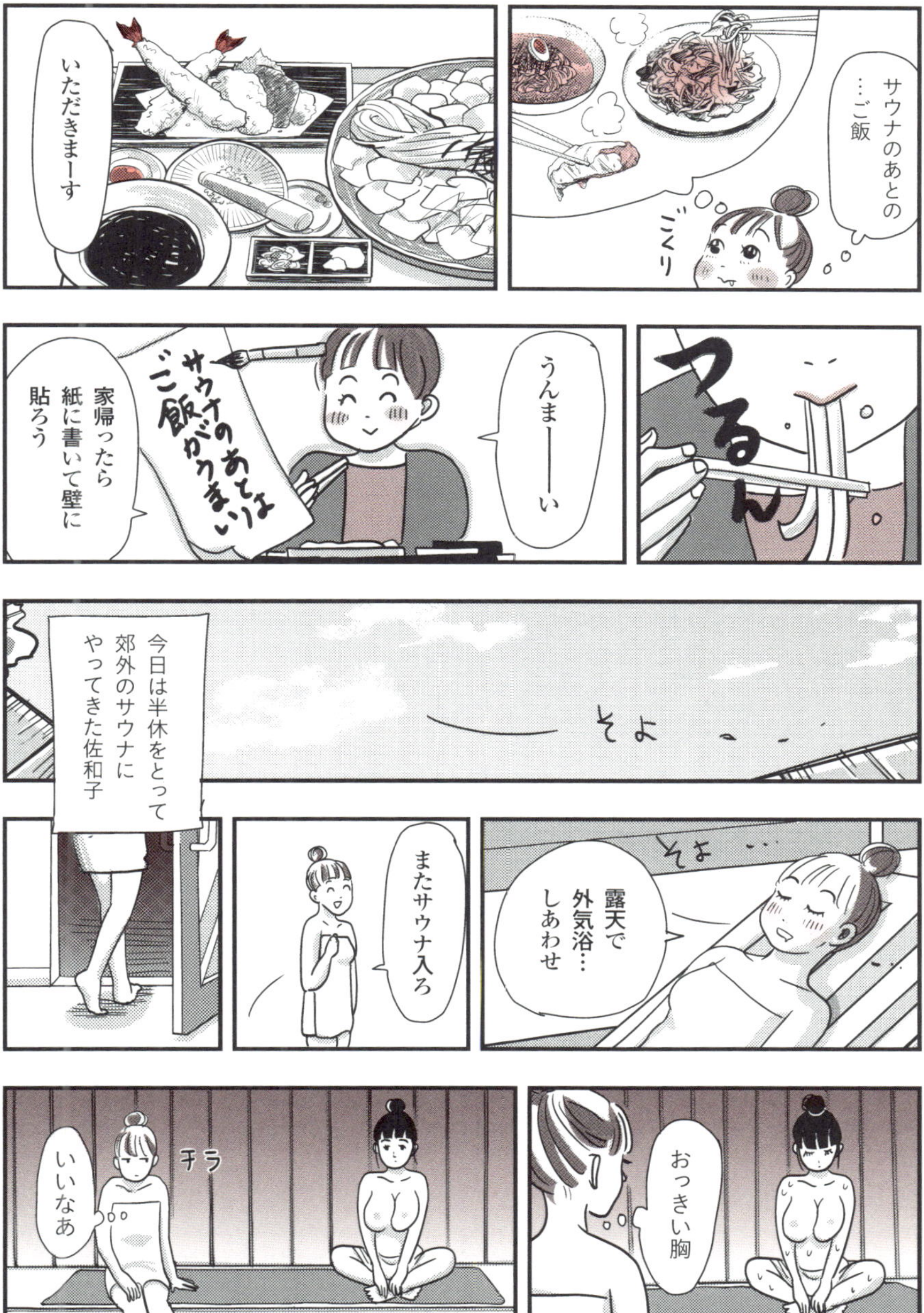

サウナのあとの
…ご飯
ごくり
いただきまーす
つるん
うんまーーーい
サウナのあとはご飯がうまい
家帰ったら紙に書いて壁に貼ろう
今日は半休をとって郊外のサウナにやってきた佐和子
そよ
露天で外気浴…しあわせ
そよ…
またサウナ入ろ
おっきい胸
チラ
いいなあ

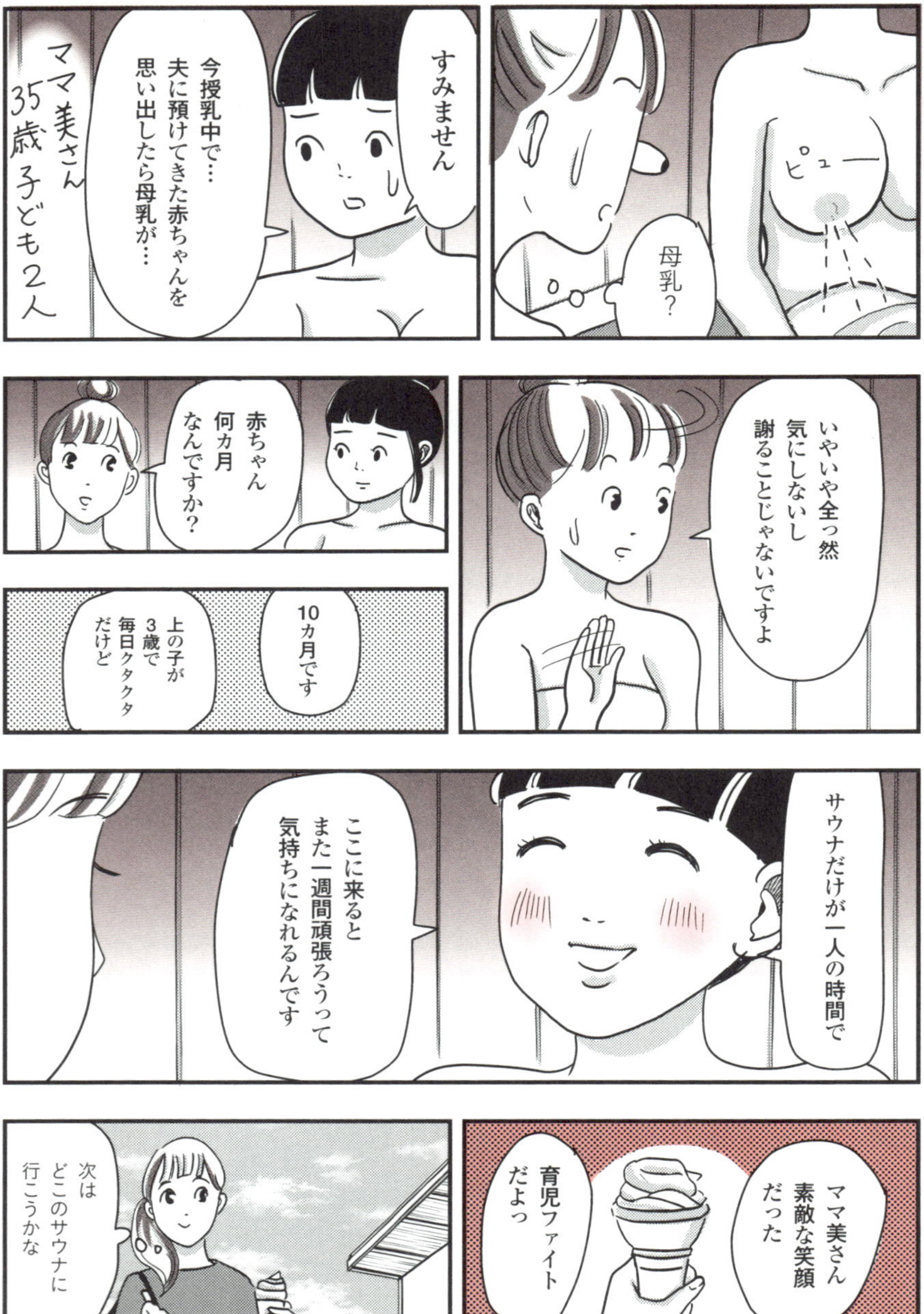
ピュー
母乳？
すみません
今授乳中で…
夫に預けてきた赤ちゃんを
思い出したら母乳が…
ママ美さん
35歳 子ども2人
いやいや全っ然
気にしないし
謝ることじゃないですよ
赤ちゃん
何カ月
なんですか？
10カ月です
上の子が
3歳で
毎日クタクタ
だけど
サウナだけが一人の時間で
ここに来ると
また一週間頑張ろうって
気持ちになれるんです
ママ美さん
素敵な笑顔
だった
育児ファイト
だよっ
次は
どこのサウナに
行こうかな

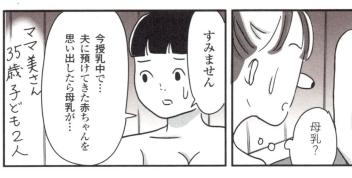

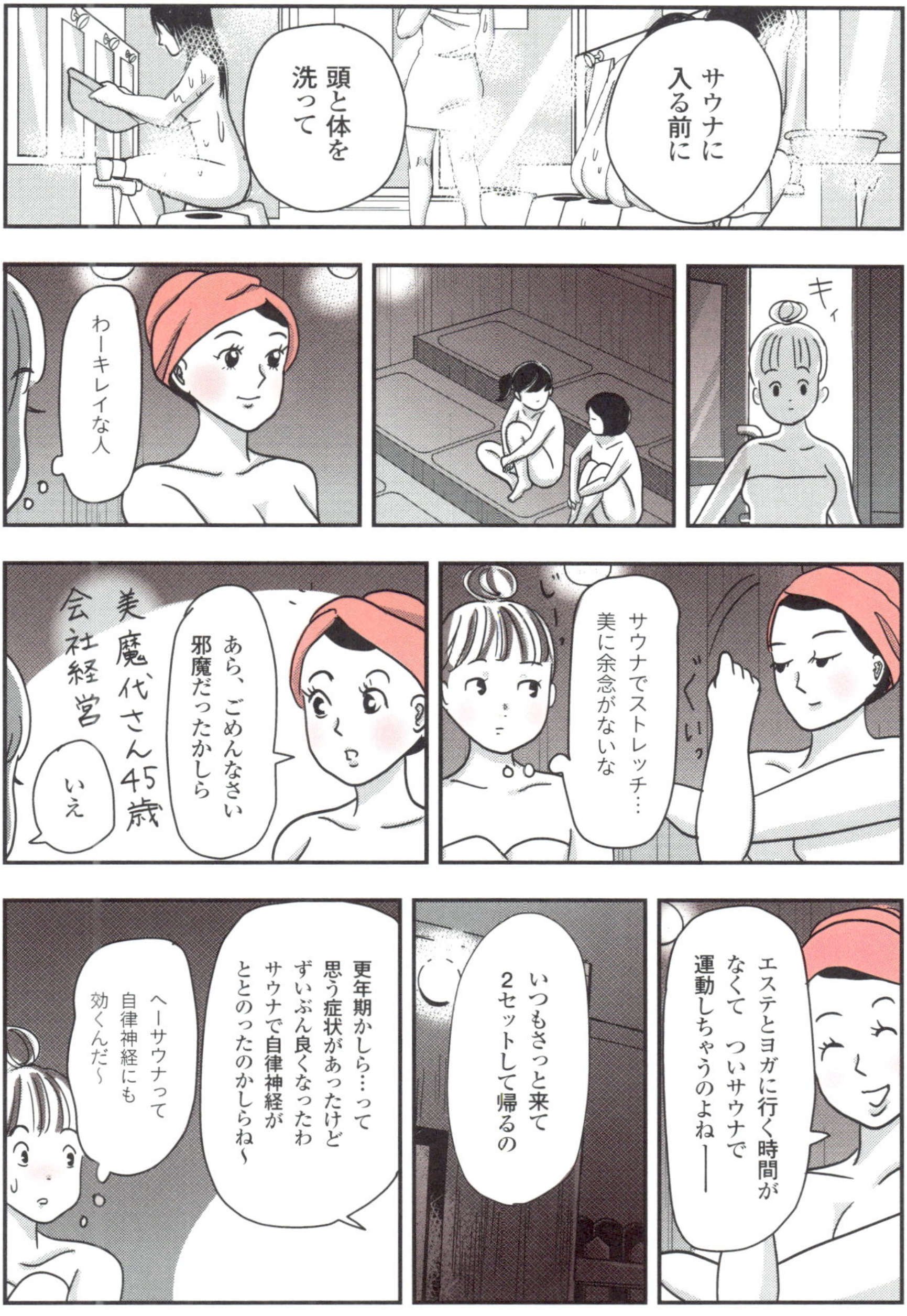
サウナに入る前に
頭と体を洗って
キィ
わーキレイな人
じー
サウナでストレッチ…美に余念がないな
ぐいっ
あら、ごめんなさい邪魔だったかしら
美魔代さん45歳 会社経営
いえ
エステとヨガに行く時間がなくて ついサウナで運動しちゃうのよね――
いつもさっと来て2セットして帰るの
更年期かしら…って思う症状があったけどずいぶん良くなったわ サウナで自律神経がととのったのかしらね～
へーサウナって自律神経にも効くんだ～

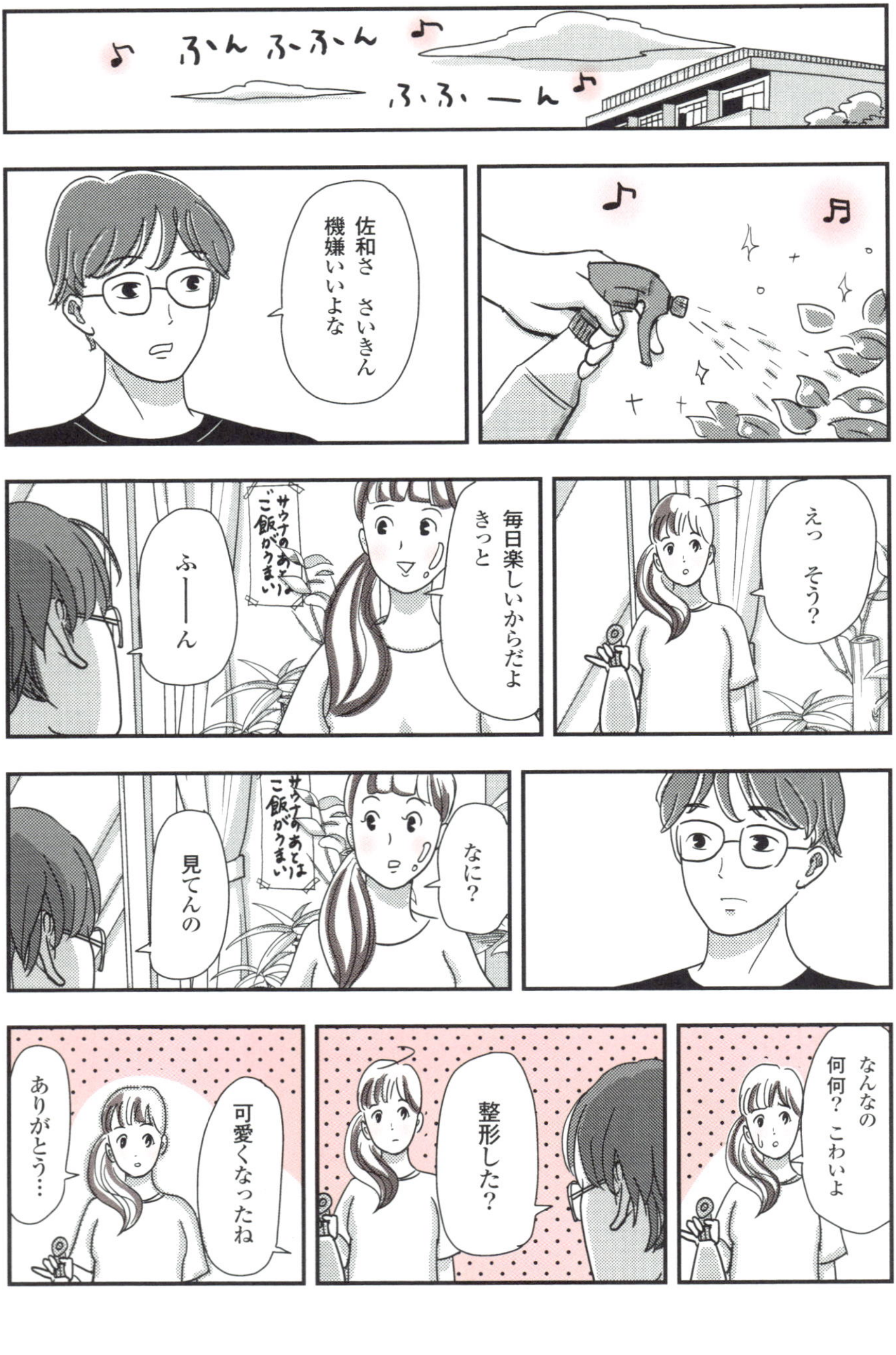

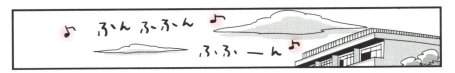

ふん ふーん
ふふ ーん
佐和さ さいきん 機嫌いいよな
えっ そう?
毎日楽しいからだよ きっと
ふーーーん
サウナのあとはご飯がうまい
なに? 見てんの
なんなの 何何? こわいよ
整形した?
可愛くなったね
ありがとう…

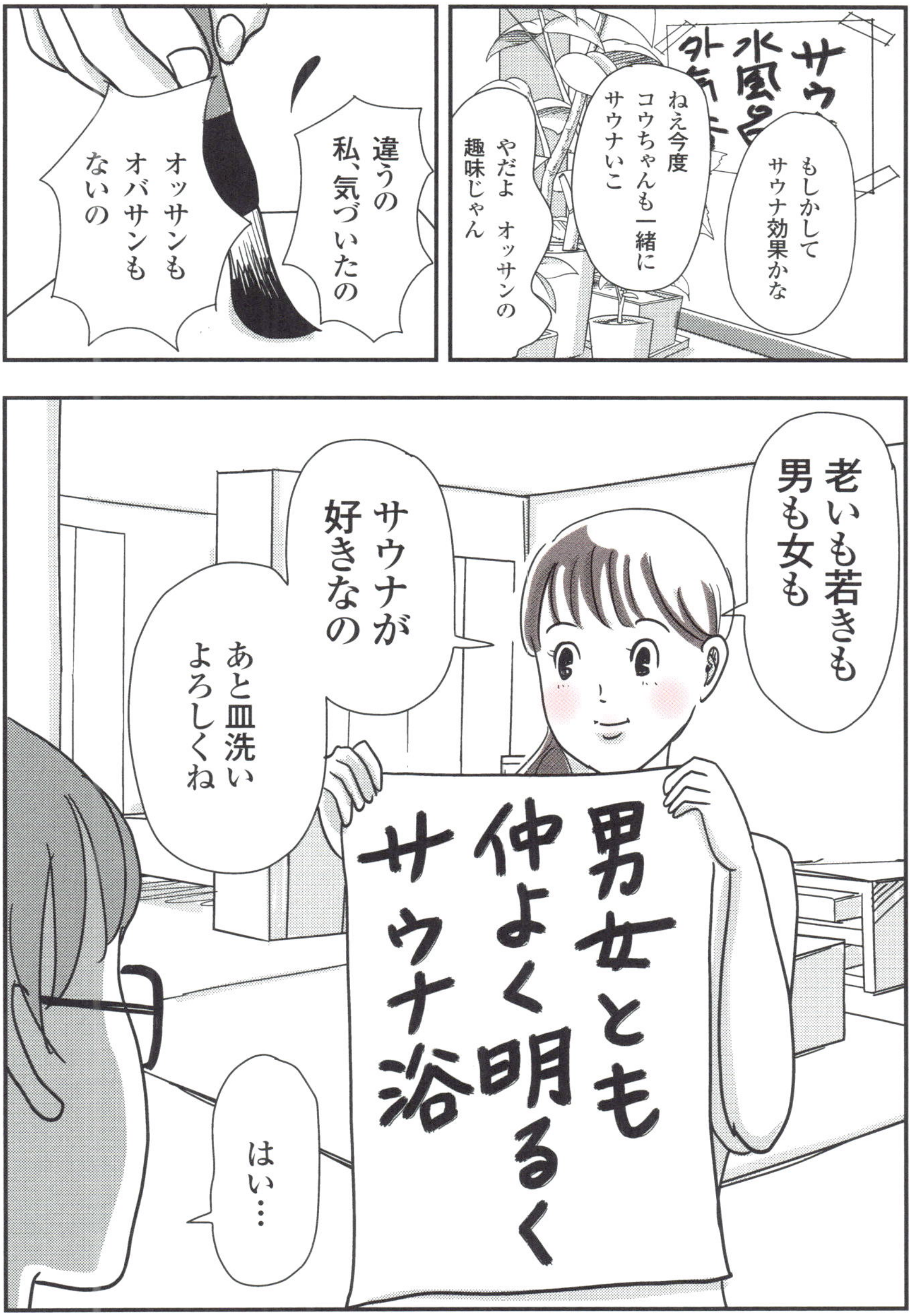
もしかして
サウナ効果かな
ねえ今度
コウちゃんも一緒に
サウナいこ
やだよ　オッサンの
趣味じゃん
違うの
私、気づいたの
オッサンも
オバサンも
ないの
老いも若きも
男も女も
サウナが
好きなの
あと皿洗い
よろしくね
男女とも
仲よく明るく
サウナ浴
はい…

タイプ別のサウナ活用アドバイスは次のページへ
あなたもきっとサウナー女子！

あなたは どのタイプ？

サウナー女子診断

check

Type 1

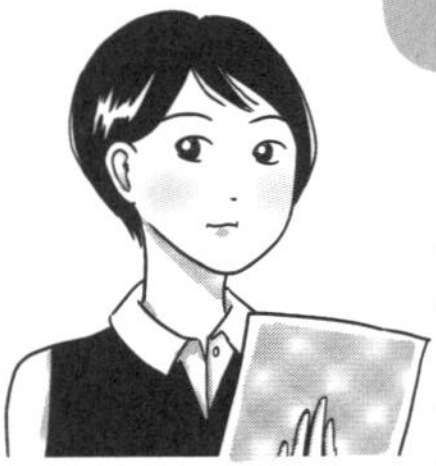

プチ不調が気になるけど、何をしたらいいの？

ツカ子さん
（31 歳・事務職・一人暮らし）

□ いつも疲れぎみ
□ プチ不調をよく感じる
□ お肌の曲がり角を感じる
□ 生活リズムが乱れがち

Advice

「体にいいこと」を探しているなら、近所の銭湯や温浴施設に気軽に行ってみよう！　スポーツジムや旅先のホテルでもトライを。

Type 2

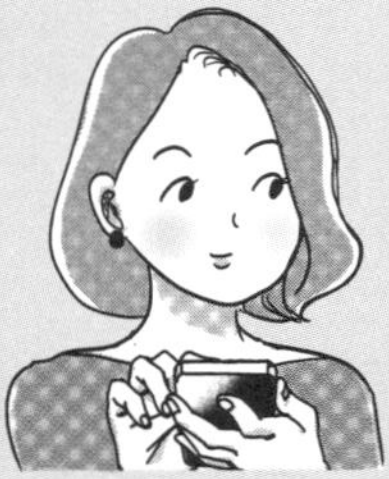

温泉は大好き！ でもサウナは苦しそう……

セカ美さん
（40 歳・営業職・一人暮らし）

□ 仕事に追われて疲れがとれない
□ 女友だちと温泉に行くのが楽しみ
□ サウナにはあまり興味がない
□ エステやマッサージが大好き

Advice

温泉もいいけれど、疲れをとるならサウナ！ 温泉に併設されたサウナにトライしてみて。エステやマッサージの充実したサウナ施設もおすすめ。

Type 3

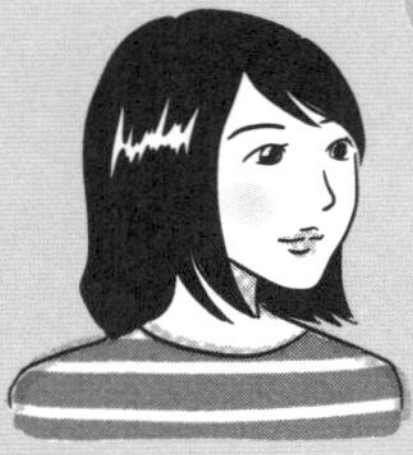

定期的にジム通い。運動による疲れが気になる

アク子さん
（33 歳・デザイナー・二人暮らし）

□ ジムに通うのが習慣
□ ランニングも好き
□ 体を動かしていないと気持ち悪い
□ たまに筋肉痛になる

Advice

行きつけのジムのサウナに入れば、疲労回復効果が得られます。ランのコースに銭湯を組み込むのもおすすめ。

女性はライフスタイルや人生のステージによって、悩みや不調が変わります。

チェックが多くついたところの、タイプ別・サウナ活用アドバイスを参考にしてくださいね。

Type 4 彼との関係がちょっとマンネリぎみ

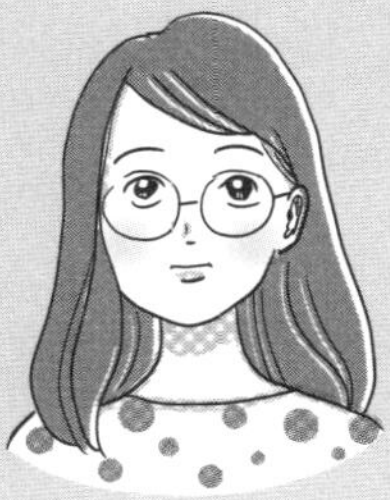

ラブ乃さん
（28歳・派遣社員・二人暮らし）

- □ いい恋愛や結婚がしたい！
- □ 彼がスパ施設を嫌いではない
- □ サウナは初心者。いろいろ試したい
- □ サウナ以外のお風呂も楽しみたい

Advice

カップルで行けるおもしろサウナをデートコースに組み込むと、もっと盛り上がるかも！サウナのあとに食事やお酒を楽しんで。

Type 5 育児に仕事にイライラ。一人の時間がほしい～

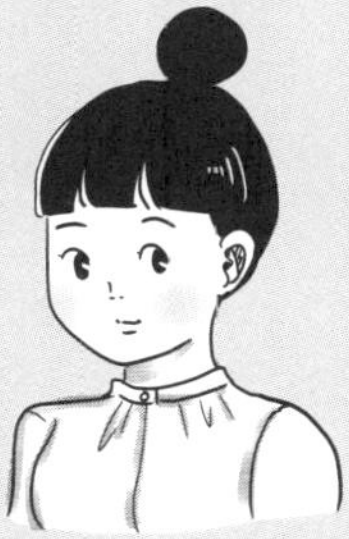

ママ美さん
（35歳・パート・家族4人）

- □ 育児疲れを感じている
- □ 一人の時間がなくてイライラ
- □ 週末は子連れで近場に出かける
- □ 休日はのんびりしたい

Advice

子連れでも楽しめるスパ施設へGO！子どもはパパに預けて、30分でも一人サウナ時間を満喫できれば、心身共にエネルギー満タンに。

Type 6 プレ更年期でウツウツ。この不調を脱したい！

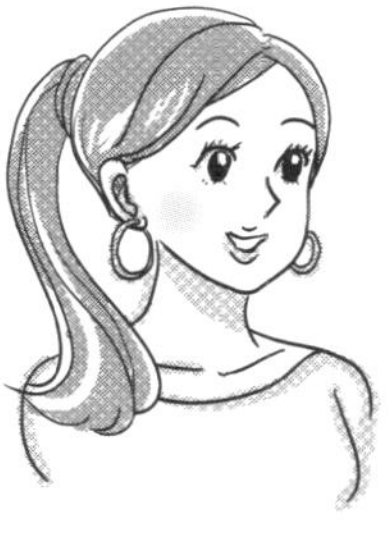

美魔代さん
（45歳・会社経営・家族3人）

- □ 不定愁訴にのぼせ、これって更年期？
- □ アンチエイジングに興味がある
- □ 運動やエステに行く時間がない
- □ いつまでもキレイでいたい

Advice

たまには自分にごほうびを。ちょっぴりラグジュアリーな温浴施設やホテル併設のサウナでひと汗流したあと、エステやマッサージで気分アップ！

サウナってこんなにスゴイ！

サウナの8つの力 Power

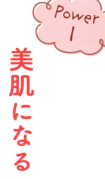

Power 1
美肌になる

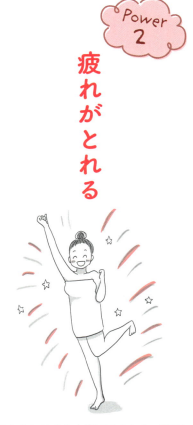

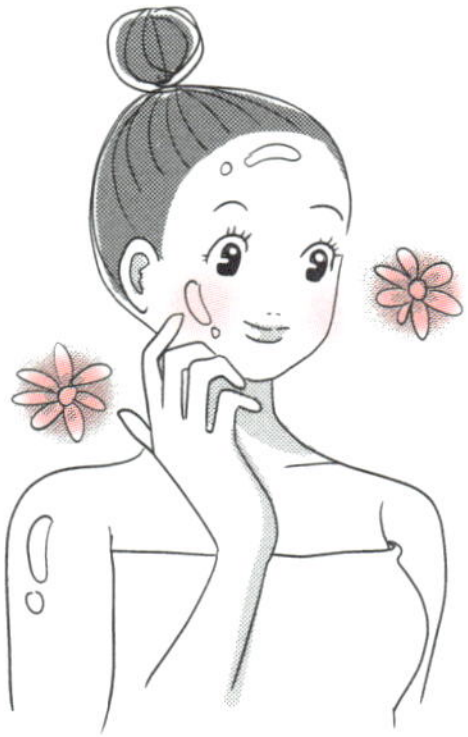

女性サウナーの声No.1は、肌への効果。発汗と共に毛穴から老廃物が排出され、血流もよくなるので、サウナ後は顔色がよくなり健康的に。「サウナ後の魔法の1時間」、デート前は特におすすめ！

Power 2
疲れがとれる

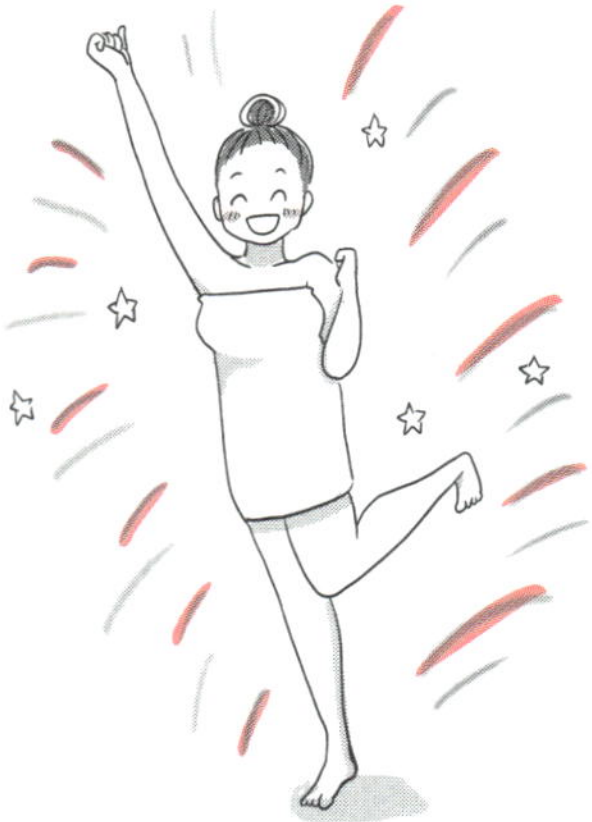

サウナに入ると血流がよくなり、酸素の摂取量がアップ。疲労物質である乳酸が排出されるため、疲れがとれてスッキリします。またエネルギーが再生産されるので、サウナ後はますます元気に。

サウナに入ると、どんないいことがあるの？
疲れている女性にこそうれしい、サウナの効能とその理由を探ってみました。

Power 3
免疫力アップ

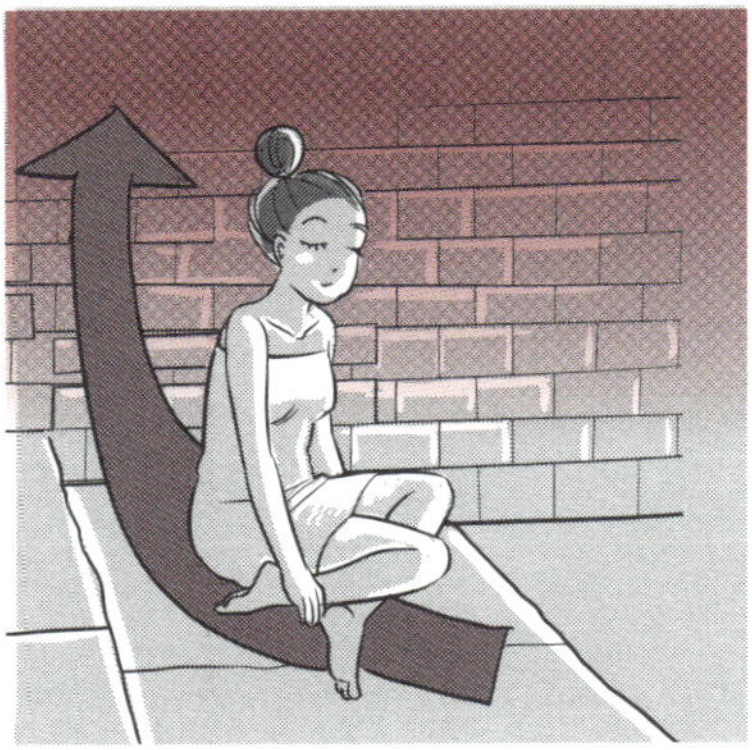

体を温めると、ストレスで傷ついた細胞を修復する働きをもつたんぱく質「ヒートショックプロテイン（ＨＳＰ）」が増加し、免疫力がアップ。サウナに入り始めて、かぜをひきにくくなる人が多いのはこのためかも。

Power 4
肩こり、腰痛がやわらぐ

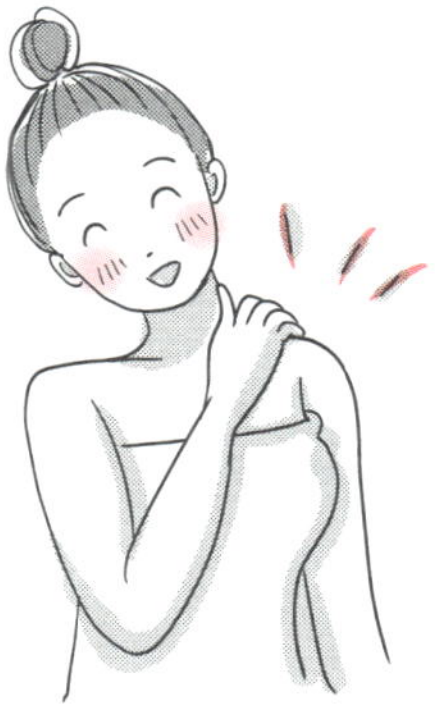

肩こりや腰痛は、筋肉の緊張や血流の悪さが原因。サウナで血行がよくなると、筋肉中の血液循環が活発になり乳酸が排出されるため、こりや痛みが緩和されます。サウナ後にマッサージをすると、さらに効果的。

Power 5

冷え性改善

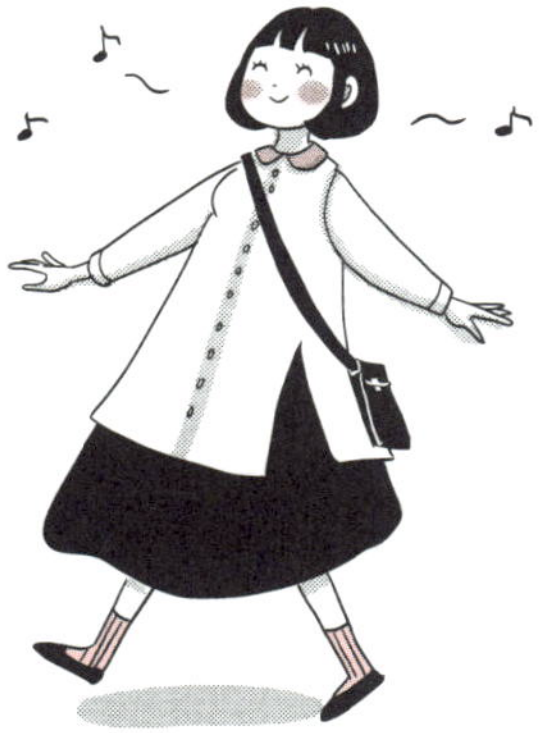

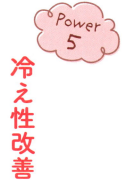

血行が悪いと、慢性的な「冷え」状態を招きます。熱いサウナに入ると血管が拡張し、冷たい水風呂に入ると血管が収縮する……このくり返しが血のめぐりをよくし、冷え性の改善につながります。

Power 6

婦人科系の悩み解消

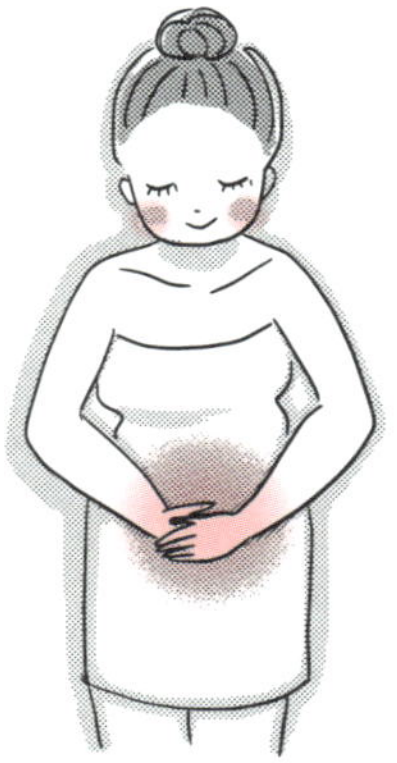

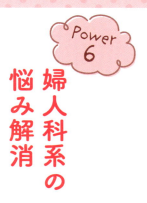

生理痛や月経前症候群（PMS）、更年期障害など、婦人科系の不調の多くは自律神経の乱れが原因です。サウナと水風呂の温冷交代浴による刺激は、女性の自律神経をととのえる訓練になります。

Power 7

リラックス

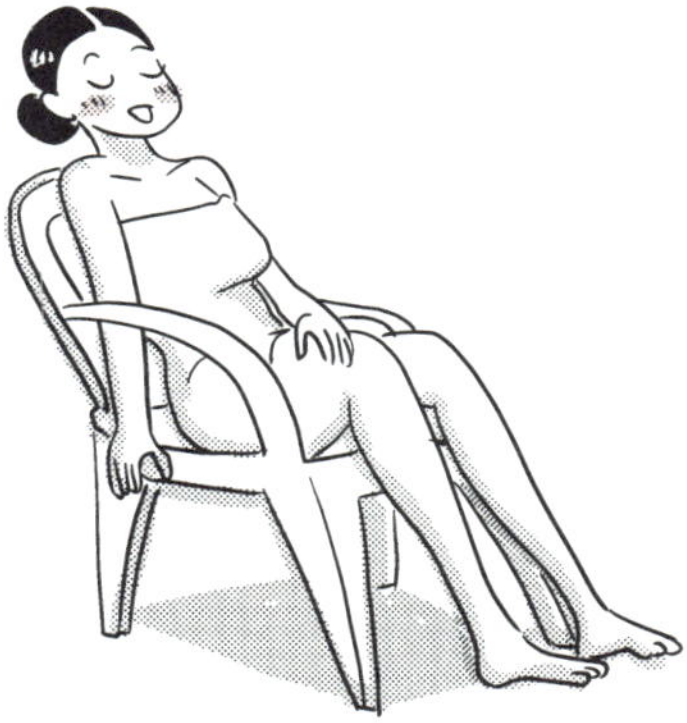

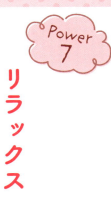

サウナと水風呂に入ると交感神経の働きが活発になり、休憩で副交感神経が優位になります。この流れが、「ととのう」といわれる極上のリラックス感を生み、日ごろのストレスを吹き飛ばします！

Power 8

ぐっすり眠れる

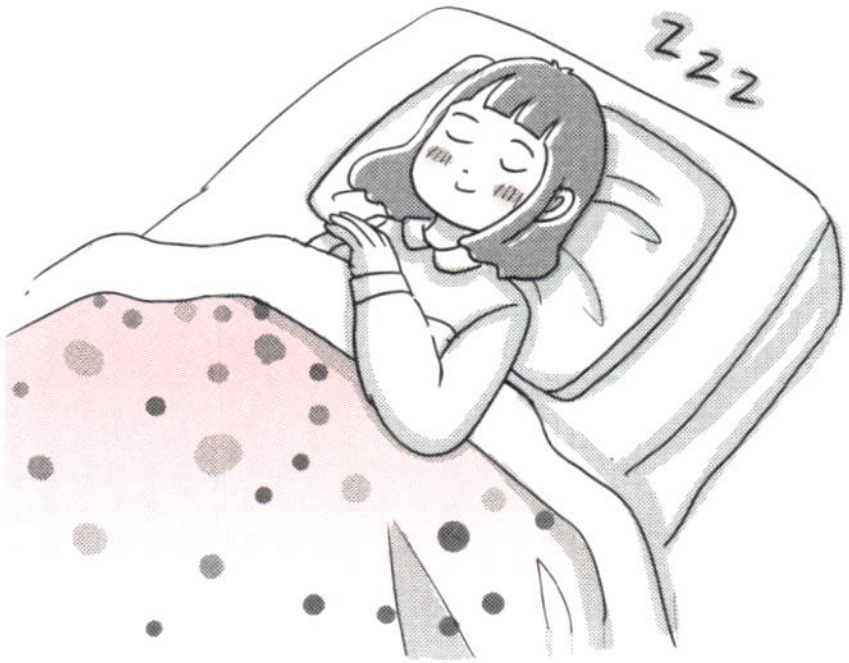

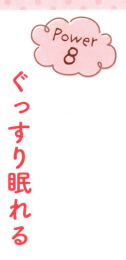

サウナで深部体温（体の内部の温度）が上がり、出たあとに急激に下がる、この落差が深い眠りに誘います。低温サウナにゆっくり入るのも、交感神経から副交感神経に自然にスイッチし、よく眠れます。

Contents

はじめに …… 2
OLさわ子のサウナ開眼 …… 4
あなたはどのタイプ？ サウナー女子診断 …… 20
サウナってこんなにスゴイ！
サウナの8つの力 …… 22
この本の有効な使い方 …… 30

Part 1 今さら聞けない サウナの基本

美容やストレス解消に効く？ サウナー女子が増えている理由 …… 34
日本のサウナは、いわゆる高温低湿の「乾式サウナ」 …… 36
遠赤外線サウナ、黄土サウナ、塩サウナ…… サウナの種類はいろいろ！ …… 38
「ロウリュ」や「アウフグース」って いったいどんなもの？ …… 40
お風呂や岩盤浴と何が違う？ ありえない熱の力があるのがサウナ …… 42
やらかすと周囲から大ヒンシュク！ 絶対に知っておきたい基本マナー …… 44
サウナー女子 Interview 1
まんきつさん …… 46

Part 2 これが正解！ サウナの入り方

入る前から出たあとまで サウナ浴の流れをおさらい！ …… 52
サウナ→水風呂→休憩をくり返す 「温冷交代浴」でととのう …… 54
高ぶった神経を落ち着かせるなら 低めの温度の「低温浴」がおすすめ …… 56
高温サウナ→休憩を3～4回。 汗を出しきるなら「くり返し浴」 …… 58

熱いサウナに短時間入る
「高温短時間浴」で疲労回復！……60
髪や体を洗う、水分補給……
サウナに入る前にしておきたいこと……62
サウナ後はどうやって過ごす？
ポカポカをキープする方法……64
サウナで温まったあとは
ツボケアでさらに効果アップ！……66

サウナ ウソ ホント クイズにトライ！ その1

Q1 サウナではやせない……70
Q2 高齢者や子どもが入っても大丈夫……71
Q3 サウナに絶対に入れない人はいない……72
Q4 サウナ中にフラフラしても休めば問題ない……73
Q5 熱くても苦しくてもガマンして入る！……74
Q6 感染症はサウナの中でうつる……75

サウナが外交のツール!?
突撃！ フィンランド大使館の
サウナの秘密……76

フィンランドのサウナー女子
Interview
ラウラ・コピロウさん……78

サウナー女子Interview2
木村昭子さん……80

Part 3 サウナの健康効果アップ術

「ととのう」ってどういう状態？
自律神経の変化が関係している!?……82
サウナの効果その①
「熱」の効果で、血行が促進される！……84
サウナの効果その②
大量の「汗」で体温調節がうまくなる！……86

サウナの効果その③
「自律神経」のバランスがととのう！ …… 88
温かさや美肌、サウナ効果を
アップさせる方法って？ …… 90
水風呂は冷たくて苦手。
それでも入った方がいいの？ …… 92
いつ飲む？ どんな水分がいい？
水分補給の正解を知りたい …… 94
熱くて息苦しい……
そんなときは「タオル」をうまく使って …… 96
食事や運動のあと、かぜぎみ、
こんなときは入ってもいい？ …… 98
サウナ ウソ ホント クイズにトライ！ その2
Q1 サウナに入るベストな時間帯は朝！ …… 100
Q2 毎日サウナに入っても問題ない …… 101
Q3 サウナでヒートショックになる
危険性がある …… 102
Q4 生理中はやめておいたほうがいい …… 103
Q5 サウナで運動と同じ効果が得られる …… 104
Q6 肌にまだら模様が！
でも肌に影響はない …… 105
サウナー女子Interview3
笹野美紀恵さん …… 106

Part 4 サウナで美を究める！

今日はどっちのコースにする？
美しくなるサウナの入り方 …… 112
毛穴が開いたあとは
クレンジングの絶好のチャンス♡ …… 114
入る前のスクワットで
もっと汗をかきやすくする！ …… 116
まわりにバレずにこっそりできる
体幹トレーニング …… 118

筋肉を動かしたら「サウナヨガ」でリラックス …… 120
水風呂の中でも体を動かせばさらに効果アップ! …… 122
休憩中はストレッチで体も効率的にととのえる …… 124
シメは温泉で肌はしっとり。洗い流さず上がろう! …… 126
体をふくときも、髪を乾かすときもずっとストレッチ …… 128
手ぶらでもOKだけれど……あると便利な持ち物って何? …… 130
編集部SELECT おすすめサウナグッズ …… 132
サウナ美人が厳選! 絶対に行きたい とっておき♥サウナ施設ガイド …… 136

日本のサウナの歴史 …… 148
世界のサウナ …… 150
サウナ大使・タナカカツキさんに聞く! サウナで「心がととのう」って本当ですか? …… 152

Sauna Talk
1 私のサウナの楽しみ方♡ …… 32
2 サウナで出会ったおもしろい人たち …… 50
3 マイベストサウナ飯&ドリンク …… 110

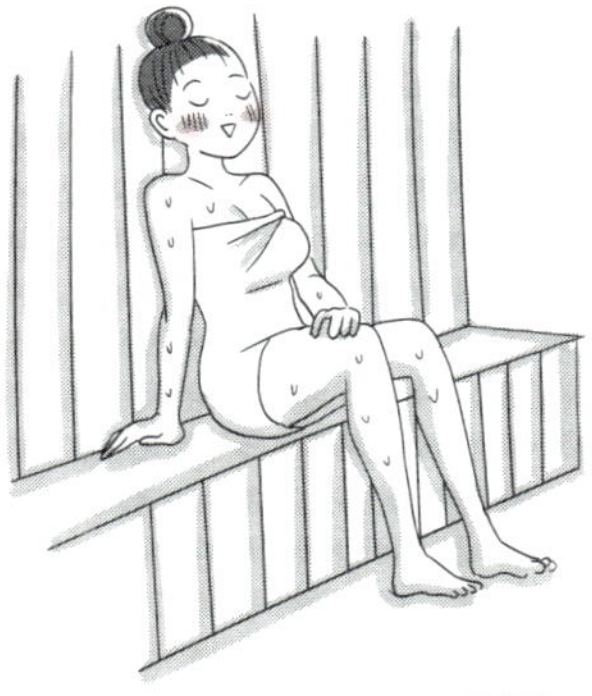

この本の有効な使い方

Part 1~4　サウナのすべてがわかります

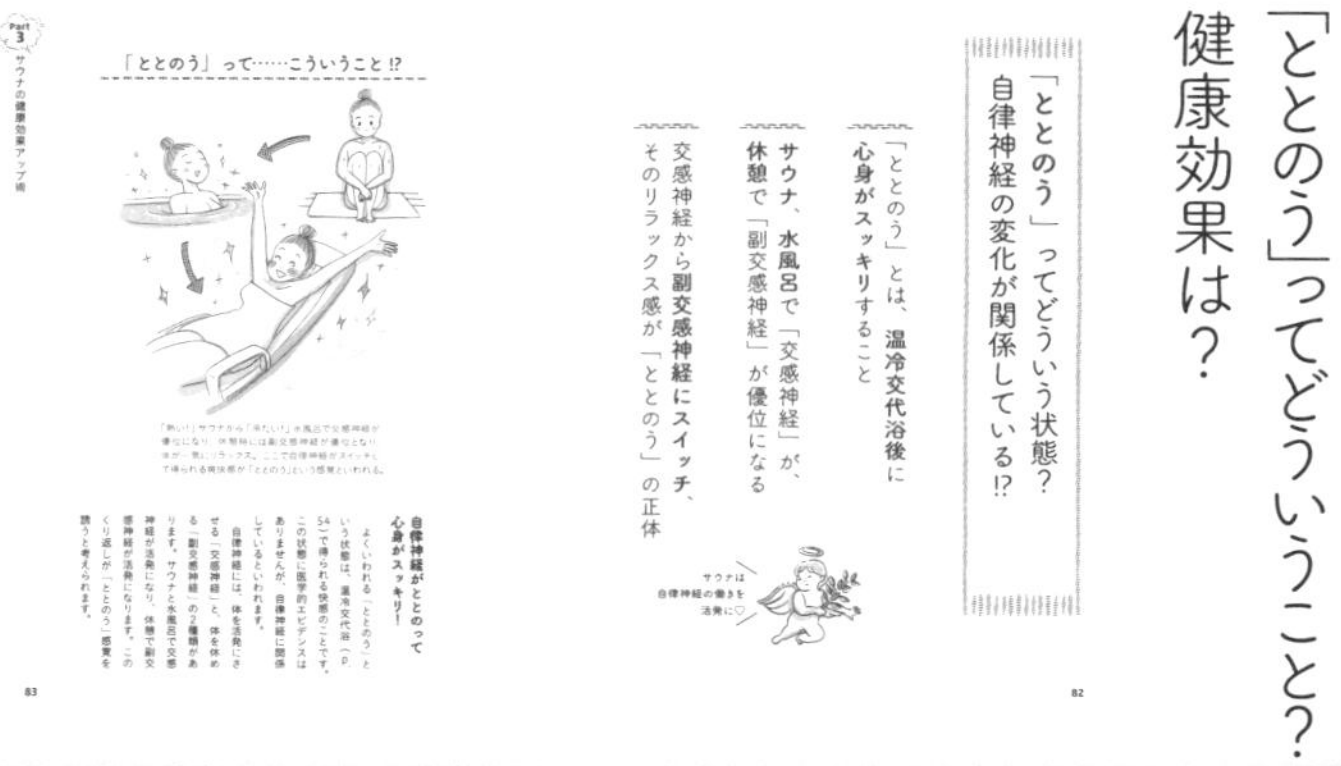

サウナの基本の入り方から、サウナの医学的効果、美しくなるサウナの入り方まで、それぞれの専門家たちに教わります。

「ととのう」ってどういうこと？健康効果は？

「ととのう」ってどういう状態？自律神経の変化が関係している⁉

「ととのう」とは、温冷交代浴後に心身がスッキリすること

交感神経から副交感神経にスイッチ。そのリラックス感が「ととのう」の正体

Inter view　わたしがサウナにはまった理由

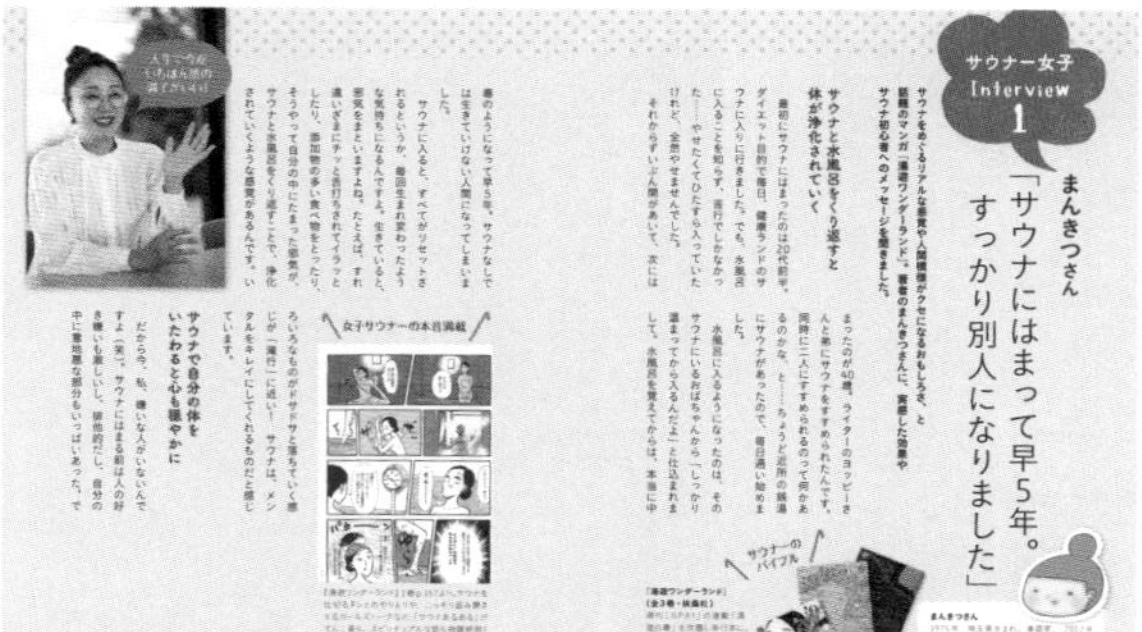

『湯遊ワンダーランド』のまんきつさんや「サウナしきじ」の娘・笹野美紀恵さんが、サウナの魅力について実感を語ります！

まんきつさんや笹野美紀恵さんも登場

サウナ女子 Interview 1

まんきつさん「サウナにはまって早5年。すっかり別人になりました」

ととのうサウナの入り方をはじめ、サウナーのインタビュー、
クイズ、トリビアまで、これ一冊でサウナのことがまるわかり！

Quiz ウソ・ホントクイズにトライ！

サウナの素朴な疑問を解決！

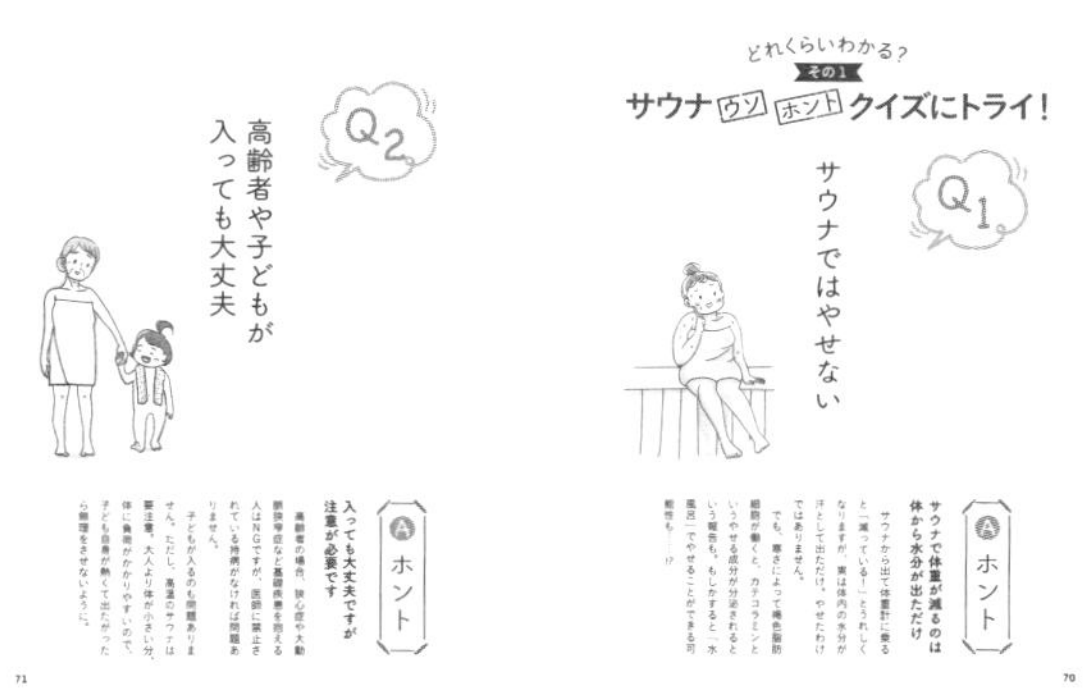

「サウナではやせないの？」「熱くてもガマンしないとダメ？」など、サウナにまつわる素朴な疑問をクイズを通して、解消します。

知識 いますぐ使える情報が満載！

おすすめ施設やグッズ、トリビアなど

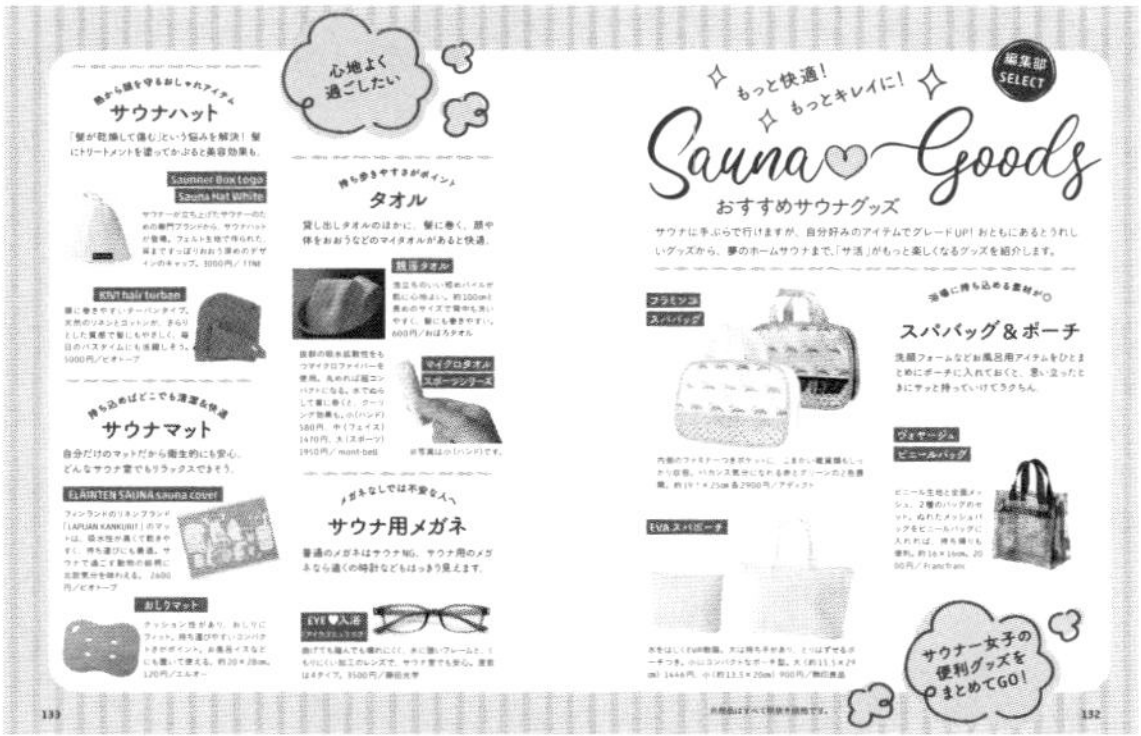

女子におすすめの施設や、あるとうれしいグッズをピックアップ。その他、「サウナの歴史」や「世界のサウナ」などトリビアも。

Sauna Talk 1

私のサウナの楽しみ方♡

他に誰もいないときは、サウナ室内を隅から隅まで見て回ります。小姑のように掃除具合を確認（笑）。

（大阪府・わいんちょこさん・54歳）

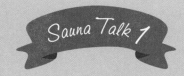

一人だけだったので、ミストサウナで腕立て伏せ。立ち上がると湯気の向こうに女性が！　菩薩のような微笑でこちらを見ていた……。
（神奈川県・hamon さん・36 歳）

誰もいないときは
大股開き＆変顔ストレッチ。
見られたらヤバい！
（埼玉県・S.Nさん・28 歳）

大きく深呼吸して瞑《めい》想《そう》。血液の流れをよくするイメージをしながら入っています。

（千葉県・ミエルクリシュナさん・35歳）


頑張って入って、**最後に願い事を唱えると意外にかなう！**

（東京都・RIOさん・49歳）


冷やしタオルを持って入り、限界かもと思ったときに顔にのせると復活！

もう数分、頑張れます。

（愛知県・ちーさん・31 歳）


一人のときは、**こっそり歌ってます。**

（東京都・もりこさん・26歳）


他の人の会話は勉強になります。先日は若い人が「切り干し大根は、大根を干したらできるの？」と聞いて、年配の人が「うん、そうよ。干すときは重ならないようにね」と答えていて、心の中で「へぇ」と思いました。

（愛知県・マキさん・43歳）


悩みごとでモヤモヤしているとき、サウナ室で目を閉じていると気持ちが整理されていく気がします。何も考えられない感じが、逆にスッキリさせてくれる！

（神奈川県・らあさん・33 歳）

Part 1

今、どうしてサウナがブームなの？

今さら聞けないサウナの基本

女性の間にも広がっているサウナブーム。
そもそもサウナとは、どういうものなのでしょうか？
最近よく聞く「ロウリュ」や「アウフグース」って？
意外に知らない、サウナの基礎知識を紹介します。

美容やストレス解消に効く？
サウナー女子が増えている理由

女性がサウナに求めるのは**ダイエット**と**美容**

ストレス解消にはまる人も多い

女性にやさしい施設も増えている

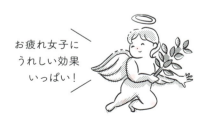

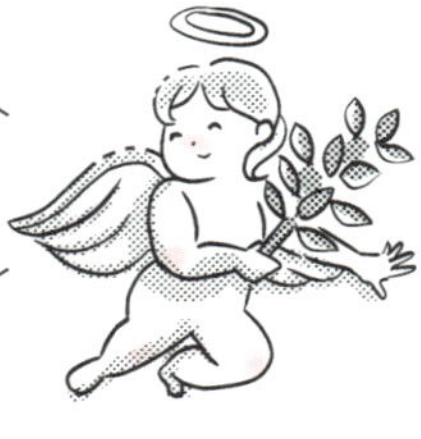

サウナの目的は男女それぞれ！

女性の1位はダイエットと美容

男性の1位は疲労回復

サウナでキレイになりたい！

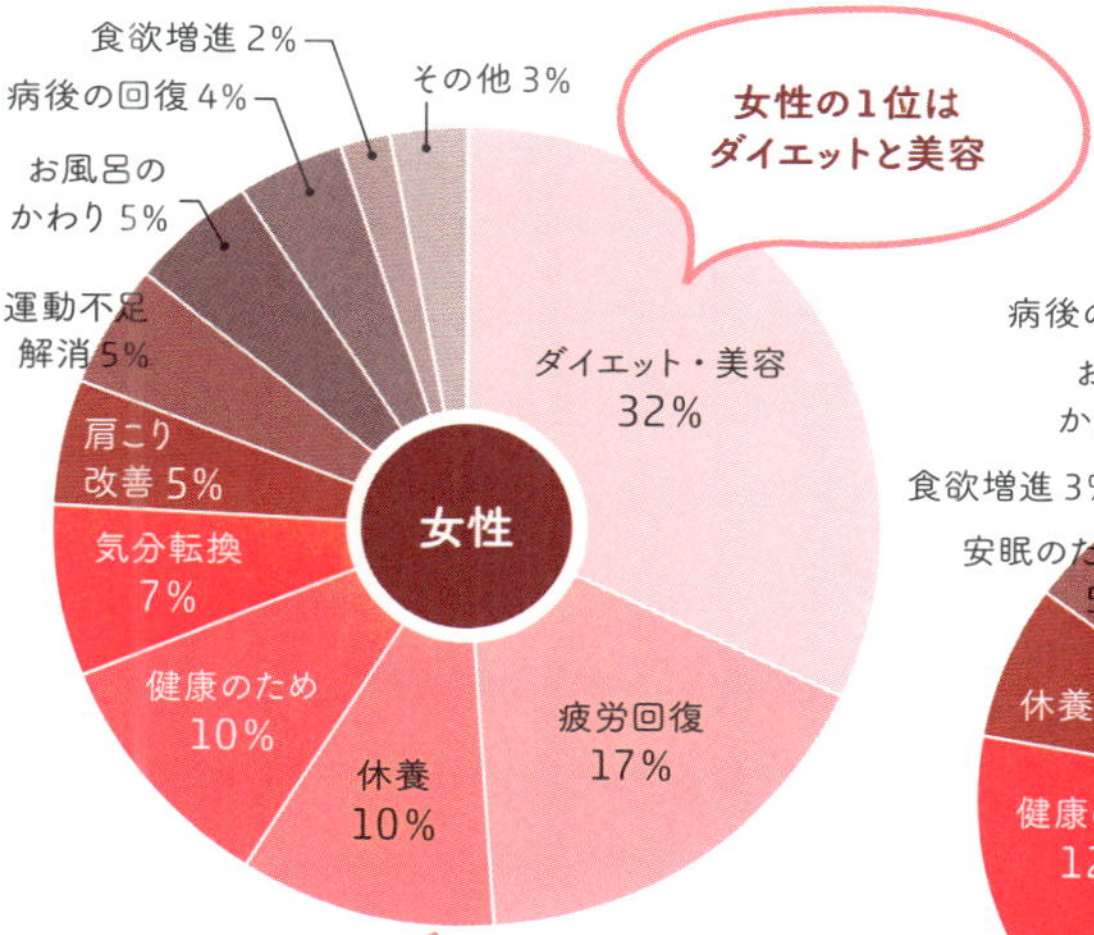

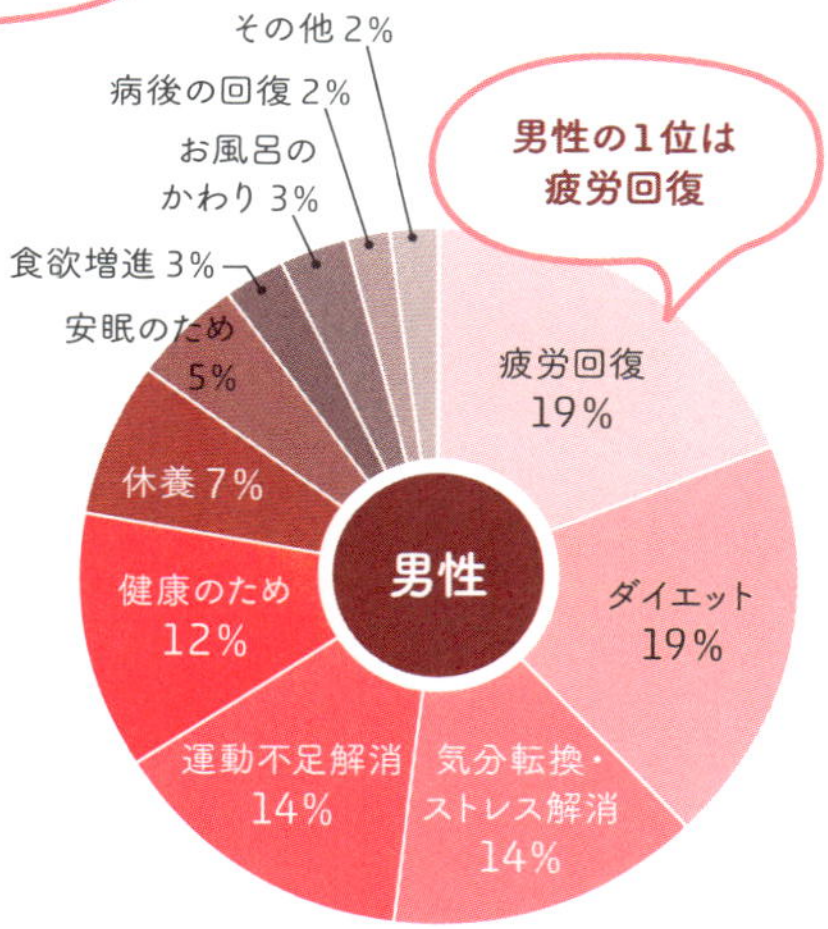

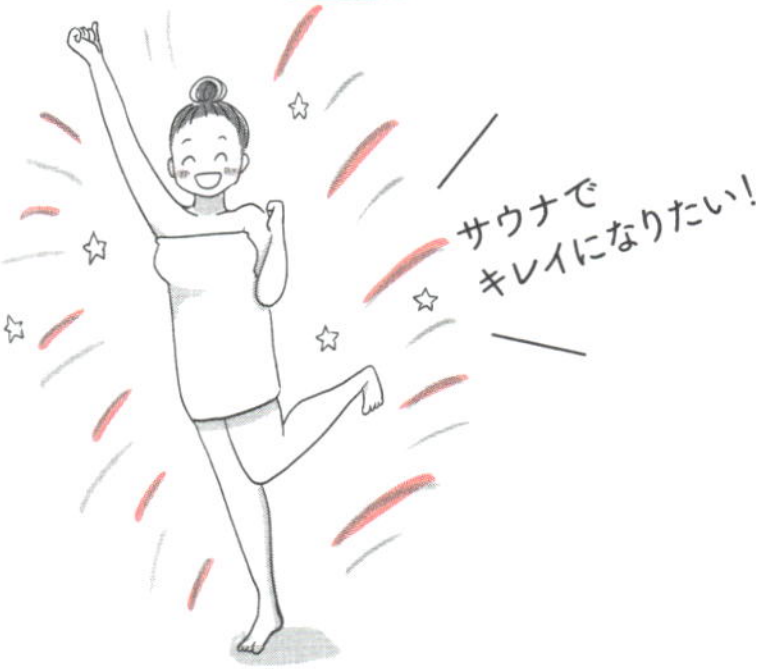

公益社団法人日本サウナ・スパ協会の調査によると、サウナの目的は、女性と男性で違いが。美をみがく場所として利用しているのは女性ならではの特徴。最近は女性向けのアメニティーやエステ、食事が充実している施設も増えています。

女性の社会進出もサウナー増加の一因!?

ひと昔前はサウナといえば男性というイメージでしたが、最近では有名人女性もサウナ好きを公言する人が増えています。

また、テレビドラマ「サ道」（p.153）によって、ブームは女性にも広がりました。

温泉や岩盤浴好きの女性は多いものですが、サウナはより強い刺激で、心身共に効果を実感するという声が多数。女性の社会進出が進み、仕事も家事・育児も、とハードな生活を送る女性が増えていることも、女性のサウナ人気の一因かもしれません。

日本のサウナは、いわゆる高温低湿の「乾式サウナ」

サウナは大きく分けて「**乾式**」と「**湿式**」がある

昔は薪、現代は**電気ストーブ**や**ガス**を使っている

段の上に行くほど**熱い！**

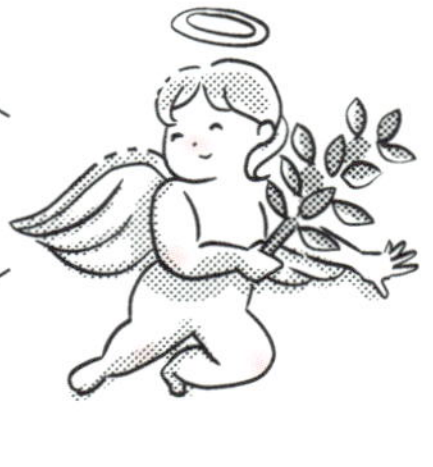

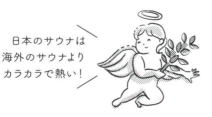

日本のサウナは
海外のサウナより
カラカラで熱い！

「乾式」と「湿式」はどう違うの？

湿式

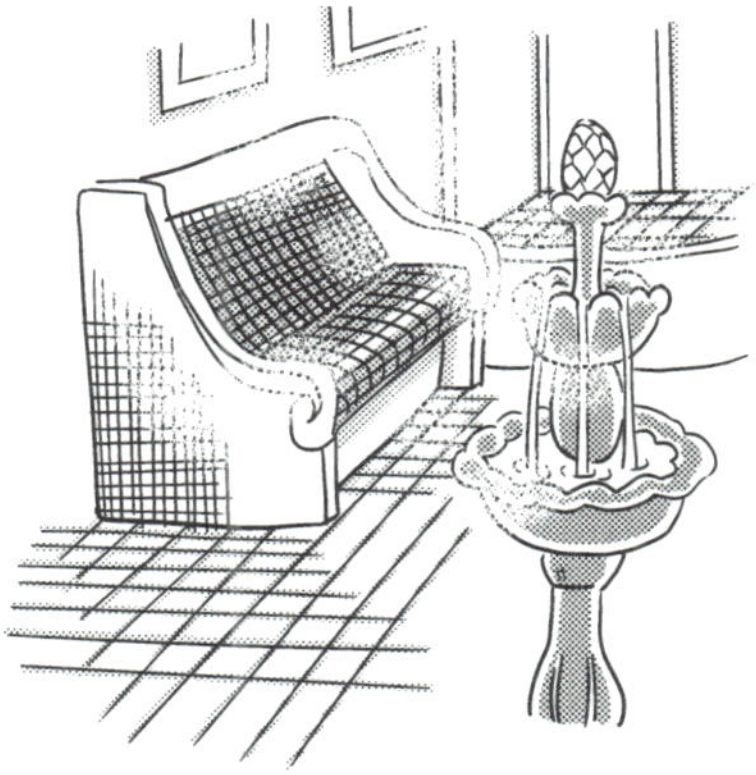

スチームサウナやミストサウナなど、湿度が高く、温度が低いサウナは長く入っていられる。熱いのが苦手な人におすすめ。

乾式

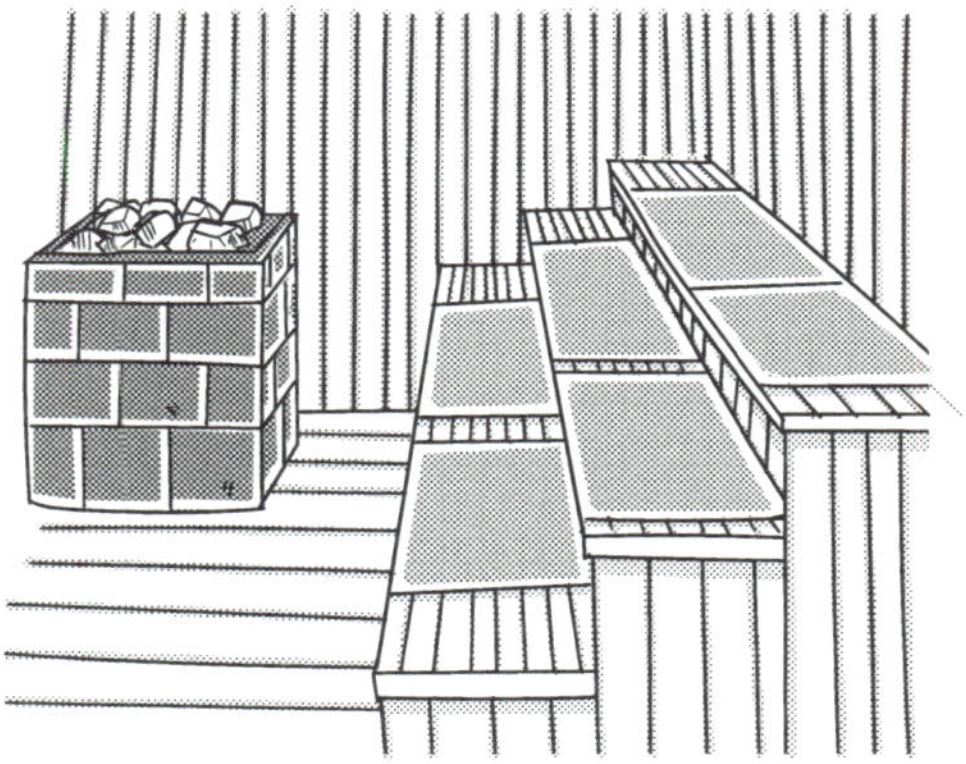

下段は70度と低く、中〜上段は90度、天井付近は100度と位置が高いほど温度も高くなる。初心者は、下段から熱さに慣れよう。

サウナの温度や湿度っていったいどれくらい？

日本のサウナは、温度が70〜90度、湿度が10〜15％程度のいわゆる「乾式サウナ（ドライサウナ）」が多数派。複数のサウナがある施設もありますが、サウナ室が「乾式」のみの場合は、腰かける場所によって熱さを調節しましょう。

一方、温水を噴霧して充満させるのが「湿式サウナ」。温度が45〜60度と低く、湿度が70〜100％と高いのが特徴。

熱源は昔は薪でしたが、今は電気ストーブやガスが主流です。

遠赤外線サウナ、黄土《ファント》サウナ、塩サウナ……サウナの種類はいろいろ！

遠赤外線サウナや黄土サウナは
「**設備**」の違い

塩サウナ、泥サウナ、漢方サウナは
「**オプション**」

施設によって**名称が違う**

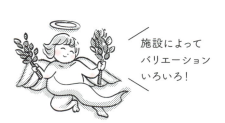

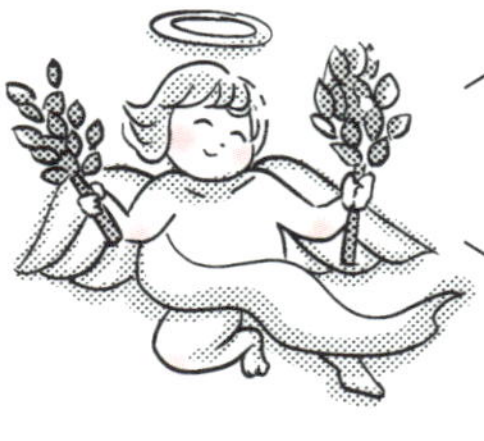

サウナの種類は「設備」と「オプション」に分けられる！

オプション

塩サウナ
あら塩が置いてあり、体に塗れる。塩の発汗・殺菌効果で、さっぱり。

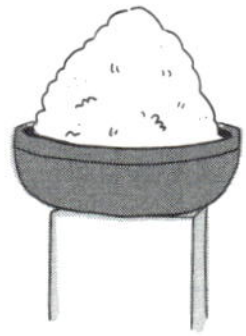

泥サウナ
ミネラル豊富な泥パックができる。フィンランドでは泥炭を塗って入る方法も。

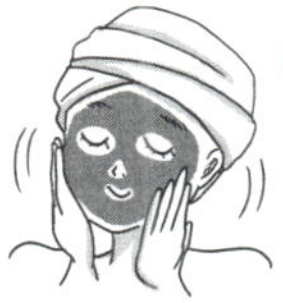

漢方サウナ
当帰《とうき》や川芎《せんきゅう》などの漢方素材をサウナ内に備え、スチームで成分を行き渡らせる。

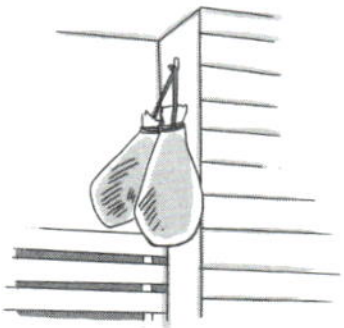

アロマミストサウナ
ミントやラベンダーなどのアロマミストを充満させ、香りを楽しめるサウナ。

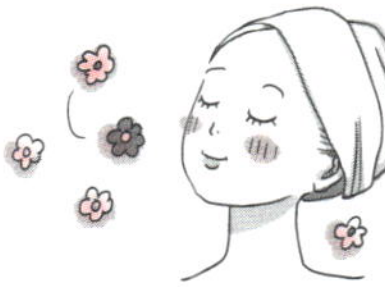

設備

黄土サウナ
朝鮮半島で古くから解毒作用にすぐれているといわれる黄土を壁に塗ったサウナ。

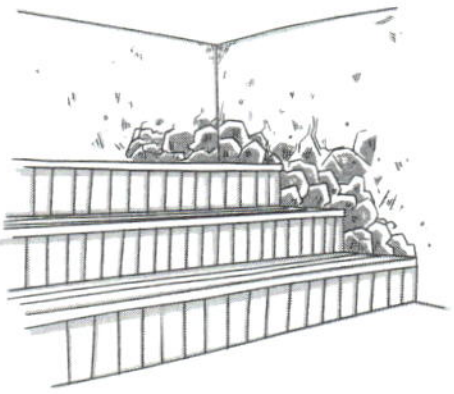

遠赤外線サウナ
ストーブから遠赤外線を放射した熱で温める。温度が低めで、長時間入りやすい。

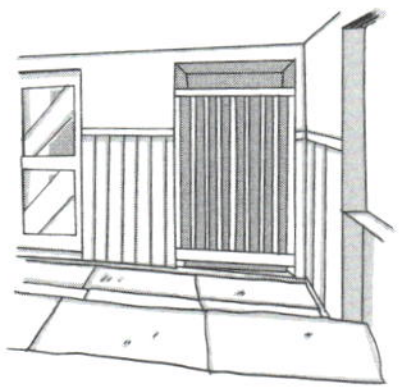

麦飯石《ばくはんせき》サウナ
麦飯石という石を使ったサウナ。遠赤外線効果で体が芯から温まる。

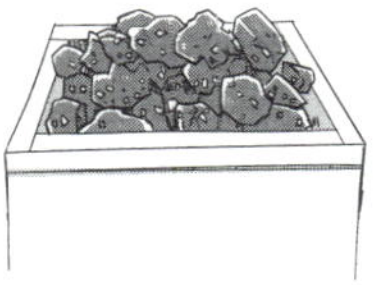

スタジアムサウナ
競技場や野球場のように、段を多くとったサウナのこと。大人数が一斉に楽しめる。

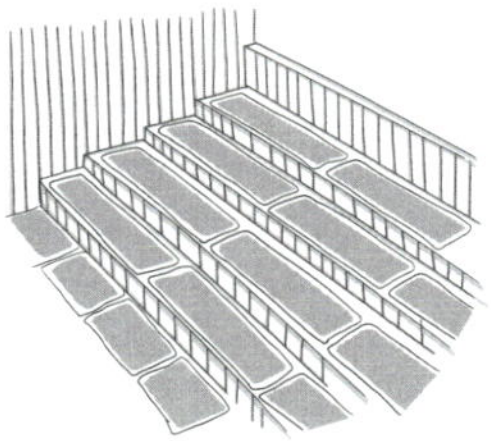

日本のサウナはバリエーション豊富

サウナとひと口に言っても、バリエーションはさまざま。最も一般的な乾式サウナ以外に、ガスサウナ、遠赤外線サウナなど熱源が違う、壁に黄土が使われているなど、「設備」面が違うサウナもあります。

また、サウナ内で塩や泥を体に塗れたり、アロマや漢方のミストが充満しているなど、「オプション」のあるサウナも近年充実しています。

その日の気分や目的で使い分けられると楽しいですね。

「ロウリュ」や「アウフグース」って いったいどんなもの？

石に水をかけて蒸気を発生させるのが「ロウリュ」

ロウリュの蒸気をタオルであおぐのが「アウフグース」

「ロウリュ」も「アウフグース」も心地よい熱さで**発汗を促す**

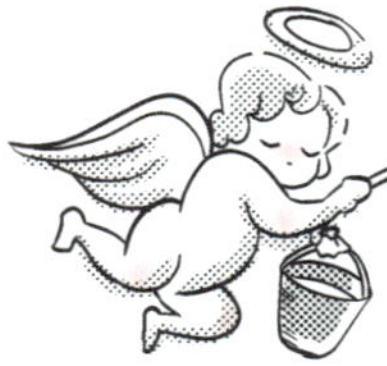

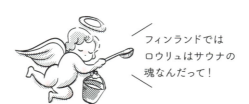

フィンランドでは
ロウリュはサウナの
魂なんだって！

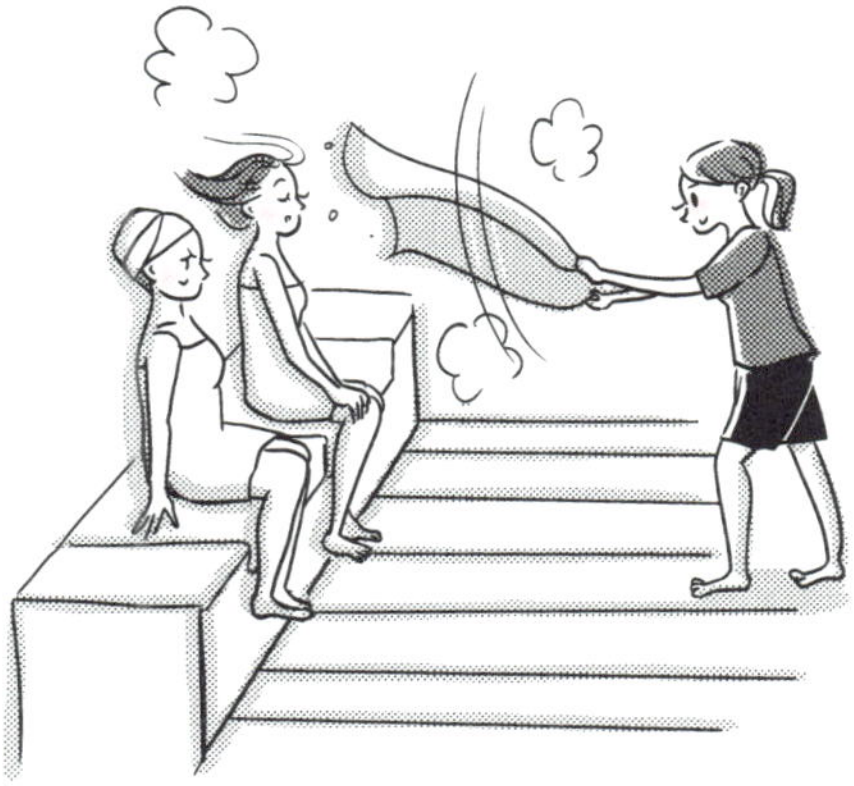

ロウリュ

熱したサウナストーンに水をかけて水蒸気を発生させ、体感温度を上げて発汗を促す効果がある。かける水にアロマオイルが加えられて香りを楽しめる施設も。フィンランドでは、利用者が行うのが一般的。日本では、自分で行うことを「セルフロウリュ」という。

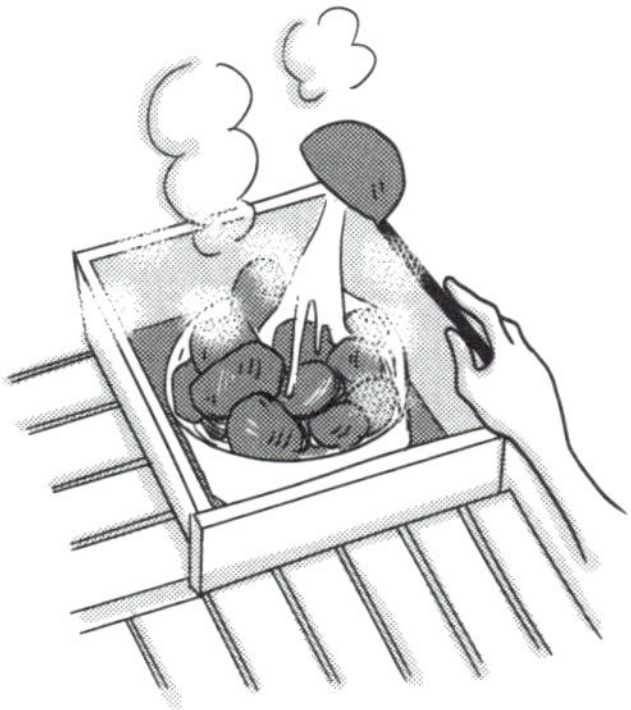

アウフグース

ロウリュで発生した蒸気をタオルなどで振り回して浴びせてくれるスタッフは、「熱波師」と呼ばれている。一人ひとりあおいで熱風をかけてくれるサービスがある施設も。

「ヴィヒタ」「ウィスキング」って何？

白樺の枝葉を束ねた「ヴィヒタ」は、フィンランドのサウナに欠かせないアイテム。フィンランド東部ではヴァスタ、英語ではウィスクと呼ぶ。ミネラル分豊富なヴィヒタで、体をたたいてマッサージするのが「ウィスキング」。血行が促進されて健康によいとされる。

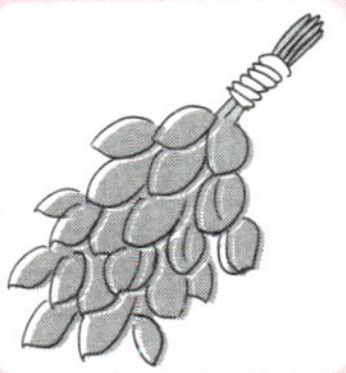

心地よい蒸気と熱で汗をたっぷりかける

最近、一部のサウナ施設で見かける「ロウリュ」や「アウフグース」という言葉。

「ロウリュ」とは、フィンランド語で「ストーブに積まれた石に水をかけて蒸気を発生させる」こと。室内の湿度を上げて、発汗を促す効果があります。

「アウフグース」はドイツ語。ロウリュで発生した蒸気を、専門スタッフがタオルなどであおぎ、サウナ内に心地よい熱風を広げます。

お風呂や岩盤浴と何が違う？
ありえない熱の力があるのがサウナ

乾式サウナは70～90度で
圧倒的に**高温！**

お風呂の作用は
「**温熱**」「**水圧**」「**浮力**」

岩盤浴は温熱作用はあるけれど
サウナより低温

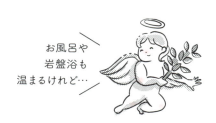

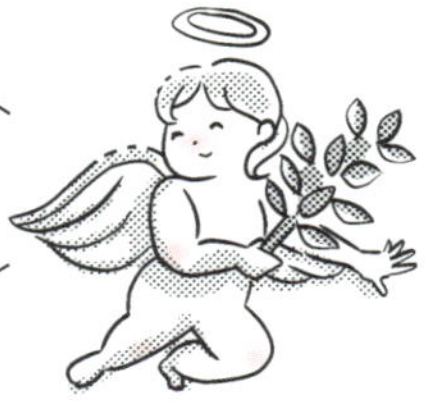

サウナ・お風呂・岩盤浴の違い

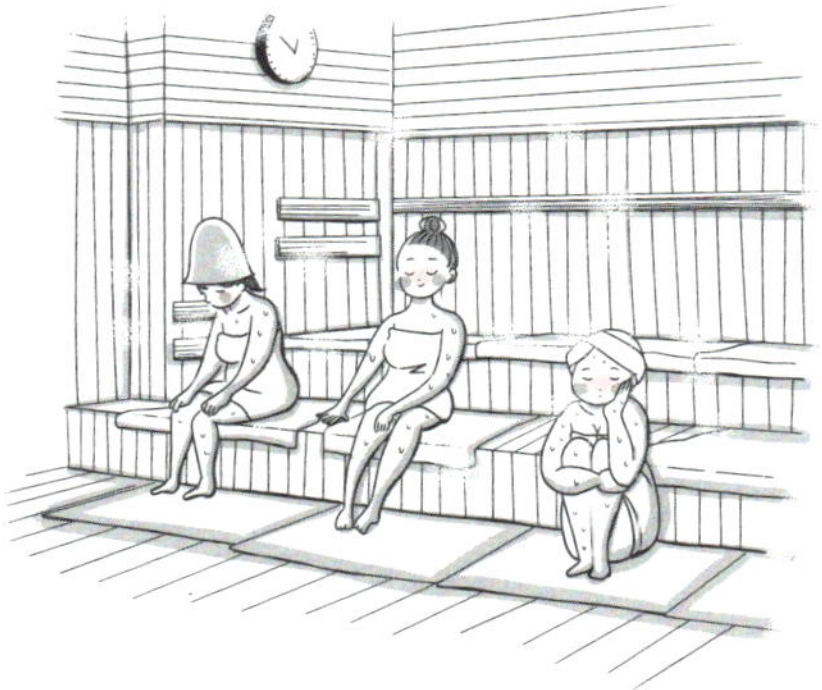

サウナ
乾式サウナなら温度70〜90度、湿度10〜15％程度なので、熱の力はダントツ。5〜10分入ると、深部体温は約1度アップ。

お風呂
湯につかると、血流がよくなる水圧作用や、体の緊張をほぐす浮力作用が働く。40度の湯に15分入ると、深部体温が約0.5度上がる。

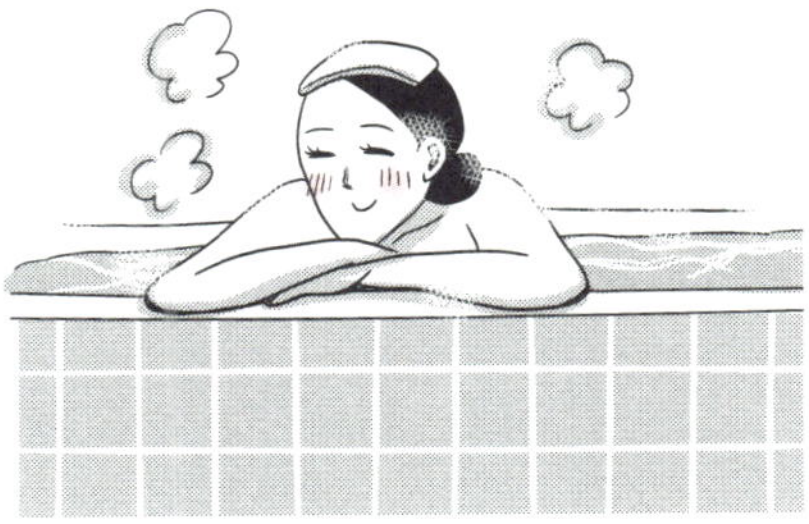

岩盤浴
浴衣を身につけ、温かい床面(石)に横たわって汗をかく。浴室の温度は40度前後なので熱いとは感じにくく、長時間利用できる。

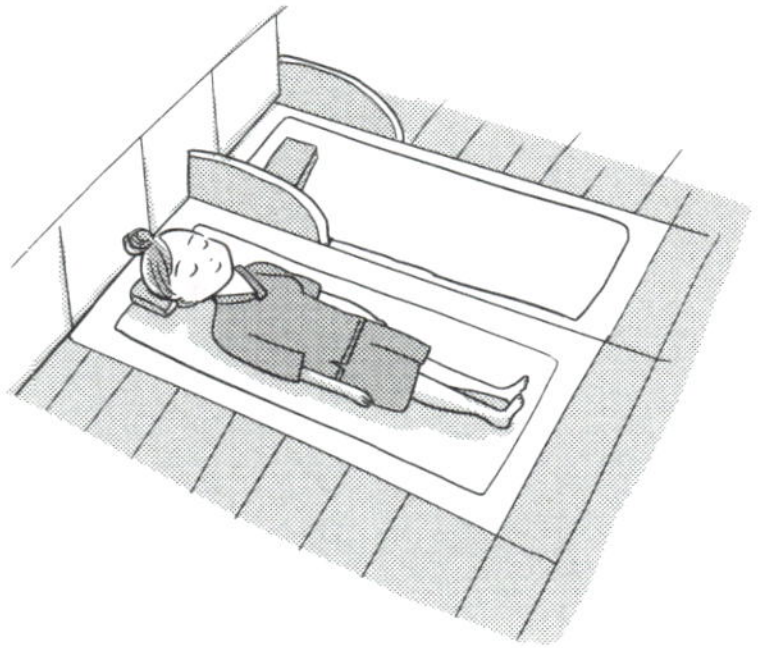

温熱効果は共通でも伝わり方が違う

サウナ、お風呂、岩盤浴には共通して「温熱」作用があります。熱が空気で伝わるのがサウナ、岩盤から伝わるのが岩盤浴、水で伝わるのがお風呂です。

この熱の作用が最も強いのがサウナ。血管機能のトレーニングや自律神経の調整に威力を発揮します。岩盤浴も同様の効果がありますが、サウナよりも温度が低めの分、作用もゆるやか。お風呂には水圧作用や浮力作用もあるのが、サウナとの大きな違いです。

やらかすと周囲から大ヒンシュク！
絶対に知っておきたい**基本マナー**

サウナに入る前に**全身を洗っておく**

基本的に**何も持ち込まない**

サウナは教会のような場所。
大声でのおしゃべりはNG

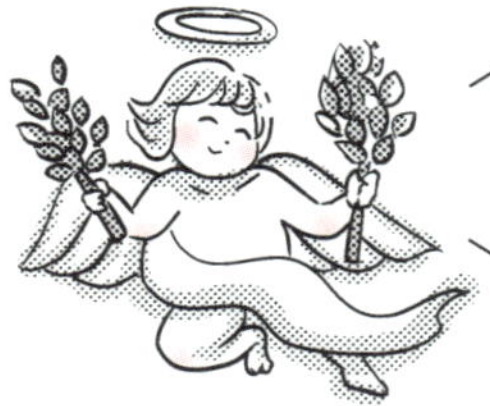

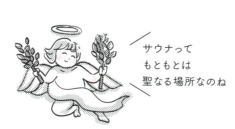

サウナって
もともとは
聖なる場所なのね

こんなマナー違反に気をつけて！

Part 1 今さら聞けないサウナの基本

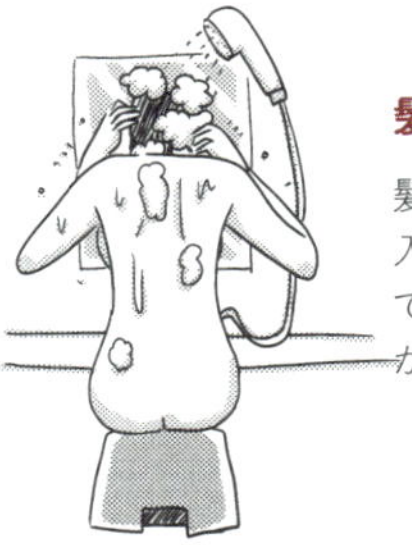

髪や体は洗ってから入る
髪や顔、体が汚れたままサウナに入ると、汚れやニオイを持ち込んでしまう。必ずシャワーで洗ってからサウナに入ろう。

おしゃべりは控えめに
家族や友人同士で入っても、大声でおしゃべりすると周囲の迷惑に。狭い場所なので、できるだけ静かに過ごすのがマナー。

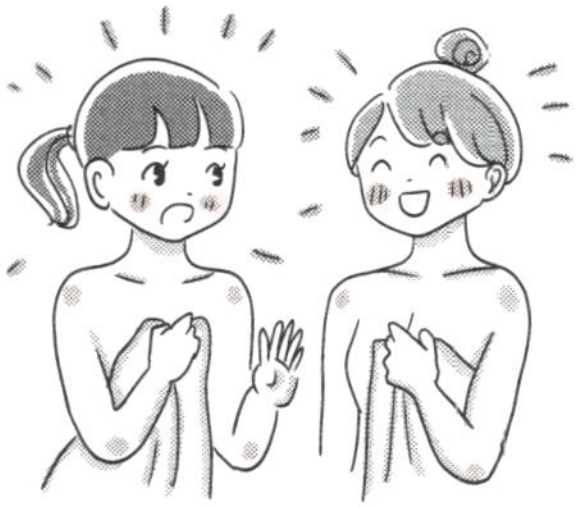

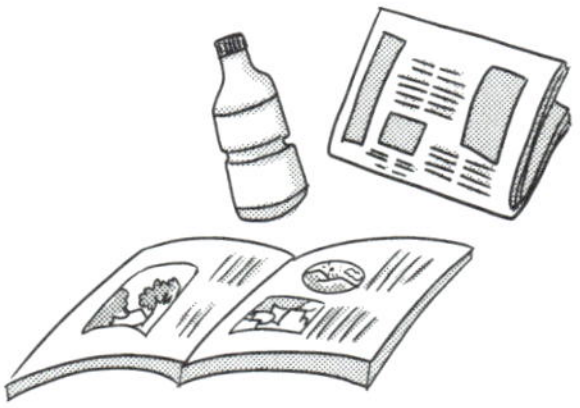

物は持ち込まない
雑誌や新聞、ペットボトルなどの持ち込みは、基本的にはNG。ボディケアグッズについては、施設によりルールがあるので、その決まりに従って。

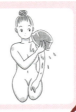

水風呂のつかり方にも注意！
サウナ後に水風呂に入るときは、かけ湯やシャワーなどで必ず汗を流してから入りましょう。お風呂と同様、髪が長い人は結んでから、水風呂につかるよう注意して！

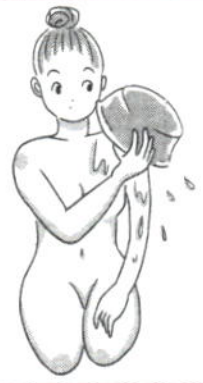

教会の中にいるように静かに過ごします

フィンランドでは昔から教会にたとえられるほど、サウナは神聖な場所とされています。入る前には全身を清め、サウナ内ではおしゃべりせず、何も持ち込まないで静かに過ごすのがマナー。

日本でも、狭い空間で複数の人と共に過ごすため、お互いが快適にいられるための気づかいが必要です。新聞や雑誌を持ち込むのは消防法で禁止されています。施設によってルールがあるので、あらかじめ確認を。

サウナー女子 Interview 1

まんきつさん

「サウナにはまって早5年。すっかり別人になりました」

サウナをめぐるリアルな感覚や人間模様がクセになるおもしろさ、と話題のマンガ『湯遊ワンダーランド』。著者のまんきつさんに、実感した効果やサウナ初心者へのメッセージを聞きました。

サウナと水風呂をくり返すと体が浄化されていく

最初にサウナにはまったのは20代前半。ダイエット目的で毎日、健康ランドのサウナに入りに行きました。でも、水風呂に入ることを知らず、苦行でしかなかった……やせたくてひたすら入っていたけれど、全然やせませんでした。

それからずいぶん間があいて、次にはまったのが40歳。ライターのヨッピーさんと弟にサウナをすすめられたんです。同時に二人にすすめられるのって何かあるのかな、と……ちょうど近所の銭湯にサウナがあったので、毎日通い始めました。

水風呂に入るようになったのは、そのサウナにいるおばちゃんから「しっかり温まってから入るんだよ」と仕込まれまして。水風呂を覚えてからは、本当に中

サウナーのバイブル

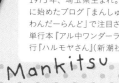

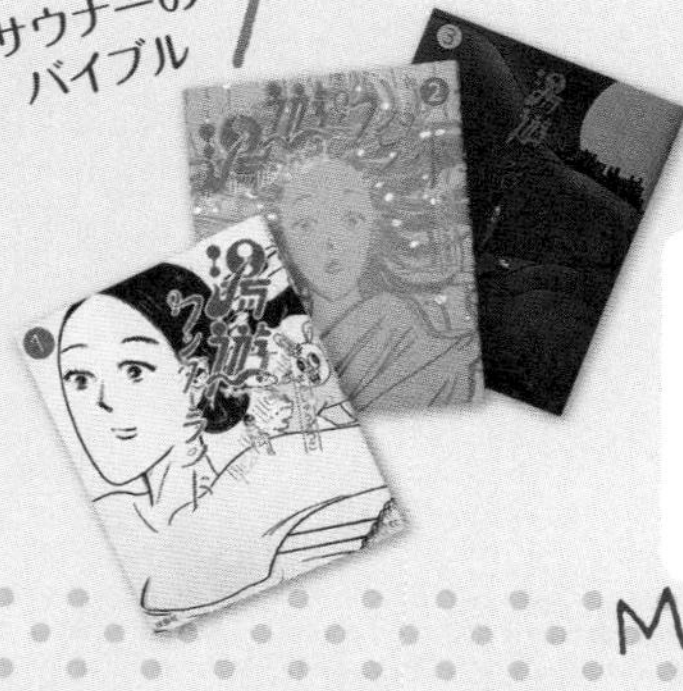

『湯遊ワンダーランド』（全3巻・扶桑社）
週刊「SPA!」の連載「湯遊白書」を改題し単行本に。まんきつさんがサウナに出合い、「水風呂」に目覚めて、どんどんはまっていく様子を描いた実録サウナマンガ。

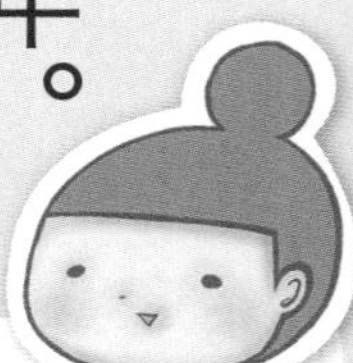

まんきつさん
1975年、埼玉県生まれ。漫画家。2012年に始めたブログ「まんしゅうきつこのオリモノわんだーらんど」で注目され、2015年に初の単行本『アル中ワンダーランド』（扶桑社）を刊行『ハルモヤさん』（新潮社）など著書多数。

Mankitsu

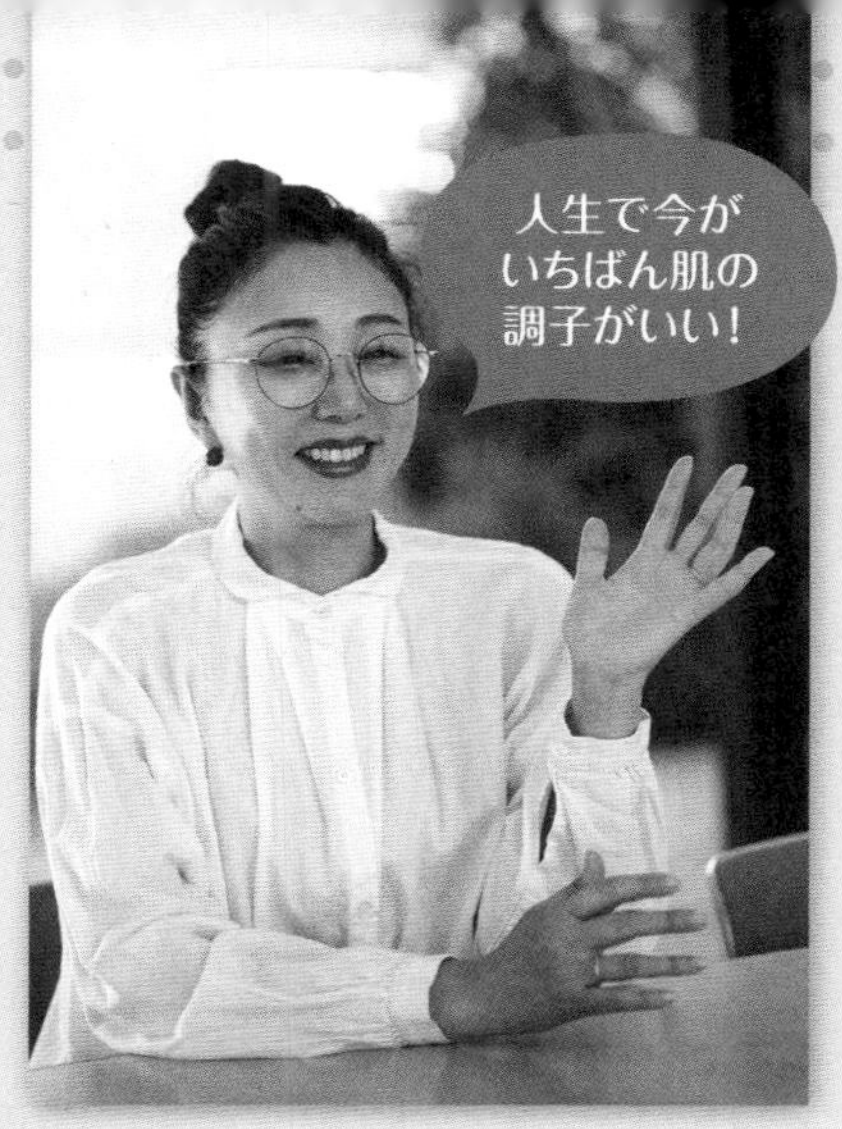
人生で今がいちばん肌の調子がいい!

毒のようになって早5年。サウナなしでは生きていけない人間になってしまいました。

サウナに入ると、すべてがリセットされるというか、毎回生まれ変わったような気持ちになるんですよ。生きていると、邪気をまといますよね。たとえば、すれ違いざまにチッと舌打ちされてイラッとしたり、添加物の多い食べ物をとったり、そうやって自分の中にたまった邪気が、サウナと水風呂をくり返すことで、浄化されていくような感覚があるんです。いろいろなものがドサドサと落ちていく感じが「滝行」に近い！　サウナは、メンタルをキレイにしてくれるものだと感じています。

サウナで自分の体をいたわると心も穏やかに

だから今、私、嫌いな人がいないんですよ（笑）。サウナにはまる前は人の好き嫌いも激しいし、排他的だし、自分の中に意地悪な部分もいっぱいあった。で

女子サウナーの本音満載

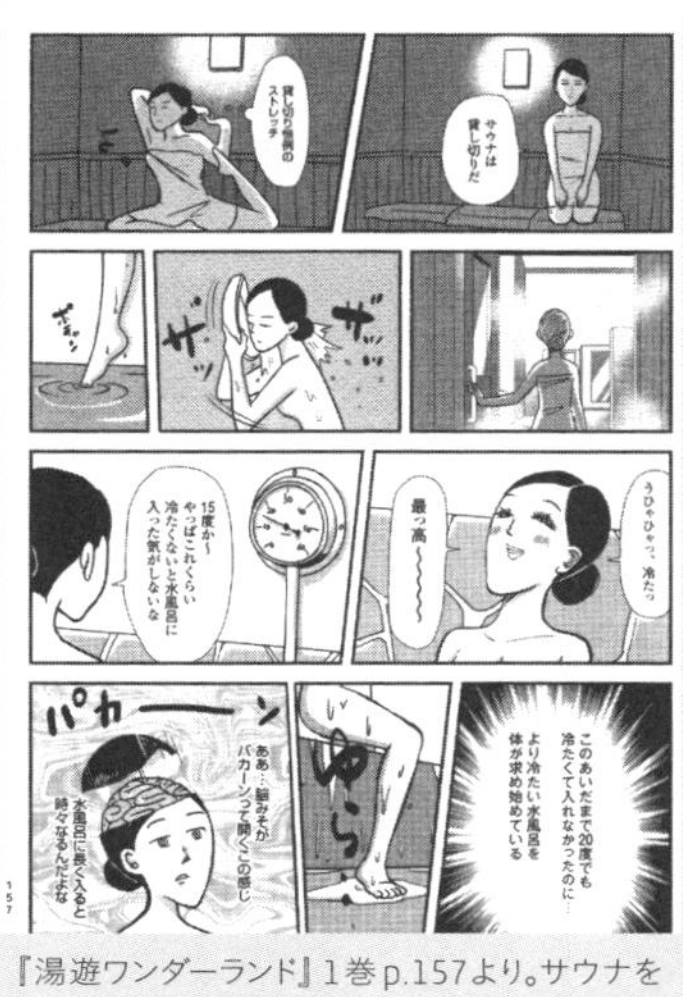
サウナは貸し切りだ
ザッ
ザッ
15度か～
やっぱこれくらい冷たくないと水風呂に入った気がしないな
うひゃひゃっ、冷たっ
最っ高～～～
パカーーン
ああ…脳みそがパカーンって開くこの感じ
水風呂に長く入ると時々なるんだよな
ゆら
このあいだまで20度でも冷たくて入れなかったのに…
より冷たい水風呂を体が求め始めている

『湯遊ワンダーランド』1巻p.157より。サウナを仕切るヌシとのやりとりや、こっそり盗み聞きするガールズトークなど、「サウナあるある」がてんこ盛り。スピリチュアルな話も抱腹絶倒！

もサウナに入るようになってからは、ささいなことが気にならなくなって、常に愛にあふれているんです。

お酒を飲んだり、徹夜をしたり、自分の体を痛めつけていると、心もひねくれます。でも、サウナや水風呂で自分の体をいたわると、心もすごく安定してくるからおもしろい。今、私の心の中は、穏やかな水面のようにシーンと静まり返っています。なんで、こんなに変わったんだろうって、自分でも驚くほど。

私の好きなサウナは、入った瞬間に熱を均一に感じるもの。たまに、頭や上半身はすごく熱くなるのに、足は全然温まらないサウナがあって、そこに行くと「うわぁ、はずれた」って（笑）。温度は90度くらい、湿度は高めが好みです。

サウナも水風呂もゆっくり。基本は2セットです

私は毎日、お風呂がわりに近所のサウナに行っていますが、最近のスタンダードはサウナに入って、きついなと思ってから30秒数えて出る。水風呂は、ゆっくり入っていると、のどがひんやりしてく

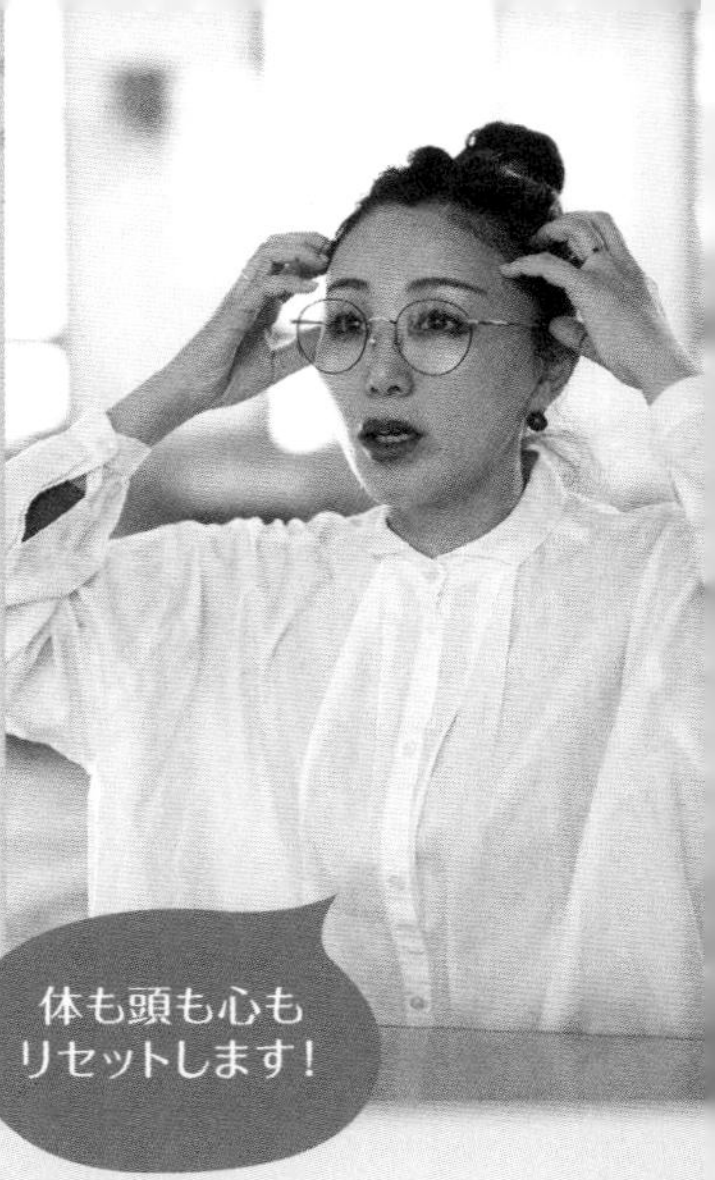

まんきつサウナ年表

1998年（23歳）
大学卒業後、ひきこもり中にダイエット目的でサウナに通う。

2015年（40歳）
ライターのヨッピーさんと実弟、同時に2人にサウナをすすめられ、銭湯の常連に。水風呂の入り方も教わる。

2016年（41歳）
週刊「SPA!」で「湯遊白書」連載スタート。ネタ集めも兼ねて本格的にサウナをめぐる。

2017年（42歳）
サウナしきじ、IBZA、白銀荘など全国各地のサウナめぐりに熱中。引っ越しに伴い、行きつけサウナが変わる。

2018年（43歳）
ふと気づくと平熱が1度上がっていた。週刊「SPA!」の連載をまとめた単行本『湯遊ワンダーランド』1・2巻発売。

2019年（44歳）
『湯遊ワンダーランド』3巻発売。

2020年（45歳）
ポジティブ思考に、心穏やかになる。

るので、そのときが出る合図。そのあとは「ととのいイス」に座って、気持ちいいという感覚を味わいながらボーッとしています。次にまたサウナに入りたいなと思うまで休憩します。

基本は2セット。ゆっくりサウナに入って、ゆっくり水風呂に入って。今はそれがちょうどよくて、まれにすばらしい「ととのい」がやってきます。サウナ後は、コンビニでアメリカンドッグを買って、食べるのが最高に幸せですね。

サウナにはまった人が「もっと早く知りたかった」と口をそろえて言うように、サウナがあるのとないのとでは人生が全然違います。水風呂がこわい人は、5秒でも10秒でもいいからつかってみて。ぬるいシャワーを浴びるだけでもいいと思います。とにかくサウナと水風呂の楽しさを、一人でも多くの人に知ってもらえるといいなと思っています。

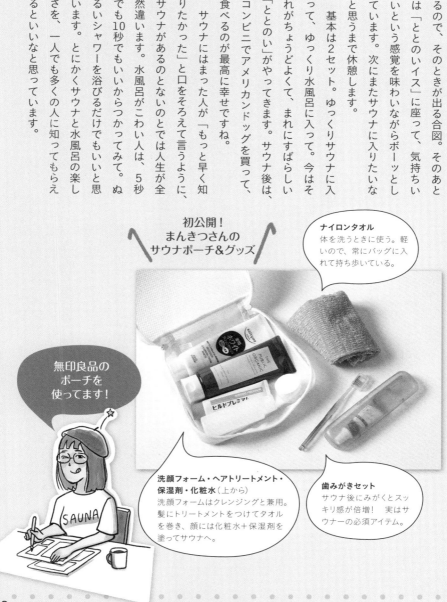

初公開！
まんきつさんの
サウナポーチ&グッズ

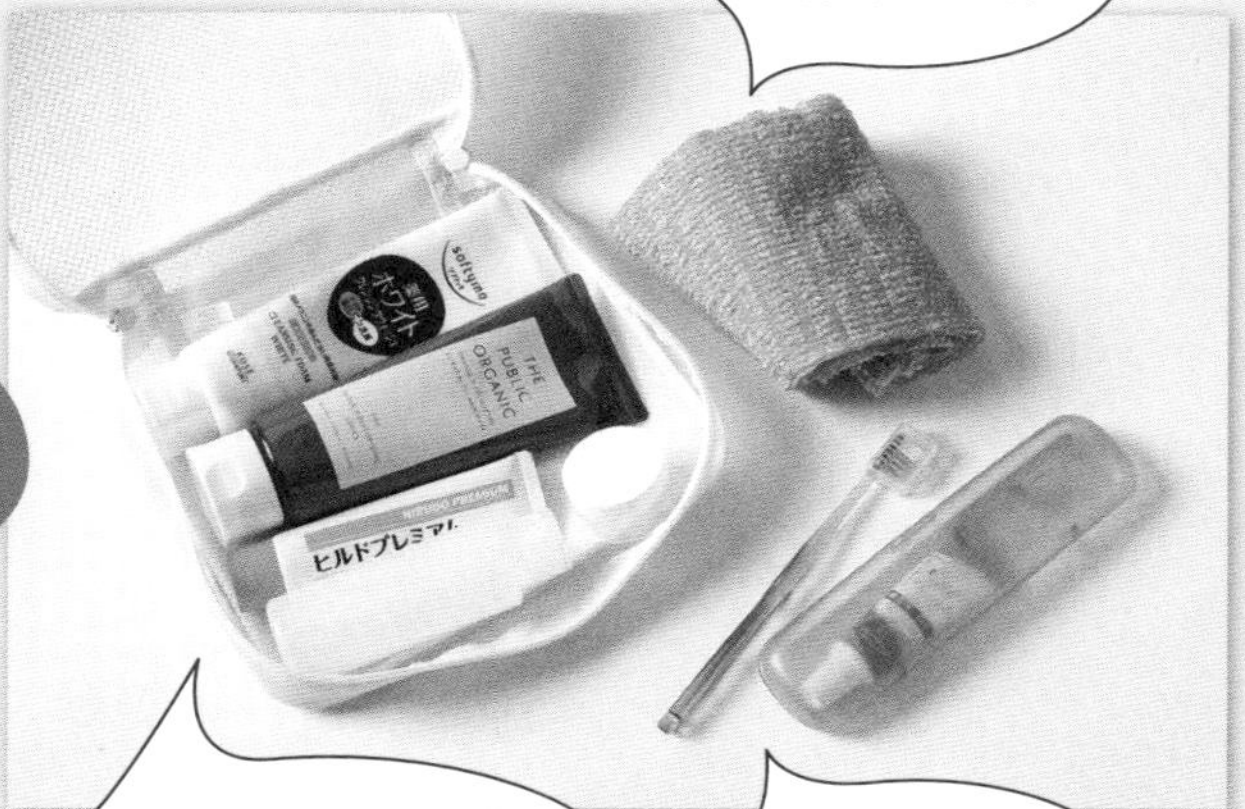

ナイロンタオル
体を洗うときに使う。軽いので、常にバッグに入れて持ち歩いている。

洗顔フォーム・ヘアトリートメント・保湿剤・化粧水（上から）
洗顔フォームはクレンジングと兼用。髪にトリートメントをつけてタオルを巻き、顔には化粧水＋保湿剤を塗ってサウナへ。

歯みがきセット
サウナ後にみがくとスッキリ感が倍増！　実はサウナーの必須アイテム。

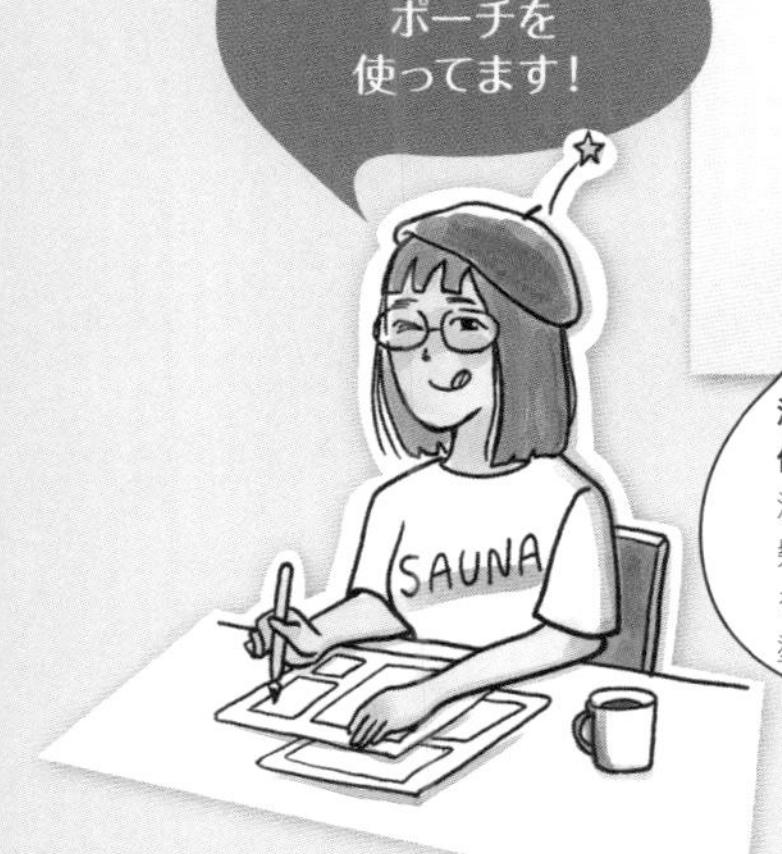

Sauna Talk 2

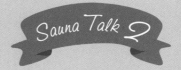

サウナで出会ったおもしろい人たち

常連のおばちゃんたちは座る場所が決まっている。あるときベンチに座っていたら、「そこ、〇〇さんの席だから」と注意を受けました。

（茨城県・にゃーさん・37歳）

いびきをかきながら寝始めて、**自分の汗でハッと起きたおばちゃん。**

（広島県・けいこまりさん・39歳）

目をつぶって**エアーピアノ**を弾いている人がいた！

（埼玉県・S. Nさん・28歳）

某リゾート地のホテルの男女兼用サウナ。ちょっとでもおしゃべりすると「うるさい！」「出ていけ！」と横たわったまま一喝するヌシがいました。息をひそめつつ観察……。

（東京都・ぱんちょさん・46歳）

どこの施設にも、塩サウナなどにとまどっていると、必ずやり方を伝授してくれる常連さんがいますよね。

（愛知県・スヌーピーさん・58歳）

入ってきたと思ったら、ビシャビシャのタオルを絞って、湿度を思い切り上げて去ったおばちゃん。残された全員が「え――！」。

（滋賀県・みいかさん・36歳）

「あれは私が悪かったんじゃない。どうしてもガマンできなかったのよ」と後ろからおばさんの声。誰かとおしゃべりしているのかと思ったら、**一人で壁に向かって話して**気持ちを整理していたようです。

（神奈川県・らあさん・33歳）

ひたすらサウナ内のテレビに向かって、「うんうん」「そうよね」「だよね～」と相づちを打っていたおばさん。

（福岡県・かよさん・31歳）

Part 2

日本サウナ・スパ協会の
お墨つき

これが正解!
サウナの入り方

サウナ室には何分入ればいいの?
水風呂がいいと聞くけれど、絶対入らなきゃダメ?
いったいサウナってどう入るのが正しいのでしょうか。
日本サウナ・スパ協会のかたに基本の入り方を教わりました。

入る前から出たあとまで

サウナ浴の流れをおさらい!

サウナ前

1 髪、顔、体など全身を洗う

入る前には全身をキレイに洗うのが基本のマナー。髪もニオイのもとになるので忘れずに。

➜詳しくはp.62

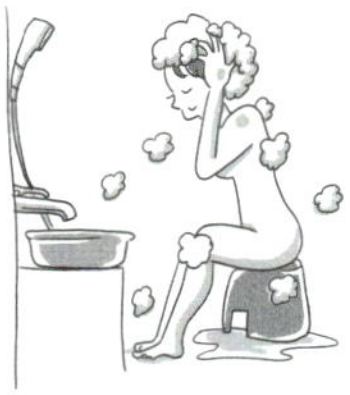

2 体の水分をタオルでふく

体がぬれたままだと発汗しづらいので、タオルで体の水分をふきとって。

➜詳しくはp.62

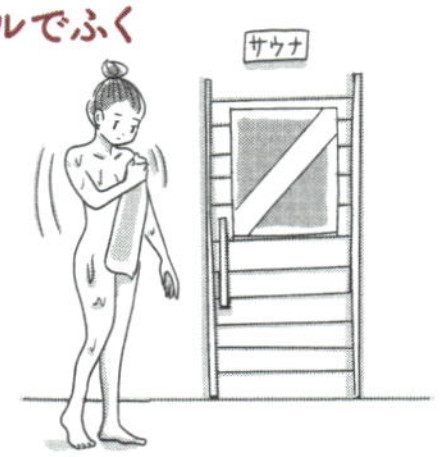

3 髪をタオルでおおう

高温や熱風から髪や頭皮を守りたいなら、タオルなどを巻いて入るのがおすすめ。

➜詳しくはp.62

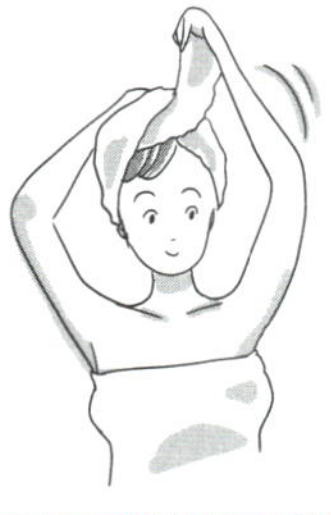

水を飲む

のどがかわいたと感じたときは、すでに脱水状態。サウナに入る前にも必ず水分補給を。

➜詳しくはp.62

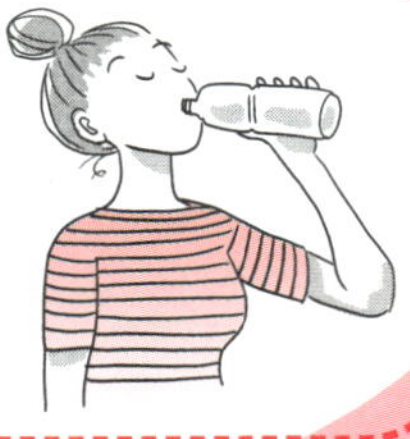

いざサウナへ!

温冷交代浴の場合

熱いサウナに8〜12分入ったあと、水風呂か冷水シャワーを浴び、しばらく休憩をとる。これを2〜3回くり返す。

➜詳しくはp.54

1 サウナ

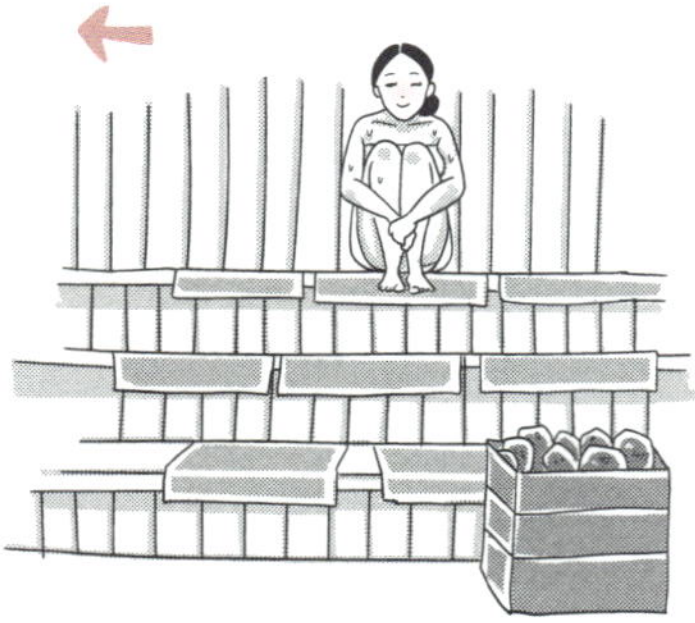

低温浴

70度前後の下段に座り、15〜20分ゆっくり入る。サウナから出たら、水風呂には入らず足に水をかけて、休憩する。

➜詳しくはp.56

サウナの前には何をする？　どうやって入る？　出たらどうする？
基本のサウナ浴の手順をつかんでおきましょう！

サウナ後

1 水を飲む

まず水分をとる。アルコールは利尿作用があるので、飲むなら水を飲んだあとに。

➜ 詳しくはp.64

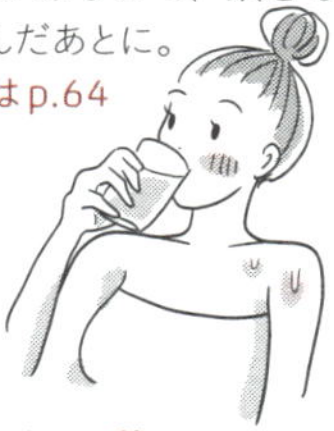

2 温かくして休む

ブランケットなどがあれば使い、冷えないようにして休む。すぐに動くのはNG。

➜ 詳しくはp.64

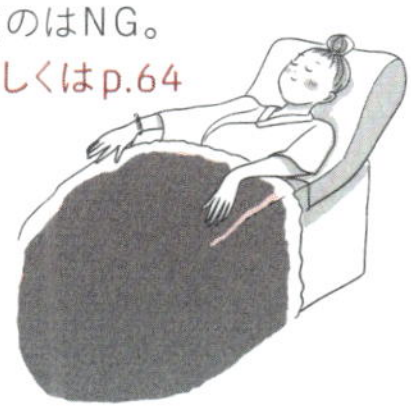

ボディケアを受けても

サウナ後にはマッサージやツボケアがより効果大。特に肩こりや腰痛、眼精疲労の人に。

➜ 詳しくはp.65

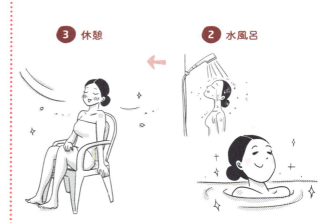

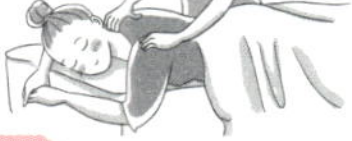

2 水風呂

3 休憩

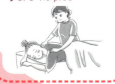

高温短時間浴

シャワーを浴びたら、90度の上段に座って8分程度。水風呂には入らない。熱いサウナに短時間入ることで、交感神経を刺激する。

➜ 詳しくはp.60

くり返し浴

お風呂で温まったら、90度の上段に座って10〜15分→休憩を3〜4回くり返す。だんだん時間を短くするのがポイント。

➜ 詳しくはp.58

サウナ↓水風呂↓休憩を くり返す「温冷交代浴」でととのう

温冷交代浴は2~3セットが目安

血行がよくなり疲労回復に。肩こりも改善！

交感神経が優位になり、気になる不調もどこかへ

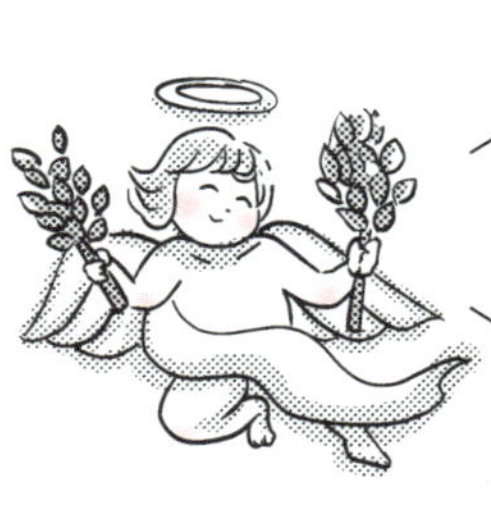

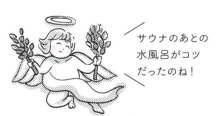

サウナのあとの
水風呂がコツ
だったのね！

温冷交代浴の手順

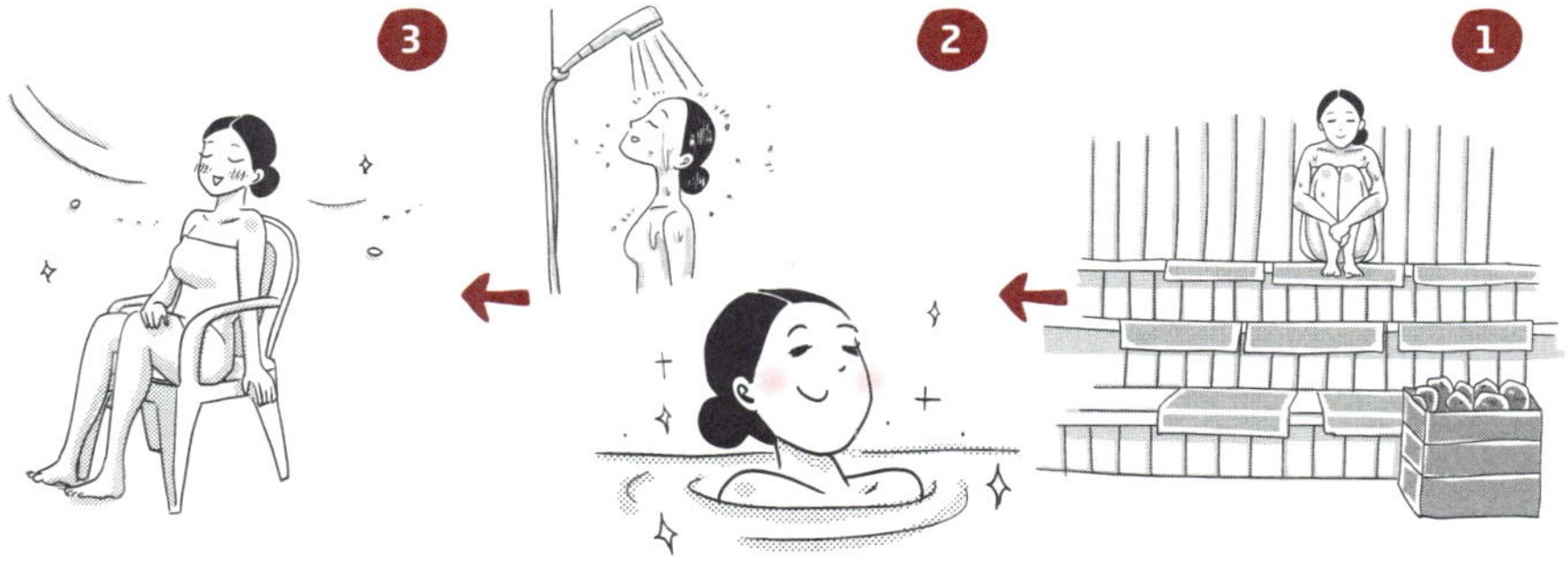

90度程度のサウナ中段か上段に座り、8〜12分。湯船につかってからだと、汗がよく出る。

サウナから出たら、水風呂に1分程度つかる。なければ冷水シャワーを浴びる。

ベンチやチェアなどに座って8〜12分休憩する。屋外に出られる施設なら外気浴を。

×

2〜3回くり返す

「熱いサウナ」→「冷たい水風呂」のあとにゆったり休むと、心身共に深くリラックスする「ととのう」状態がやってくる。2回以上くり返すと、よりリフレッシュ効果が！

サウナと水風呂で心身共に「ととのう」

高温のサウナに入って汗をかくだけでもスッキリしますが、水風呂に入り、そのあと休憩すると効果がさらにアップ。2〜3回くり返すと、心身両面で気持ちよさが得られます。

この「温冷交代浴」で血行がよくなると、疲労回復、肩こりや腰痛に効果があり、低血圧の人は血圧が正常になります。また交感神経の働きが活発になるため、食欲がない、眠りが浅い、やる気が出ないといったうつ傾向の人にもぴったりです。

高ぶった神経を落ち着かせるなら低めの温度の「**低温浴**」がおすすめ

70度前後のサウナに15～20分入る

サウナから出たら**20～30分安静**にする

休息スイッチがオンになり、**よく眠れる**

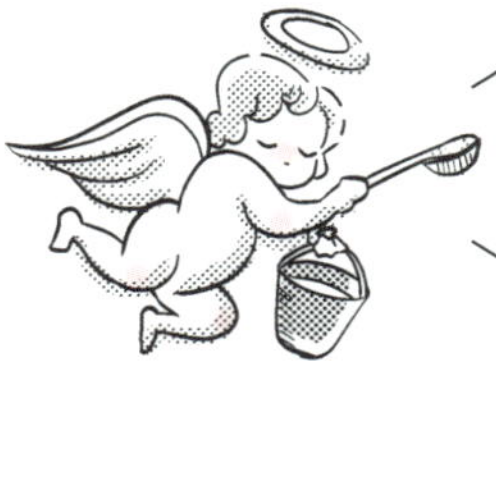

低温浴の手順

② サウナから出たら、湯冷めしないように足に水を2～3杯かけたあと、休憩する。

① サウナ室の下段、70度前後の位置に座り、リラックスして15～20分過ごす。

「疲れがとれない」「熟睡できない」ときにおすすめの入り方。熱いサウナや水風呂が苦手な人にも◎。何度もくり返さず、1回だけでOK。安眠できて、気持ちも前向きに。

イライラしたら低温サウナでリラックス

低めの温度のサウナに長い時間をかけてゆっくり入ることで、副交感神経を優位にして心身をリラックスさせる「低温浴」。緊張がほどけてぐっすり眠れるので、不眠ぎみ、イライラ、ストレスがたまっているときにおすすめです。

また熱いサウナや水風呂が苦手な人も、この方法なら問題なし。サウナから出たら、足に水をかけて湯冷めを防ぎ、20～30分ゆっくり過ごします。

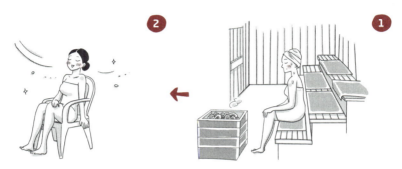

高温サウナ↓休憩を3〜4回。汗を出しきるなら「**くり返し浴**」

サウナに入る前に**お風呂**で体を温める

水風呂やシャワーは必要なし

汗は出せるが**やせるのは一時的**なこと

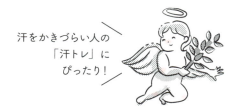

汗をかきづらい人の「汗トレ」にぴったり！

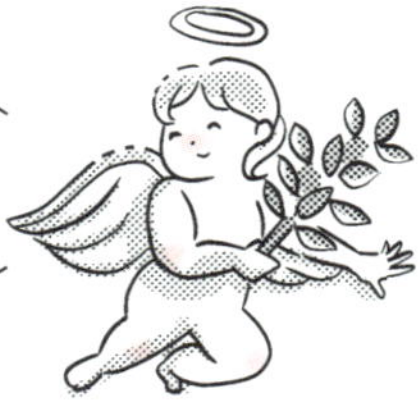

くり返し浴の手順

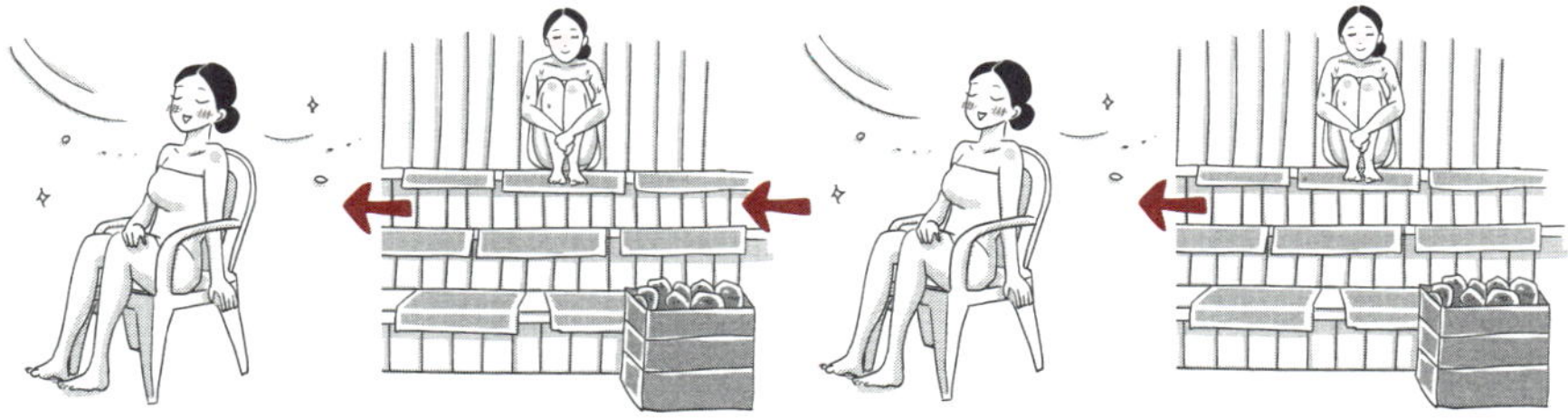

湯船で体を温めたら、90度のサウナ上段に10～15分。

ベンチやチェアなどで10～15分休憩。ここで水分補給もする。

2回目のサウナに入る。時間は8～12分と1回目より短くする。

2回目の休憩。サウナと同様に1回目より短めの時間で。

×
短かくしながら合計3～4回

最初のサウナ浴は10～15分、2回目は8～12分、3回目は6～9分、4回目は4～6分と、だんだん短くしていくと十分に汗が出る。休憩中に水分補給して、脱水予防を。

小刻みに入って休眠中の汗腺を開く!

水風呂なしでサウナと休憩を3～4回くり返す方法です。サウナに入る前に湯船につかって体を温め、1セットをだんだん短くしながらくり返すのがポイント。眠っていた汗腺が開き、汗を出しきれます。なかなか汗が出ない人の「汗トレ」にぴったり。

汗を出せばその分、体重も減りますが、一時的なもの。残念ながらやせたわけではありませんが、気分はスッキリします。

熱いサウナに短時間入る「高温短時間浴」で疲労回復！

90度のサウナに**8分程度**入る

熱いサウナで**交感神経を刺激して活力を引き出す！**

疲れがたまったなと感じたら**短時間でもトライ**

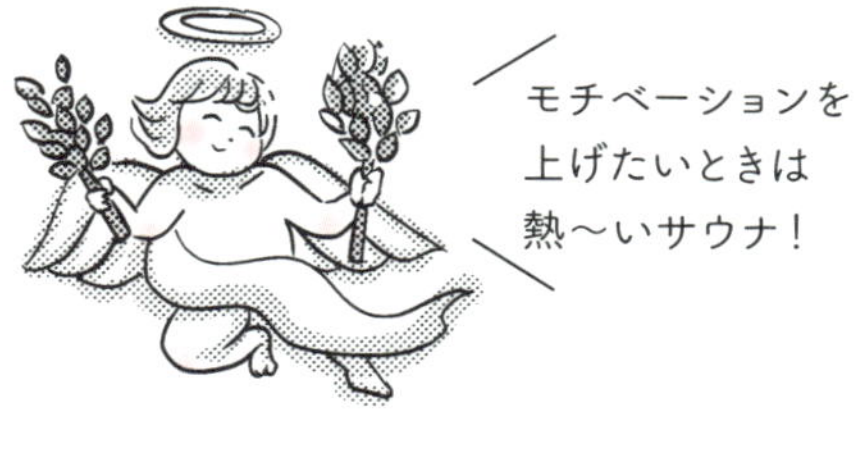
モチベーションを
上げたいときは
熱〜いサウナ！

高温短時間浴の手順

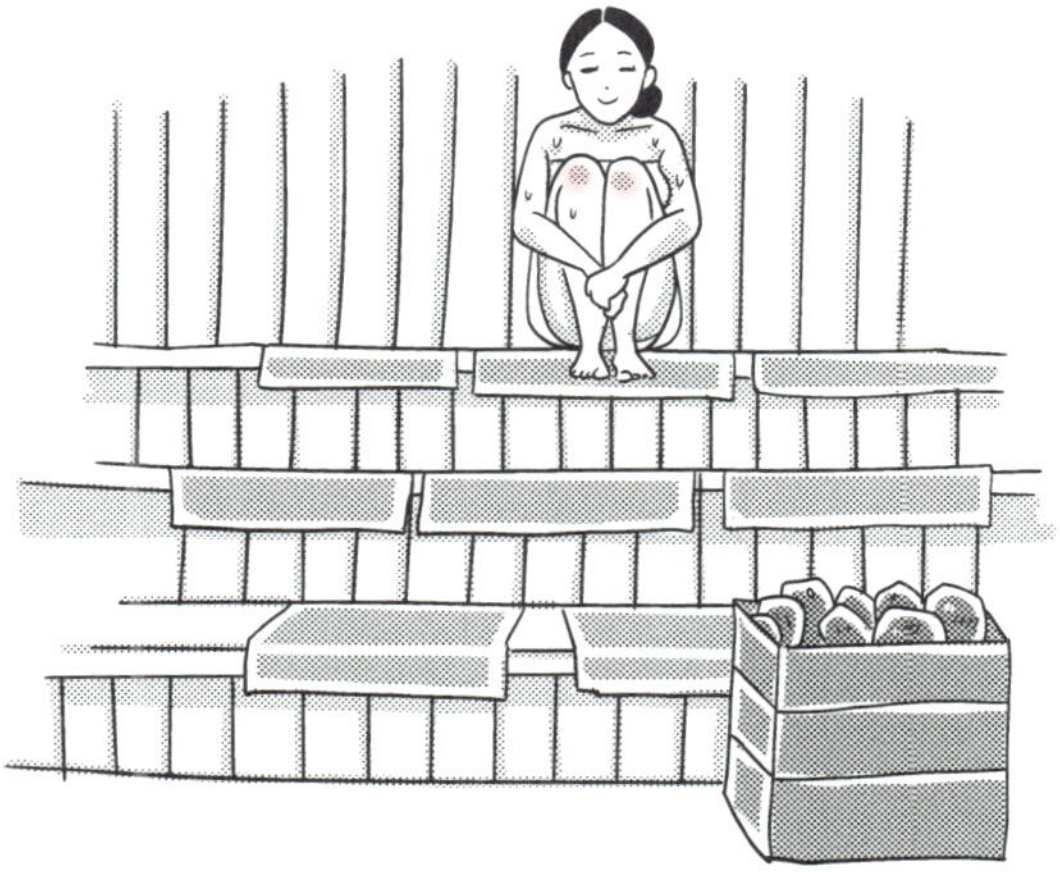

リラックスするより「元気を出したい！」ときは、90度の高温サウナに8分程度入ると、体が目覚めてやる気スイッチがオン！ 朝サウナにもおすすめの方法。

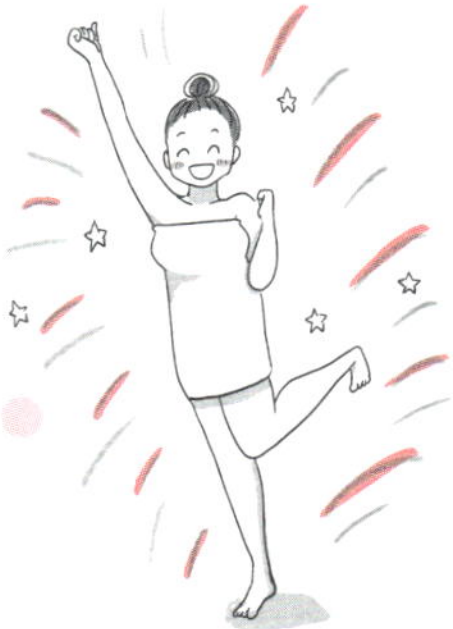

ささいなことが気になるときや、ついクヨクヨと悩みがループしてしまうときこそ、熱いサウナにパッと入って。自らが持つ抵抗力を高めることで、回復しにくい心の疲れをとることができる。

パッと元気をチャージ！ 体も心もスッキリ

肩こりや腰痛、声がかすれるなど、疲れきっている場合は、リラックス効果のある「低温浴」(p.56)がおすすめですが、朝やお出かけ前などに元気を出したい場合には、熱いサウナに短時間入る「高温短時間浴」がおすすめ。皮膚への温度刺激が交感神経を活発にして活力がわいてきます。

メンタルの不調にも効果的なので、まわりに悩んでいる人がいたら誘ってみては。

髪や体を洗う、水分補給……**サウナに入る前**にしておきたいこと

髪や体など**全身をよく洗う**

水分をふきとってからサウナに入る

サウナの前にも**水分補給はしっかり**と

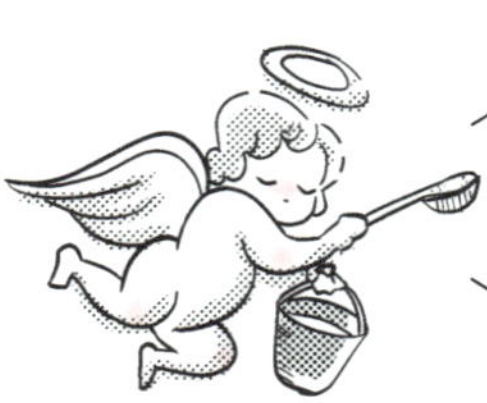

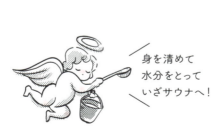

身を清めて
水分をとって
いざサウナへ！

サウナに入る前にしておこう！

体の水分をふきとる

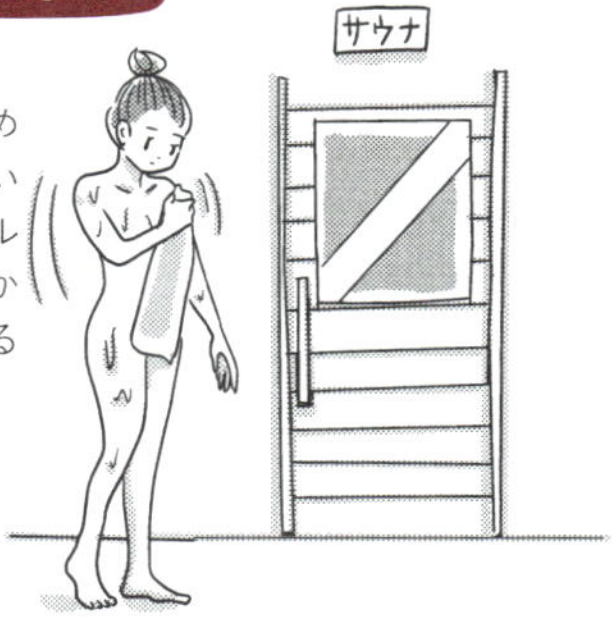

発汗を促すためには、体についた水分はタオルでふきとってからサウナに入るとよい。

全身を洗う

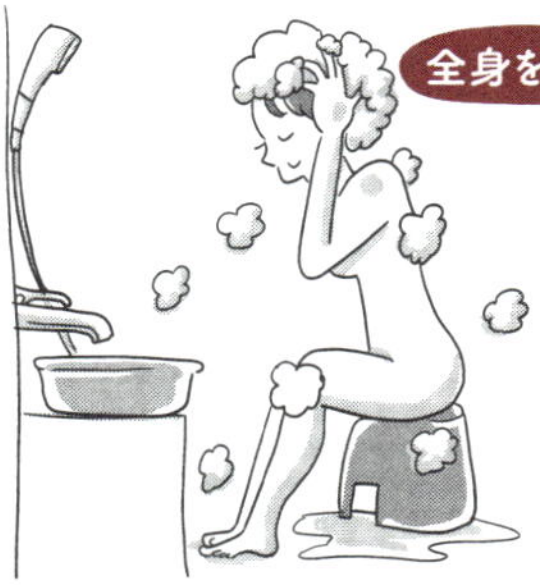

体はもちろん、髪や顔も洗っておく。汚れがサウナ室内でのニオイの原因になることも。

髪をカバーする

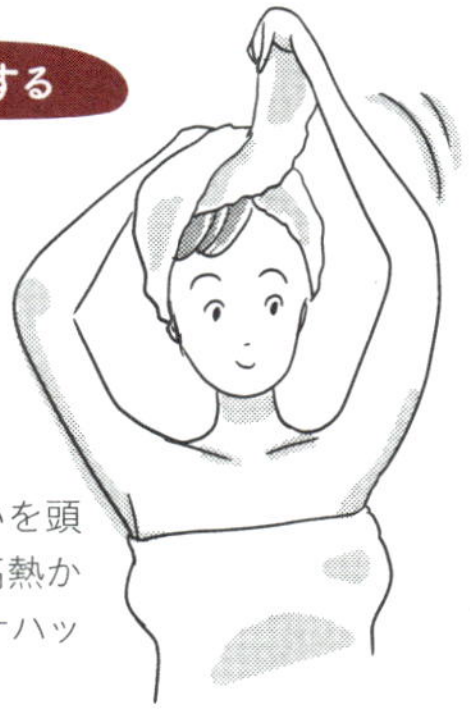

タオルや手ぬぐいを頭に巻いて、髪を高熱からガード。サウナハットをかぶっても。

水を飲む

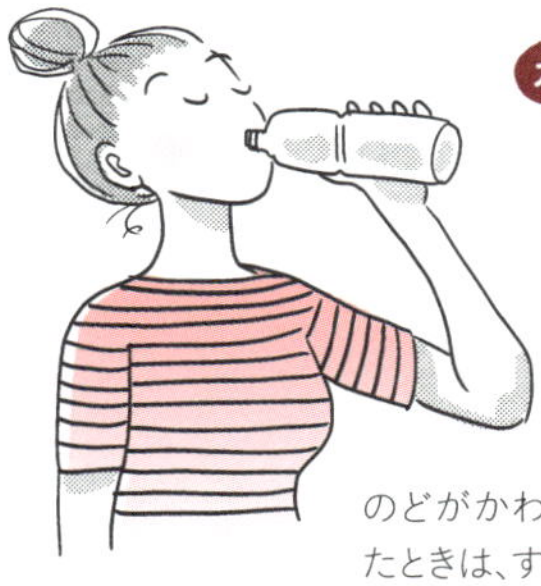

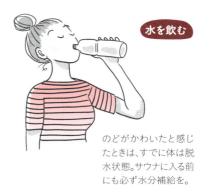

のどがかわいたと感じたときは、すでに体は脱水状態。サウナに入る前にも必ず水分補給を。

体の水分をふくことや水分補給も忘れずに

サウナに入る前に特別な準備はいりませんが、体や髪を洗っておくのは最低限のマナー（p.44）。体がぬれたまま入ると水分が蒸発して体が冷え、汗が出にくくなるので、汗をかきたいなら、体の水分はよくふきとってから入るのがコツです。

髪がサウナの熱で傷むのが心配なら、タオルなどでカバーしましょう。意外と忘れがちなのは水分補給。汗をかく前に水分をとっておくことが大切です。

サウナ後はどうやって過ごす？ポカポカをキープする方法

水分補給は必須。ただし、アルコールはほどほどに

マッサージやツボ押しをすると効果的

温かくして安静にすると湯冷めしない

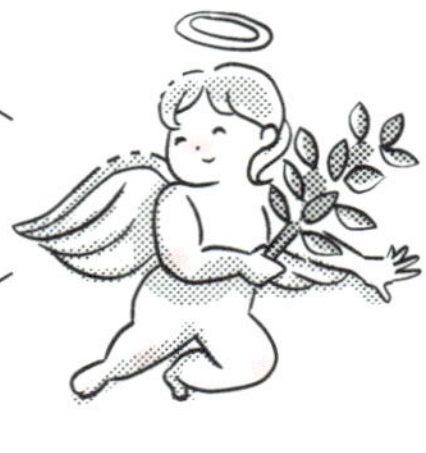

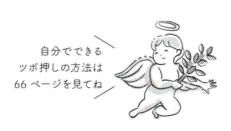

自分でできる
ツボ押しの方法は
66 ページを見てね

サウナのあとはゆっくり過ごそう！

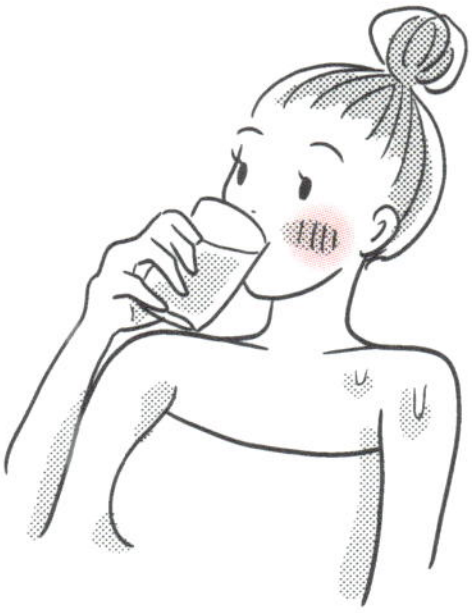

水を飲む

脱水を防ぐためには水を飲むのが基本。ビールなどサウナ後の一杯は格別だが、アルコールやカフェインは利尿作用があるので水がベスト。

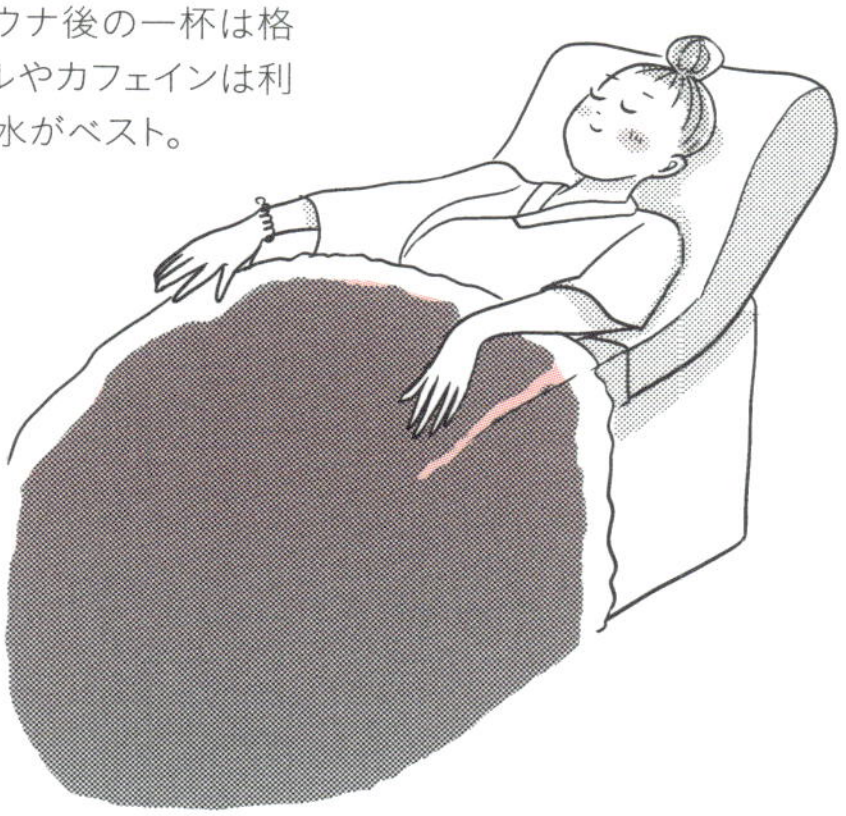

温かくして休む

サウナ後に温かくして安静にしていると、激しく動いていた心臓のポンプ作用がゆっくりもとに戻る。

ボディケアもおすすめ！

サウナで血行促進されたあとにマッサージやツボ押しなどのボディケアを受けると、体のこりや痛み、不定愁訴の解消に効果があるという実験結果も。

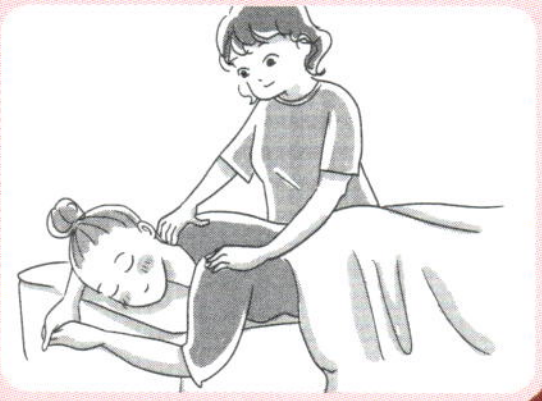

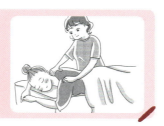

しばらくのんびりして さらに効果アップ

サウナのあとはすぐに動き回らず、ゆっくり過ごしましょう。しっかり水分補給をしたら館内着を着て、座ったり寝ころがったりして、30分程度安静にします。毛布をかけて、体が冷えないように気をつけましょう。

サウナで体が温まったあとにマッサージやツボ押しなどのボディケアを受ければ、単独で受けるよりも効果的。サウナのあとに予約するか、セルフマッサージもいいですね。

サウナで温まったあとは
ツボケアでさらに効果アップ！

全身に約365あるといわれる代表的なツボは、生命エネルギーの出入り口の役割を果たしています。サウナでめぐりのよくなった体にツボケアをすると、疲労物質や毒素がさらに排出され、体調がととのいます。悩み別のツボをチェックして、サウナ中や休憩中に、ぜひトライ！

指圧の仕方

ツボを刺激するには、なでる、もむ、押すなどの方法があります。
ツボの位置に応じて、自分が気持ちいいと感じる方法を探って。

1 なでる

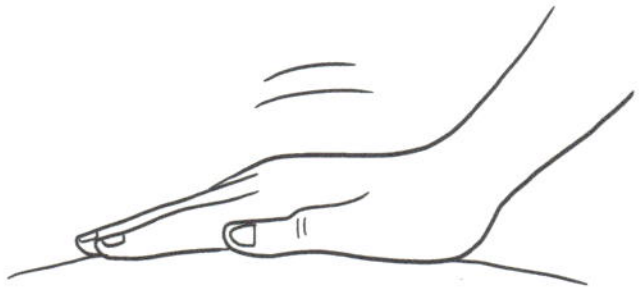

- 腰やおなかなどの広い部分は、片手または両手のひらを体にぴったり当て、圧をかけながらなでる。
- 狭い部分は親指の腹でなでる。

2 もむ

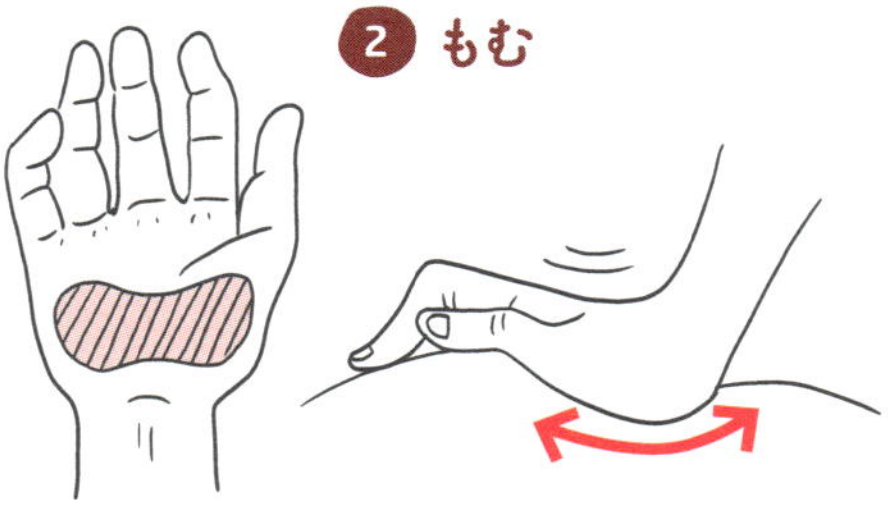

- 手や足なら、手のひら全体を当て、指先や心臓に向けて筋肉をしぼり、こねるようにもむ。
- 頭や顔、肩、腰は、親指の腹でもむ。

3 押す

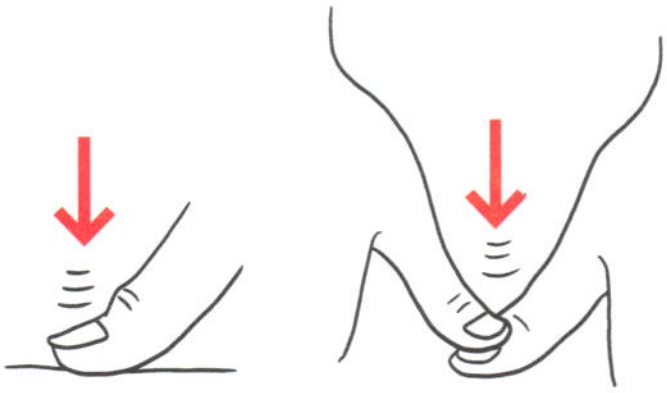

- 親指の腹でツボを押し、筋肉のこわばりをほぐすのが基本。
- 胸や腹は親指以外の4本の指で。背中は両手のひらを重ねて押す。

体の悩み別・ツボ図鑑

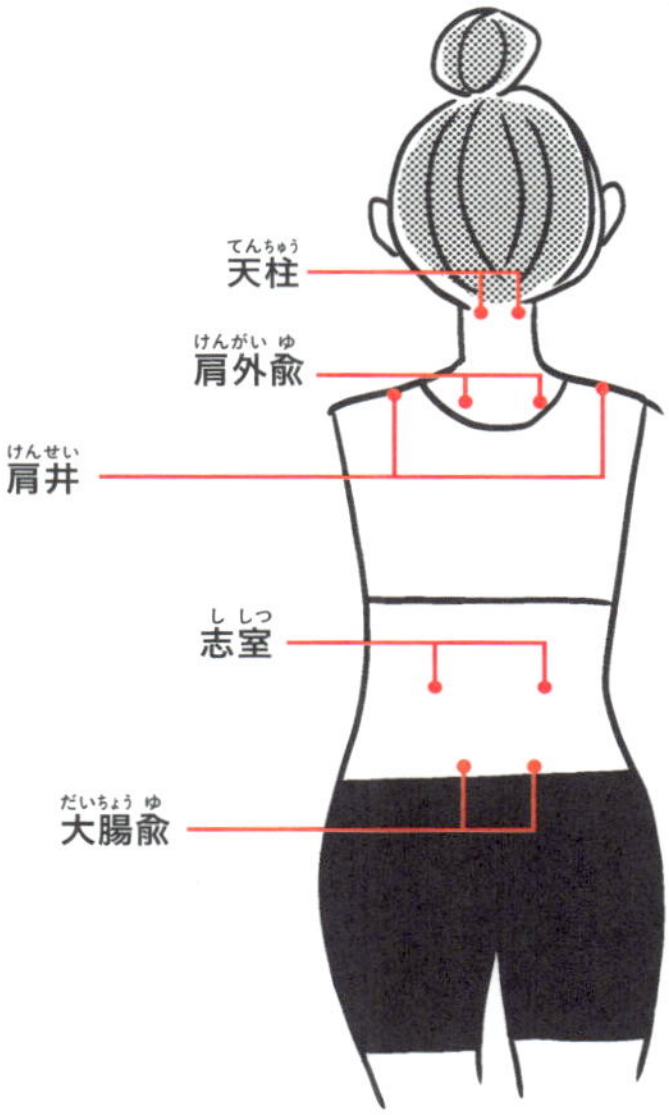

肩こり・腰痛

デスクワークなどで長時間同じ姿勢をとっていると、筋肉に乳酸などの疲労物質がたまり、肩や腰がこってきます。肩こりは、**肩井**《けんせい》や**天柱**《てんちゅう》、**肩外兪**《けんがいゆ》、腰痛は**志室**《ししつ》、**大**《だい》**腸兪**《ちょうゆ》などをなでたりもんだりすると、こりや痛みがやわらぎます。

便秘

あおむけに寝て、両手のひらを重ねて当て、おへそのまわりを時計回りに円を描くように、**中脘**《ちゅうかん》、**天**《てん》**枢**《すう》、**関元**《かんげん》といったツボをなでたり、もんだりして筋肉をほぐします。おへそのまわり以外にも、手の**神門**《しんもん》、**足**《あし》**の三里**《さんり》(p.68)も有効。

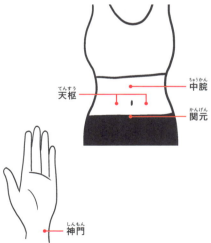

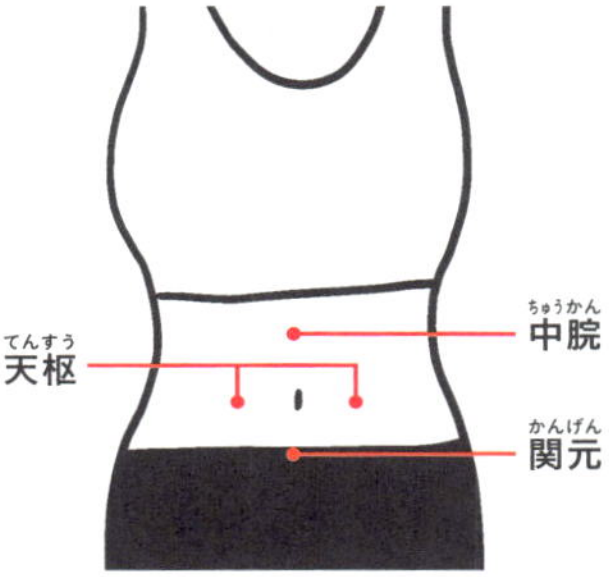

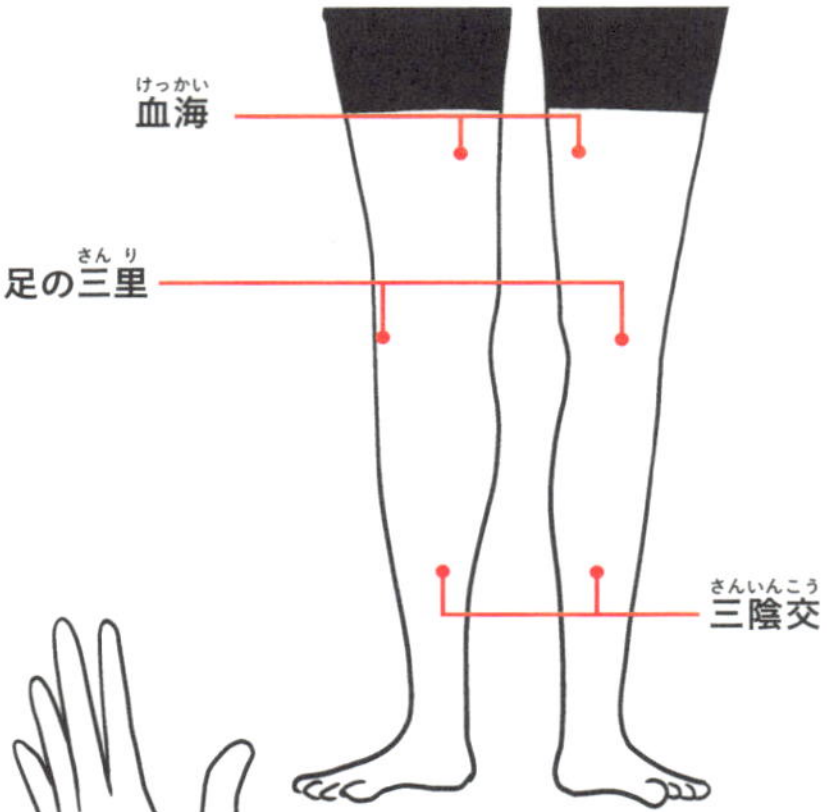

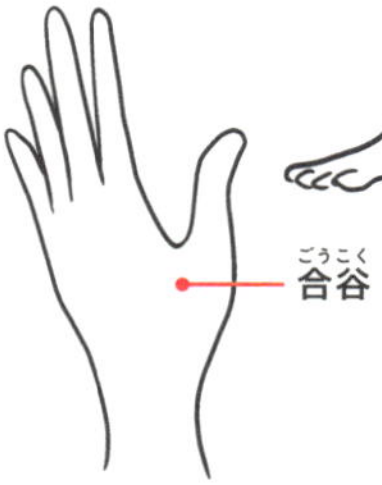

生理痛

下腹部が張って痛い、腰が冷えるといった生理痛には、仙骨後面の**腎兪《じんゆ》**や**次髎《じりょう》**、下腹部のまん中にある**関元《かんげん》**（p.67）などを押したりもんだりしましょう。足の**三陰交《さんいんこう》**や**血海《けっかい》**、手の**合谷《ごうこく》**も生理痛をやわらげる作用があります。

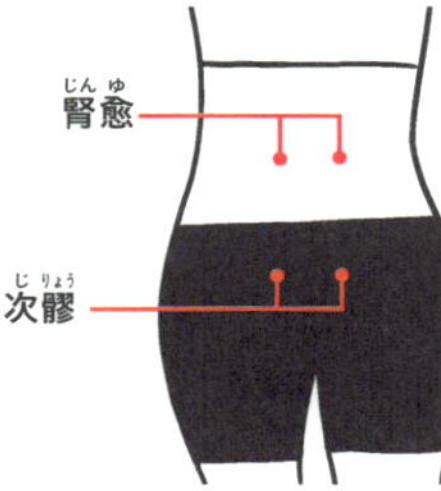

冷え性

腰や手足が冷えると、頭痛やイライラ、のぼせなどの不調を引き起こします。更年期障害で悪化することも。有効なのは、足の**三陰交《さんいんこう》**や**湧泉《ゆうせん》**をぐっと押して刺激すること。頭痛には、頭のてっぺんの**百会《ひゃくえ》**を押しましょう。

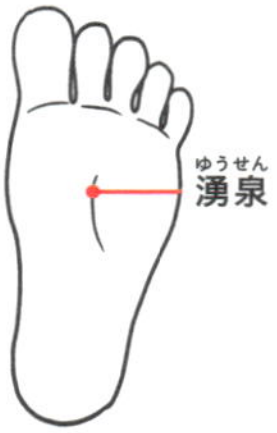

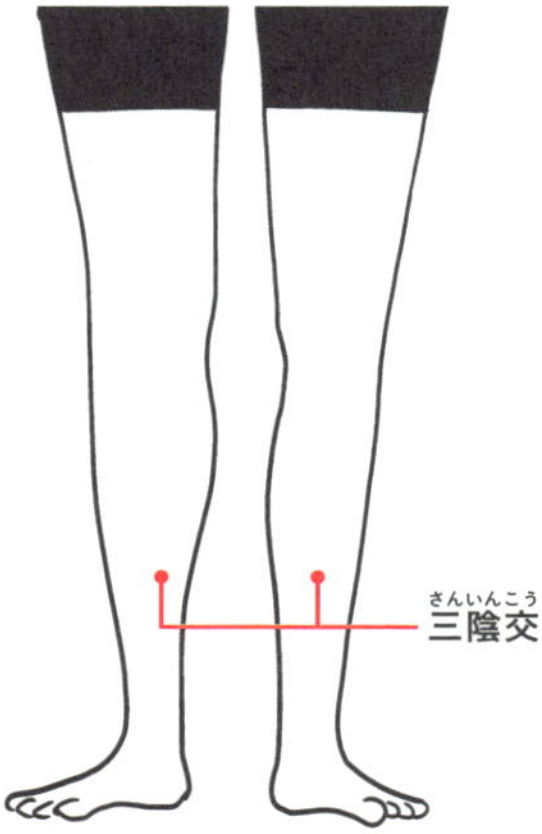

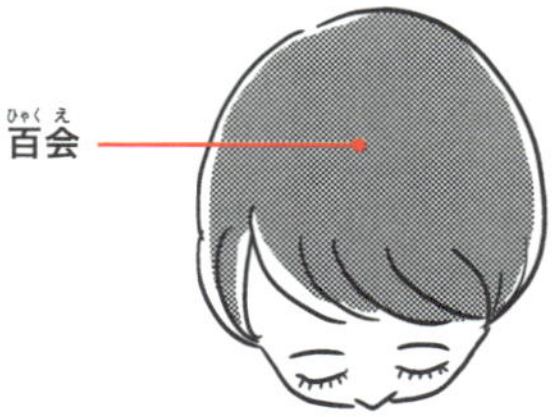

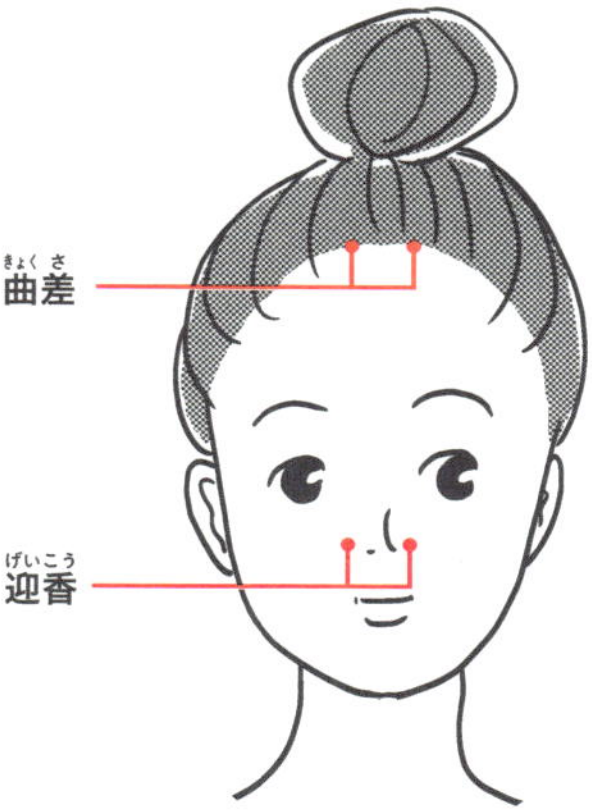

鼻水・鼻づまり

かぜや花粉症で起こる鼻水や鼻づまりは、粘膜の機能低下も一因。ツボケアで機能を回復させれば、軽減します。まず頭の後ろにある**天柱《てんちゅう》**（p.67）、次にひたいの**曲差《きょくさ》**をなでこすり、仕上げに**迎香《げいこう》**をしっかり押しましょう。

眼精疲労

パソコンやスマホで目を使いすぎて疲れたときは、目と眉のまわりにある、**瞳子髎《どうしりょう》**、**睛明《せいめい》**、**攅竹《さんちく》**、**四白《しはく》**などを押しましょう。頭痛があるときは、頭の**百会《ひゃくえ》**を押すとスッキリ。首や肩が張っているなら、**天柱《てんちゅう》**や**肩井《けんせい》**（共にp.67）をもみほぐして。

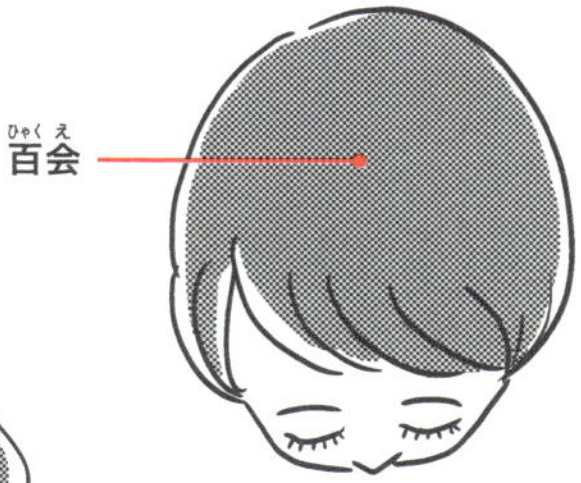

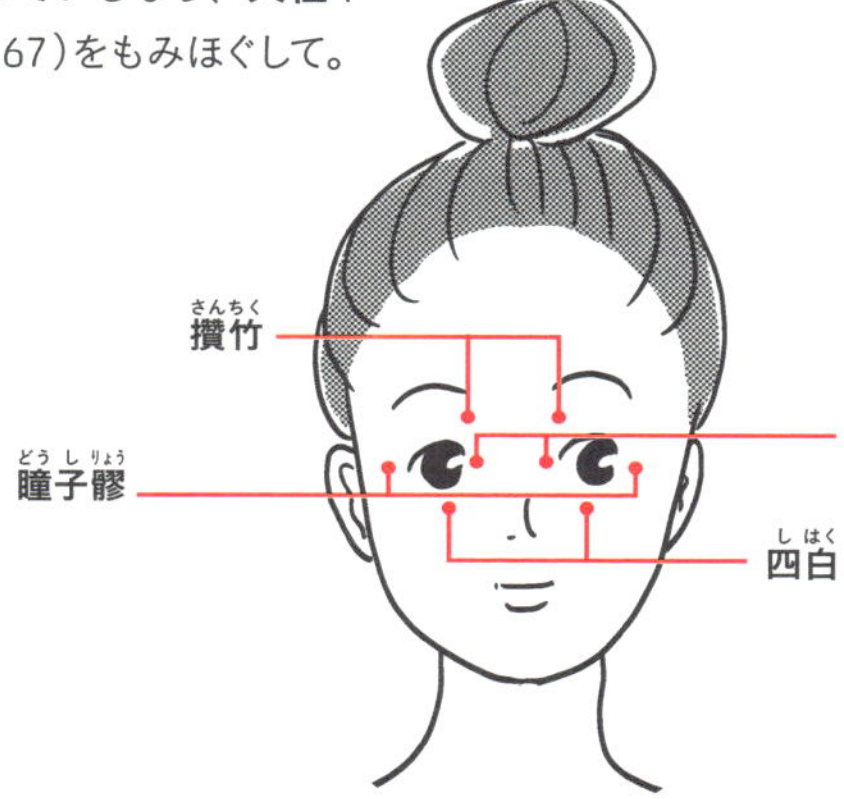

どれくらいわかる？

その1

サウナ ウソ ホント クイズにトライ！

Q1

サウナではやせない

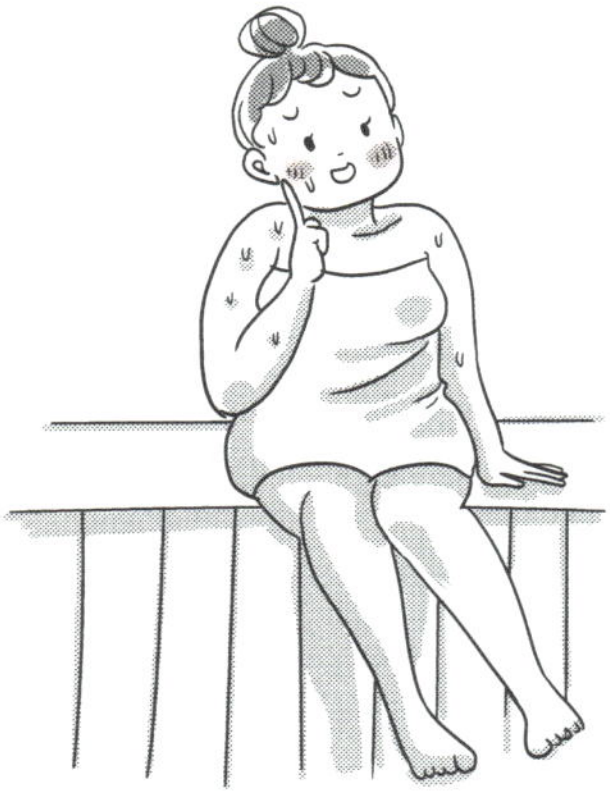

A ホント

サウナで体重が減るのは体から水分が出ただけ

サウナから出て体重計に乗ると「減っている！」とうれしくなりますが、実は体内の水分が汗として出ただけ。やせたわけではありません。

でも、寒さによって褐色脂肪細胞が働くと、カテコラミンというやせる成分が分泌されるという報告も。もしかすると「水風呂」でやせることができる可能性も……!?

Q2.

高齢者や子どもが入っても大丈夫

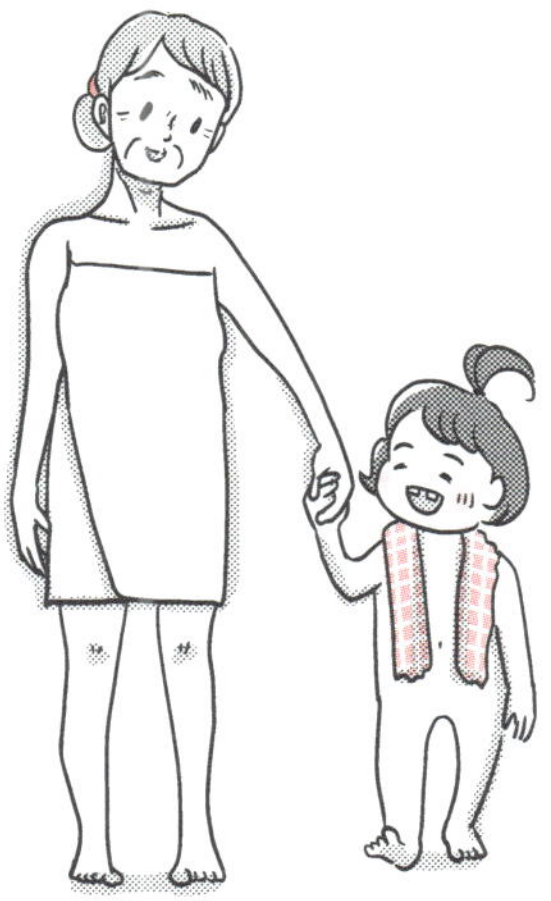

A ホント

入っても大丈夫ですが注意が必要です

高齢者の場合、狭心症や大動脈狭窄症など基礎疾患を抱える人はNGですが、医師に禁止されている持病がなければ問題ありません。

子どもが入るのも問題ありません。ただし、高温のサウナは要注意。大人より体が小さい分、体に負荷がかかりやすいので、子ども自身が熱くて出たがったら無理をさせないように。

Q3

サウナに絶対に入れない人はいない

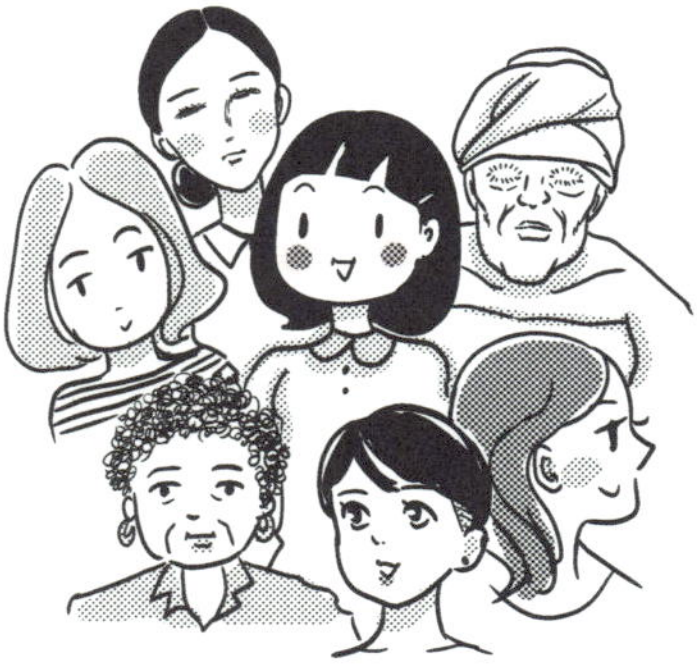

A ウソ

持病を抱えている人や飲酒後の人などは×

動脈硬化症や心臓病などの持病を抱えている人はダメ。サウナに入ると血圧が急激に上がるため、脳卒中などを引き起こす危険性があります。また水風呂で不整脈が起こるおそれもあります。

健康な人でも飲酒後、特に泥酔状態でのサウナは危険です。飲酒後にサウナで寝てしまうと、命にかかわる事故になることも。「飲んだら入るな」です。

Q4

サウナ中にフラフラしても休めば問題ない

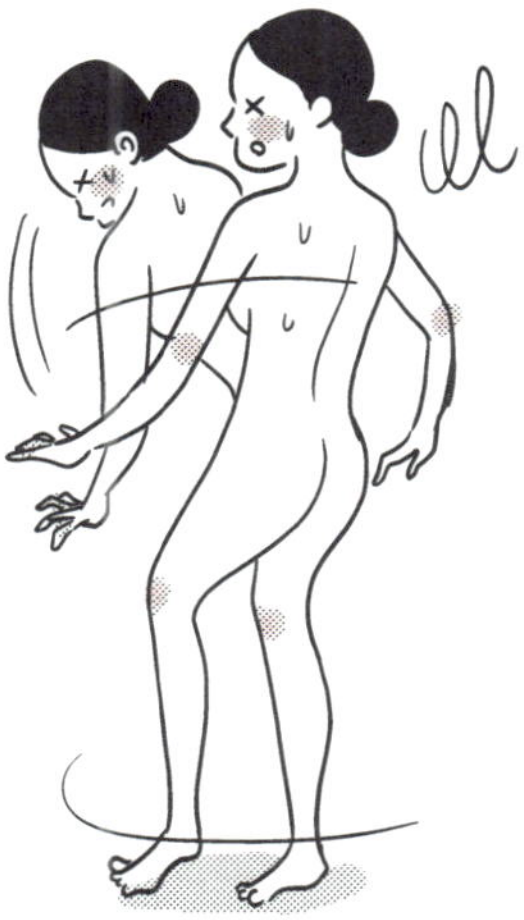

A ウソ

すぐに助けを求めて。水分不足に要注意

フラフラしたときは、すでに頭に血が回らないくらい、血液から水分が失われて脱水状態になっています。周囲の人に助けを求めるか、「呼び出しボタン」を押し、しゃがむか、横になって助けを待ちましょう。

大事なのは、脱水を起こさないように、こまめに水分を摂取したり、休憩をはさむこと。サウナに入る前にも水分をとりましょう。

Q5

熱くても苦しくても
ガマンして入る！

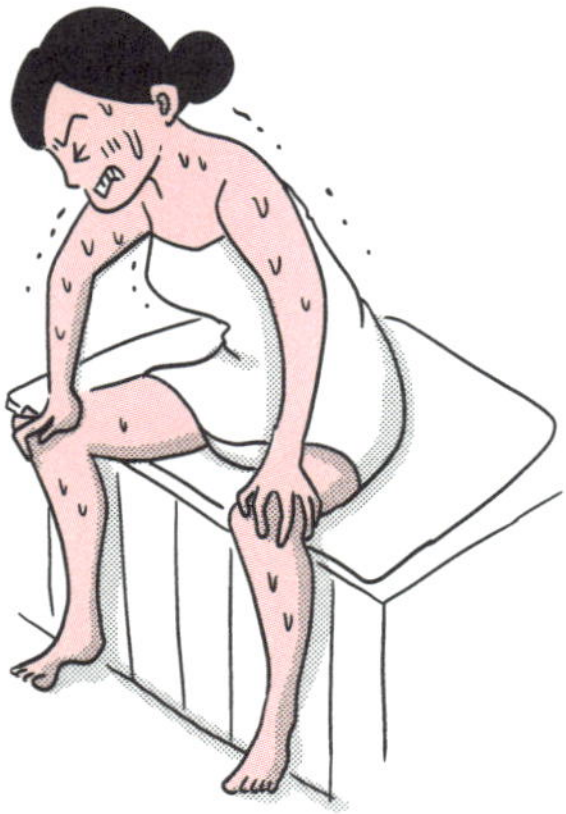

A ウソ

ガマンしすぎは禁物。
自分のペースでOK

サウナに入って「熱いな」と思ってから、もう少しだけ頑張ると「そのあとの水風呂が気持ちいい」とよく聞きますが、無理は禁物です。ガマンしすぎると、熱中症のような症状を引き起こすこともあります。

初心者は決して無理せず、少しずつ慣れて、自分のペースをつかみましょう。熱さが苦手な人は、タオルを活用するなどの方法もあります（p.96）。

Q6

感染症はサウナの中でうつる

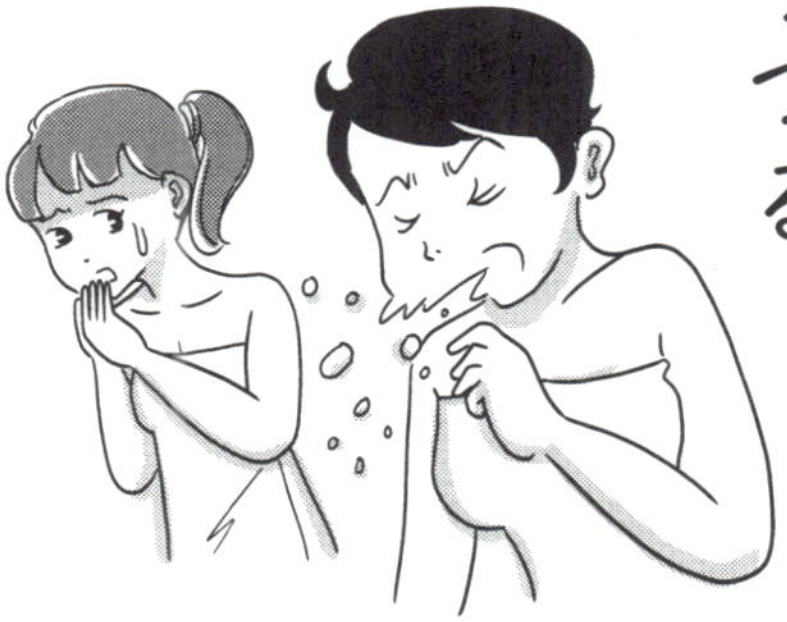

A ホント

ウイルス性の病気はリスクがあります

インフルエンザなどウイルス性の病気は、狭いサウナ室では飛沫感染や接触感染の危険性がないとはいえません。体調が悪いときは控えるのが無難です。

ただし、カンジダやクラミジアなどの性感染症は、人から人への直接の接触がなければ感染しないので、サウナ内でうつることはありません。

サウナが外交のツール⁉
\ 突撃! /

フィンランド大使館のサウナの秘密

大使館にサウナがあるらしい! サウナーなら気になる大使館におじゃましました。

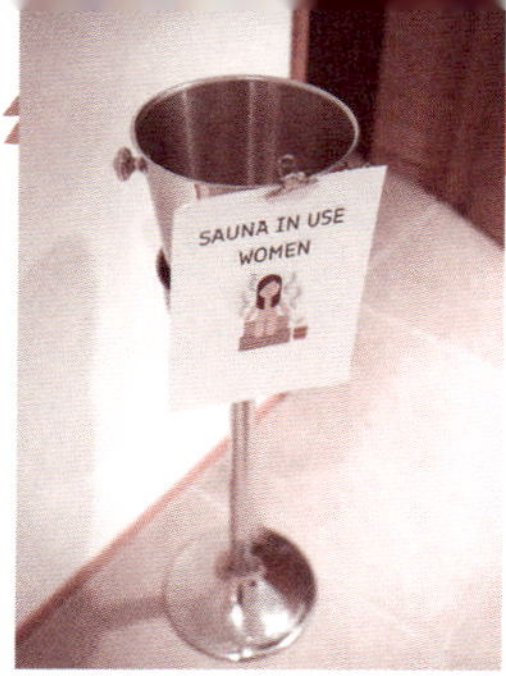

職員用サウナ室の入り口。週に1度、「アフターワークサウナ」として男女交替で利用。

月に一度はサウナで交流するイベントを開催

「サウナはフィンランドの大切な文化のひとつです。世界じゅうのフィンランド大使館にサウナがあり、外交ツールとして使っています」

そう話すのは、フィンランド大使館参事官のマルクス・コッコさん。ここ東京の大使館にもサウナがあります。

「月に一度ほど、フィンランド大使館に関係するかたがたをお招きして会話をしたり、サウナに入って、サウナフードを食べていただく『サウナイルタ』(サウナの夕べという意味)を催しています。目的は、いろいろなかたのネットワークをつくること。サウナイルタでは、それが実現し、みなさんに喜ばれています」

大使館にあるサウナは、いったいどんなものなのでしょうか。

「ストーブの上の石に水をかけて、蒸気を発生させ、その蒸気を浴びるフィンラ

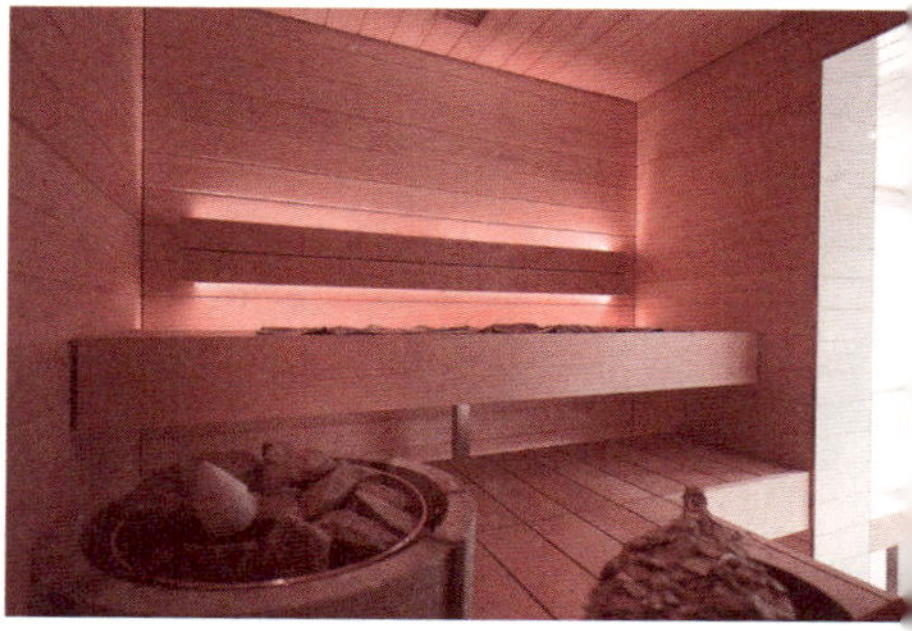

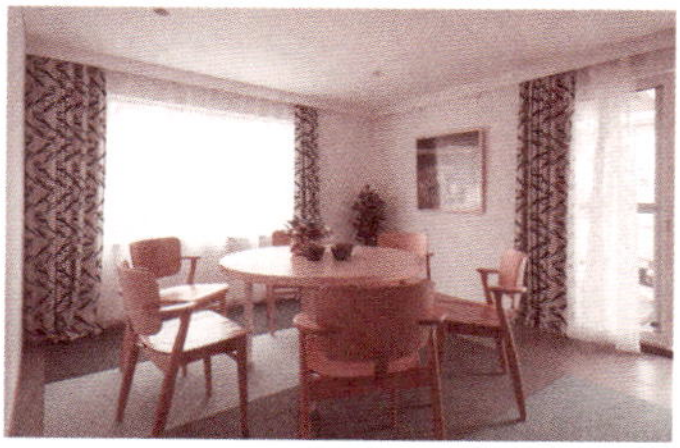

(上)大使用サウナ。ストーブには石が積まれ、自由にロウリュができる。(下)食事や会話を楽しむラウンジルーム。家具はフィンランドのブランド「Artek」。

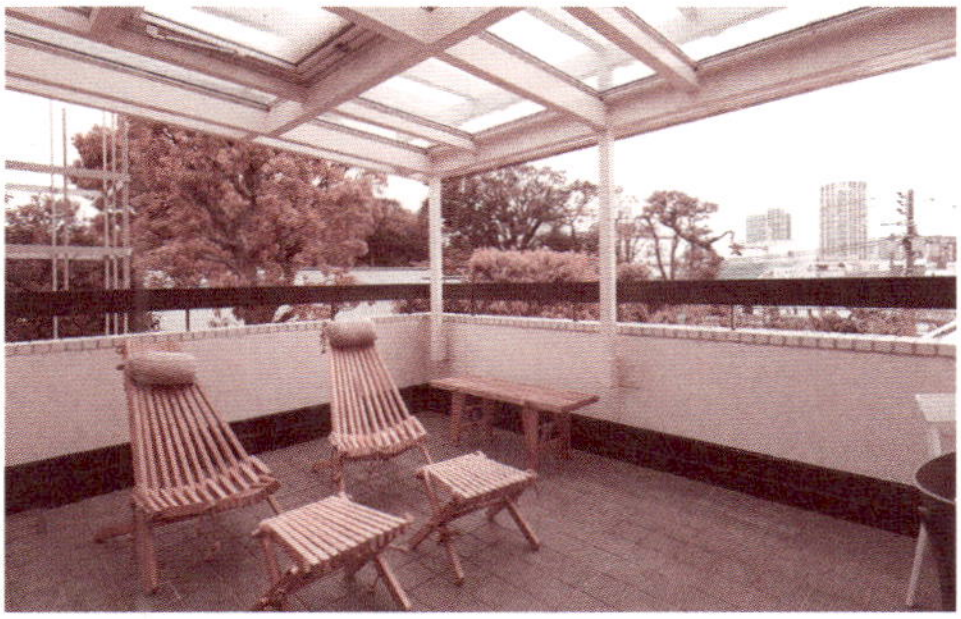

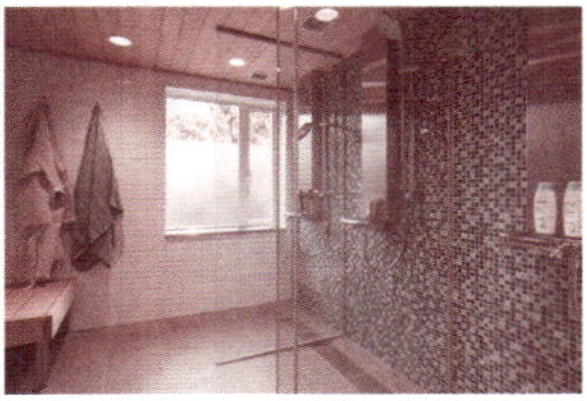

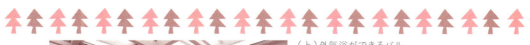

（上）外気浴ができるバルコニー。「EcoFurn（エコファーン）」のチェア＆オットマンでととのう。
（下）大使用サウナのシャワールーム。水風呂ではなく、シャワーを浴びてクールダウン。

ンド式です。外気浴できるバルコニーもあります。合間にソーセージやサラダ、サーモンのキャセロールなど、伝統的なサウナフードをビールやソーダと共に召し上がっていただきます」

福利厚生でサウナ!? 大使用以外に職員用サウナも

実は来客を迎える大使用サウナだけでなく、職員用のサウナもあります。

「時間を予約して家族で入るほか、週に一度、勤務後にみんなで入る『アフターワークサウナ』もあります」

なんと、うらやましい！　では、日本の「ととのう」入り方は、本場フィンランドのかたの目には、どう映っているのでしょうか？

「『ととのう』という感覚は、とても共感できます。フィンランド人もサウナで温まったら、湖や海に飛び込んでクールダウンし、水から出ると、いわゆる『ととのう』状態になります。『ととのう』という言葉はすばらしいですし、フィンランドでも広めたいですね」

本場のサウナが楽しめるサウナイベントも！

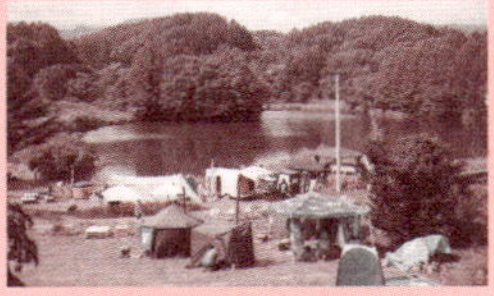

日本最大級のサウナイベント「SAUNA FES JAPAN」は2020年9月、4日間にわたり長野県・小海町のフィンランドヴィレッジにて開催予定。昨年はフィンランド古式のスモークサウナやヴィヒタ作りのワークショップなど、本場のサウナ文化を体験できるイベントが盛りだくさんでした。チケットは抽選制なので、公式サイトをチェックして。

詳細はこちら
https://www.saunafesjapan.com/

写真／ペトリ・アシカイネン、駐日フィンランド大使館

フィンランドのサウナー女子 Interview

ラウラ・コピロウさん「サウナの入り方は人の数だけ。〝自分らしく〟入ることが大切です」

デジタルから離れてリラックスできるのがサウナ

フィンランド人にとってサウナはお風呂のようなものですから、特に入り方に決まりがあるわけでなく、人の数だけ入り方があります。自分らしく入るのがフィンランドのサウナですね。

サウナのよさは三つあります。ひとつはデジタルデトックス。私たちは、ついスマホをいじってしまい、常に情報をインプットされて疲れています。でもサウナに入れれば、情報は自分の頭の中だけ。デジタル疲れから解放されます。

二つめはリラックス。サウナに入れば心身共に休まるので、入る前はイライラしていても、出るときは、かなり高い確率で「まあ、いいよね」と思えます。

最後は温活。私は冷え性で、いつも体の末端が冷えていますが、サウナに入れば温まります。どんなに寒くても、その日の最後にサウナに入れるなら、「じゃあ頑張ろう!」と思えます。

日本ではスポーツジムのサウナに入っています。入る時間は2分のときもあるし、10分のときもあって、その日の体調

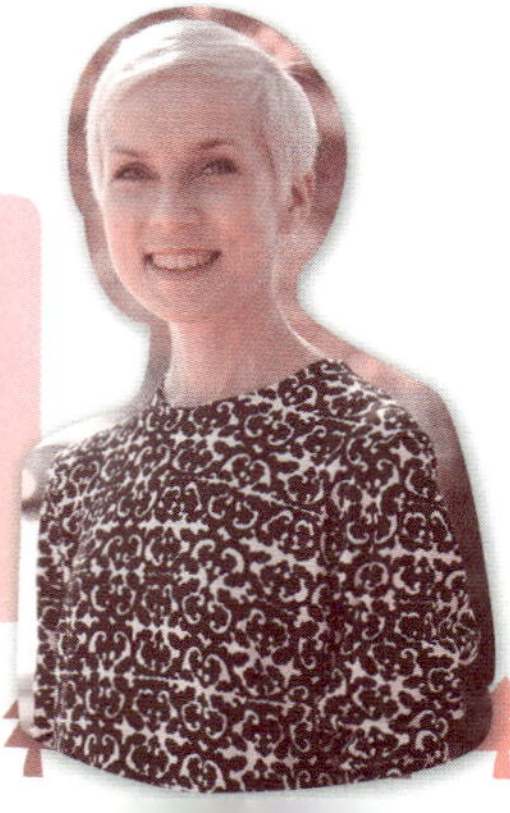

Laura Kopilow

ラウラ・コピロウさん
フィンランド大使館商務部勤務。フィンランド・エスポー出身。高校時代は函館に留学。フィンランドと日本の大学を卒業し、フィンランドでツアーコーディネーターとして働く。再び来日して大学院卒業後、楽天株式会社を経て現職。

に合わせています。水風呂は、あまり自分らしくないので入りません。

休暇にはサマーコテージでサウナと自然を楽しむ

でもフィンランドでは湖や海に飛び込むことがあります。フィンランド人は湖のそばのサマーコテージでシンプルライフを楽しむ習慣があります。私の家でも持っていますが、サウナで温まったら、目の前の湖にジャボーン。大自然と一体化する体験は格別ですね。

またクリスマスにサウナに入る「ヨウルサウナ」という習慣もあります。クリスマスは落ち着いて楽しむイベントなので、自分と静かに向き合えるサウナはクリスマスにぴったりです。

サウナは、やはり「自分らしく」入ることが大切。自分のルールで無理なく、ガマンせずに入ってほしいと思います。

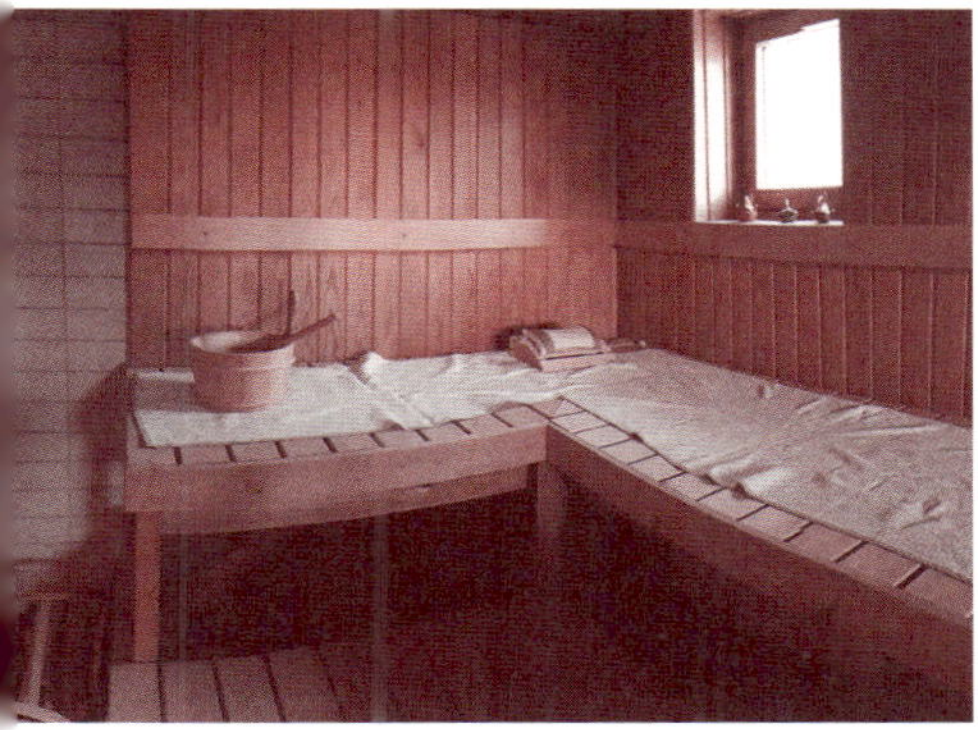

フィンランド最大の湖・サイマー湖の南岸にあるコピロウ家のサウナ。お風呂のように建物内にあり、なんとおじいさんの手作り！

ラウラさんのサウナグッズ拝見

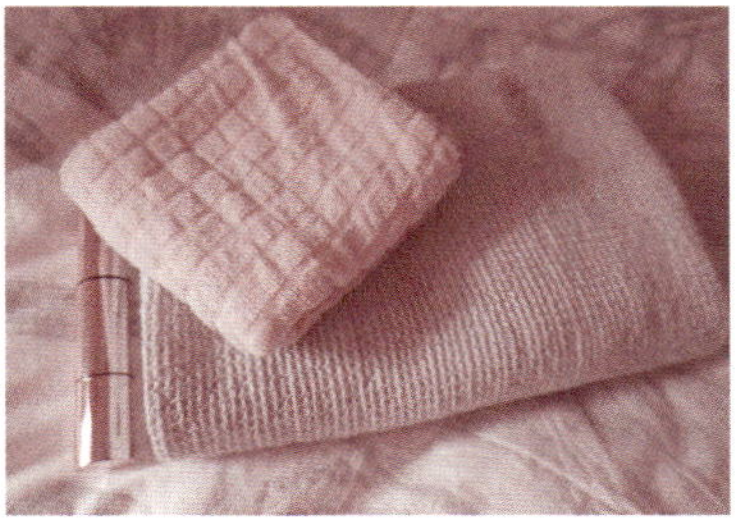

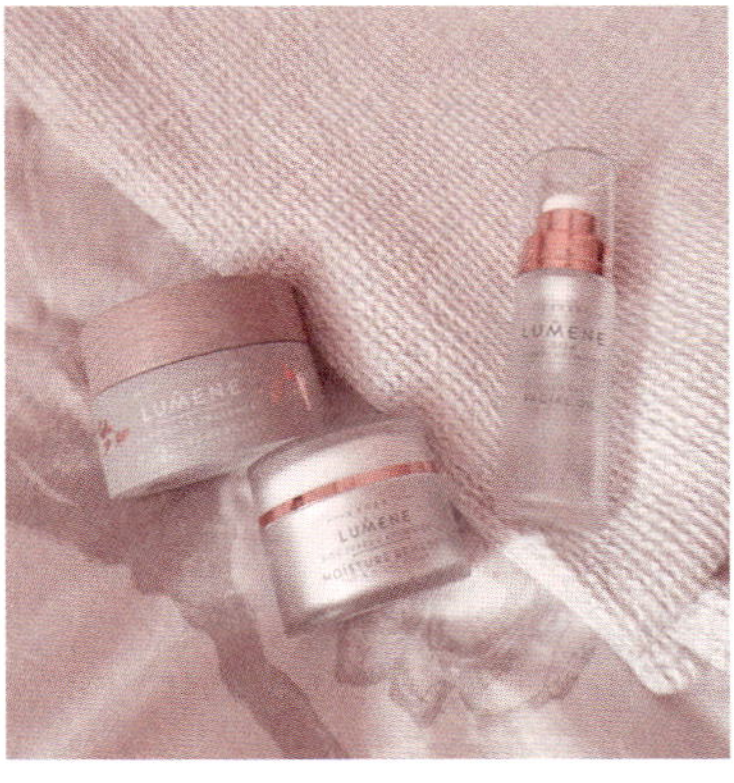

（上）大きなタオルはフィンランドのブランド「Lapuan Kankurit（ラプアン カンクリ）」を愛用。薄手なのでかさばらず、すぐに乾く。
（下）サウナ後に塗るクリームやオイルは「Lumene（ルメネ）」。フィンランドの森のような香りに癒やされる。

サウナー女子
Interview
2

木村昭子さん
「サウナに入っていると全人類を許したい気持ちになります」

この本の医学監修をつとめる木村さんは、医師として母として毎日忙しい!。サウナは激務の疲れを癒やす「ストレス発散」の場といいます。効率よくサウナに入るコツや工夫を、サウナー女医ならではの視点で伺いました。

スパポーチはバッグに常備&冷たい水風呂で時短サウナ

わが家は共働きなので、家事分担も半々、ストレス発散も半々。夫は週1回のテニス、そして私はたまのサウナです。

夜、子どもを寝かしつけてから夫にバトンタッチして、あるいは夜勤明けの翌日の昼など、少しでも時間ができたときにはサウナへ。いつでも行けるように、スパポーチは常にバッグに入れています。

サウナに「ああ、苦しいな」と思うまで入って、水風呂で脈がゆっくりになると、休憩中は意識がとんで音が聞こえなくなるほどのトランス状態が得られます。まわりの音が聞こえてきたら、またサウナへ……。これを2~3回くり返します。水風呂はぬるいと時間がかかるので、冷たい水風呂のほうがいいですね。

サウナに入ると細かいことがどうでもよくなるので、「全人類を許したい気持ち」になりますね。考えることの多い職場の中間管理職女性にサウナをすすめると、みんなはまります。「その快感、わかる~」なんて会話も楽しくて、仕事もいっそう頑張れますよ!

Akiko Kimura

木村昭子さん
1980年、岩手県生まれ。産婦人科医。日本温泉気候物理医学会会員。神奈川県内の某大学病院産婦人科勤務。大学時代、スキー部の北海道合宿でサウナの気持ちよさに開眼。5歳と2歳の男の子の母でもある。

Part 3

サウナー女医が教える
サウナの健康効果アップ術

サウナは体にいいと聞くけれど、本当？
苦しくてもガマンするほうがいいの？
多くの人が疑問に思うサウナの効能について、
サウナー女医の木村先生（p.80）が解説します。

「**ととのう**」ってどういう状態？ 自律神経の変化が関係している!?

「ととのう」とは、**温冷交代浴後**に
心身がスッキリすること

サウナ、**水風呂**で「交感神経」が、
休憩で「副交感神経」が優位になる

交感神経から**副交感神経にスイッチ**、
そのリラックス感が「ととのう」の正体

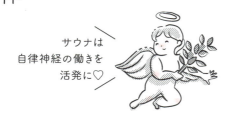

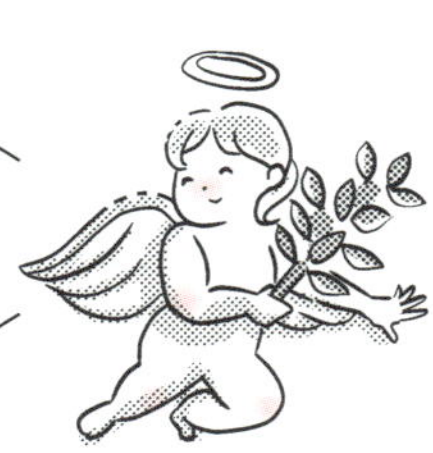

サウナは
自律神経の働きを
活発に♡

「ととのう」って……こういうこと!?

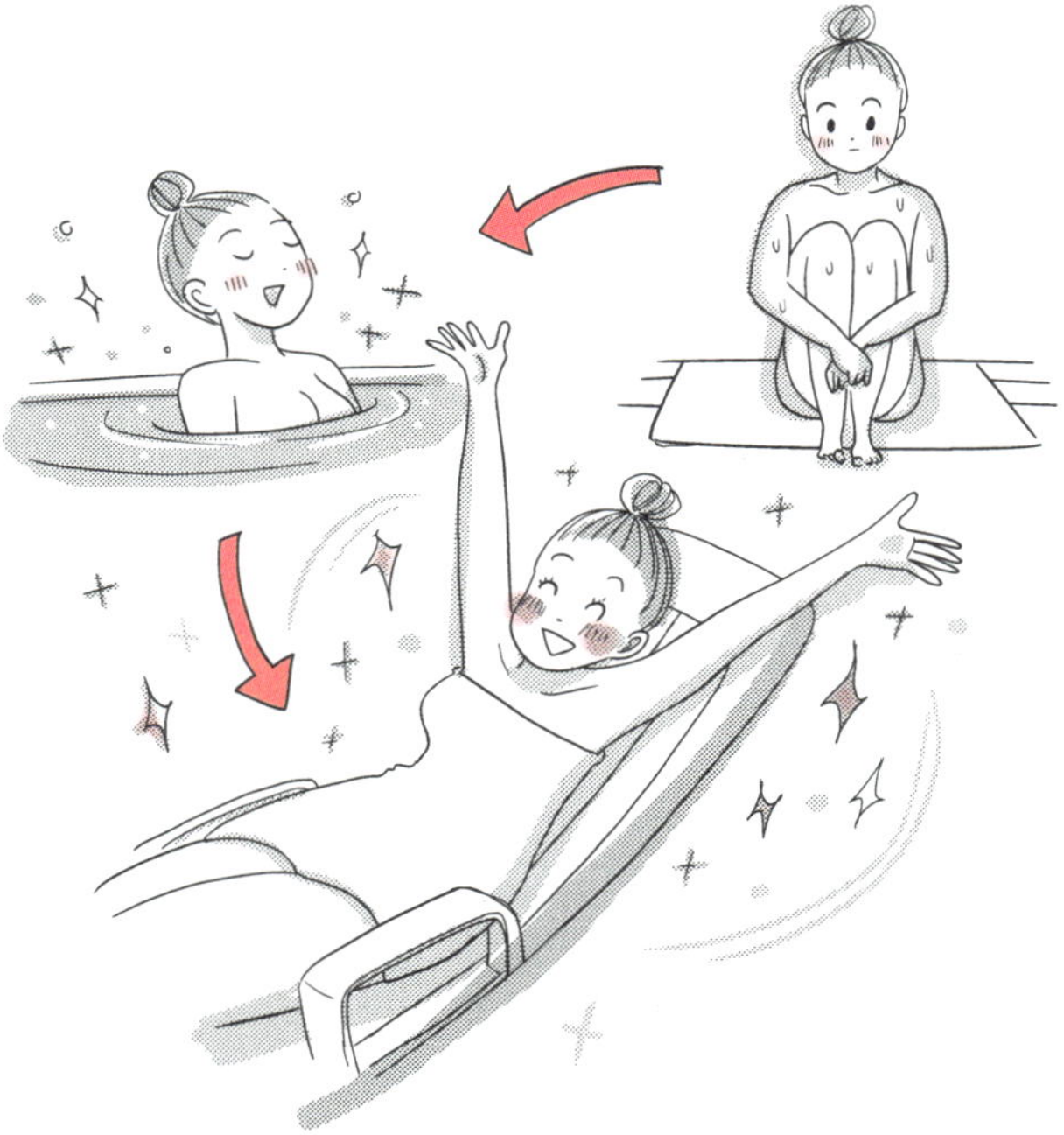

「熱い!」サウナから「冷たい!」水風呂で交感神経が優位になり、休憩時には副交感神経が優位となり、体が一気にリラックス。ここで自律神経がスイッチして得られる爽快感が「ととのう」という感覚といわれる。

自律神経がととのって心身がスッキリ!

よくいわれる「ととのう」という状態は、温冷交代浴（p.54）で得られる快感のことです。この状態に医学的エビデンスはありませんが、自律神経に関係しているといわれます。

自律神経には、体を活発にさせる「交感神経」と、体を休める「副交感神経」の2種類があります。サウナと水風呂で交感神経が活発になり、休憩で副交感神経が活発になります。このくり返しが「ととのう」感覚を誘うと考えられます。

サウナの効果その①
「熱」の効果で、血行が促進される！

全身の血管トレーニングになるから**病気予防に！**

ヒートショックプロテインが増えて**細胞が元気に**なる

最新データも**アルツハイマーの予防**になるという

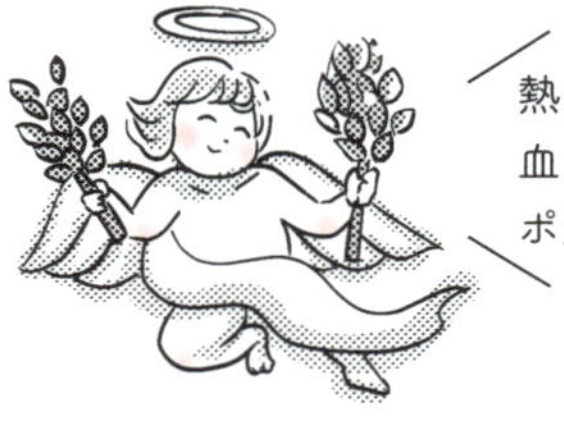

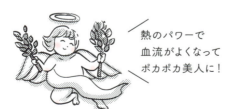

熱のパワーで
血流がよくなって
ポカポカ美人に！

血流がよくなると、いいことだらけ！

美肌

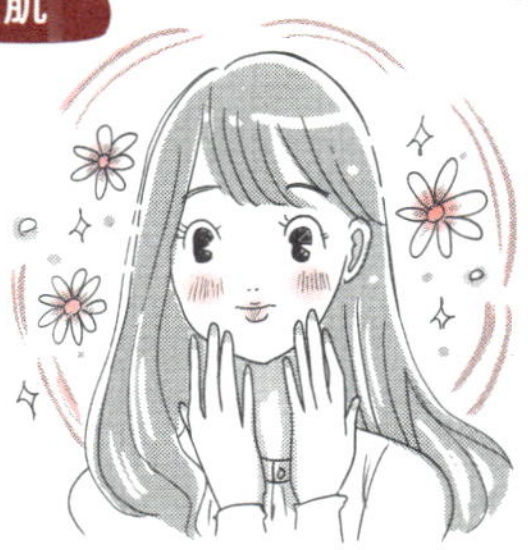

血行がよくなり、サウナ後の肌はほんのり赤みがさして美肌に。デート前に入りたい！

免疫力UP!

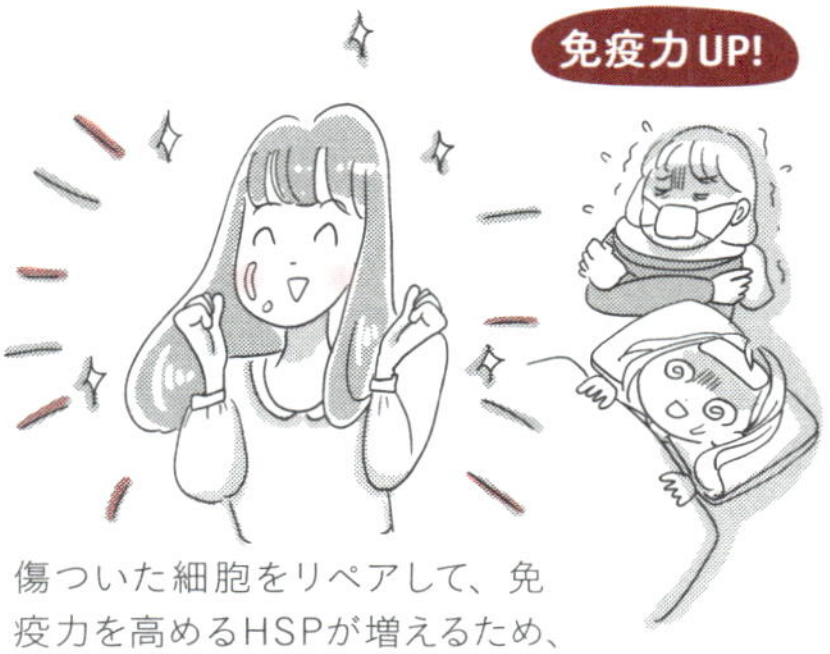

傷ついた細胞をリペアして、免疫力を高めるHSPが増えるため、かぜ予防に。

首や肩のこりが解消！

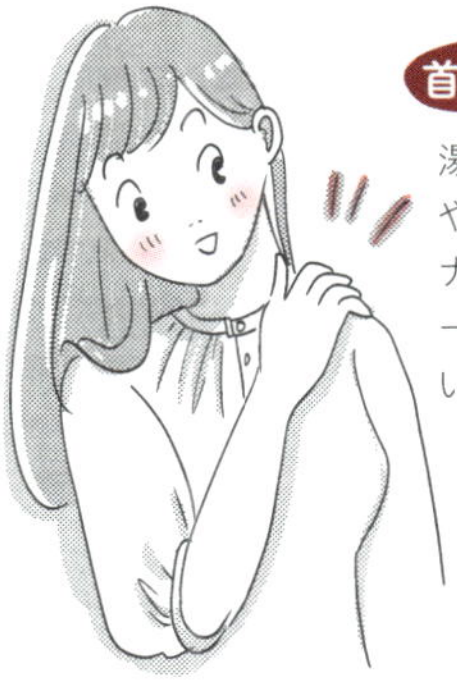

湯船では温めにくい首や肩のこりには、サウナが効果的。デスクワークの多い人にうれしい。

痛みがやわらぐ！

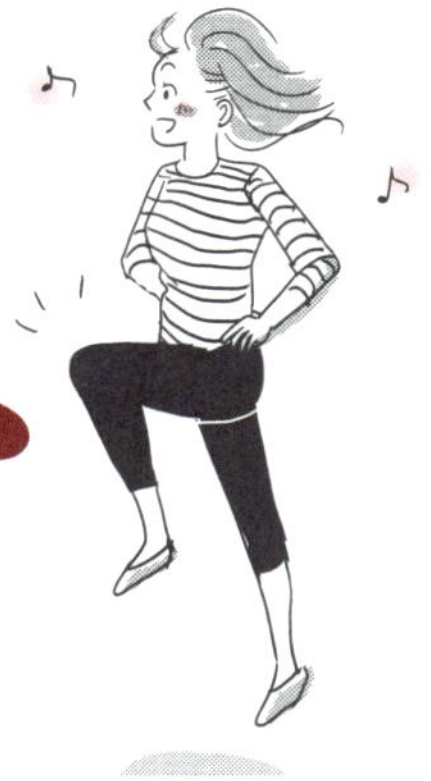

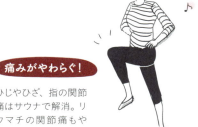

ひじやひざ、指の関節痛はサウナで解消。リウマチの関節痛もやわらぐという報告が。

温冷交代浴で血管が鍛えられる

サウナに入ったり出たりすると、血管が広がったり縮んだりして、血管の内側の膜である「血管内皮」を鍛えます。この血管ストレッチが、高血圧や心筋梗塞、脳梗塞、脳出血などを防ぐといわれています。

またサウナの熱で体を温めると、免疫力を高めるヒートショックプロテイン（HSP）が増加。そのほか、リウマチの関節痛をやわらげたり、最近ではアルツハイマーの予防になるという報告もあります。

サウナの効果その②

大量の「汗」で体温調節がうまくなる！

体温調節がうまくできるから
熱中症予防に

汗腺が開いて
アトピーのかゆみが軽減

老廃物が体外に出る

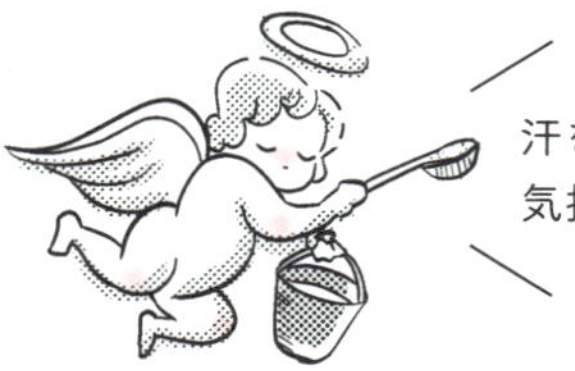

サウナは「汗トレ」！

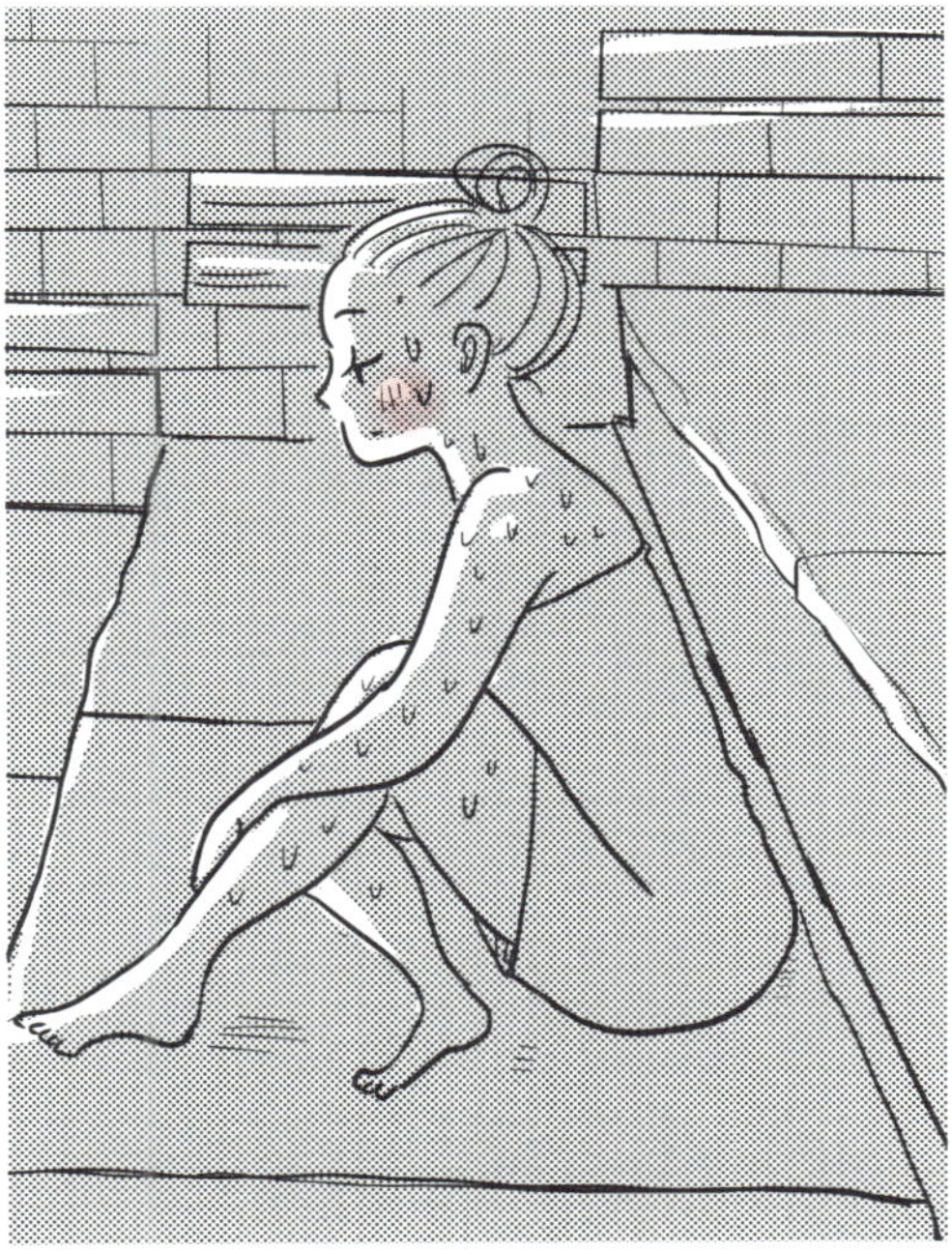

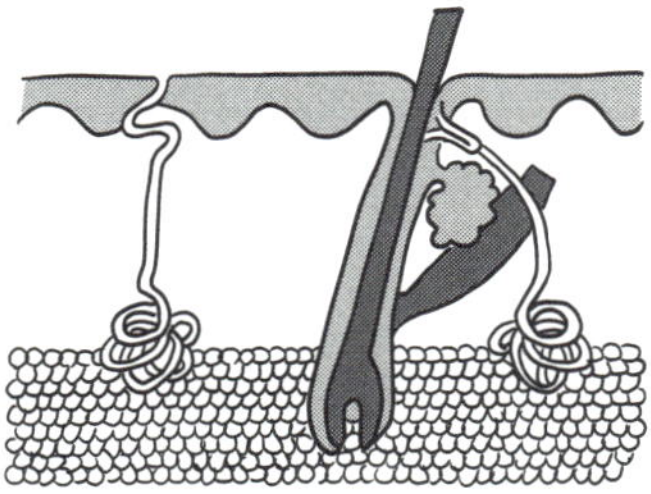

汗のメカニズム

汗は、全身の皮膚にある約200万〜400万の細い汗腺（エクリン腺）から分泌される。冷房の普及で夏場も汗をかく機会が減ったため、現代人の汗腺は休眠状態になりがち。サウナは汗腺を活性化する絶好のチャンス！

汗腺が開くといいことがいっぱい

サウナに5〜10分入ると、深部体温が約1度上昇します。この体温上昇によって汗腺が開き、約300〜400mℓの汗が出るといわれています。

汗が出ると、体にたまった老廃物は排出され、同時に眠っていた汗腺が開き始めます。汗腺が開くと、体温調節がうまくいく、アトピー性皮膚炎のかゆみが軽減するなど、いいことずくめ。こんな「汗トレ」が手軽にできるのも、サウナのいいところです。

サウナの効果その③
「自律神経」のバランスがととのう！

体の芯から温まり
よく眠れる

更年期や月経前症候群（ＰＭＳ）の
イライラが吹き飛ぶ

ストレスが解消し、
幸福度がアップ♡

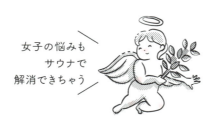

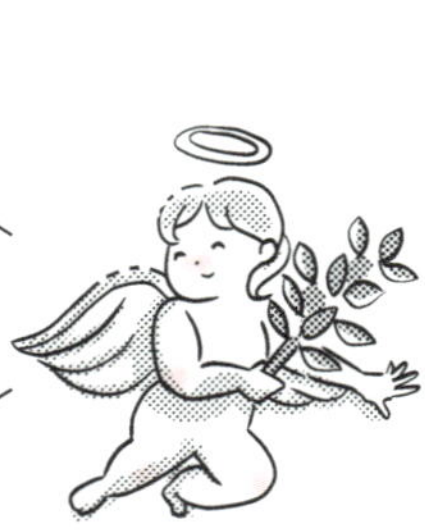

自律神経がととのうと毎日がバラ色に♡

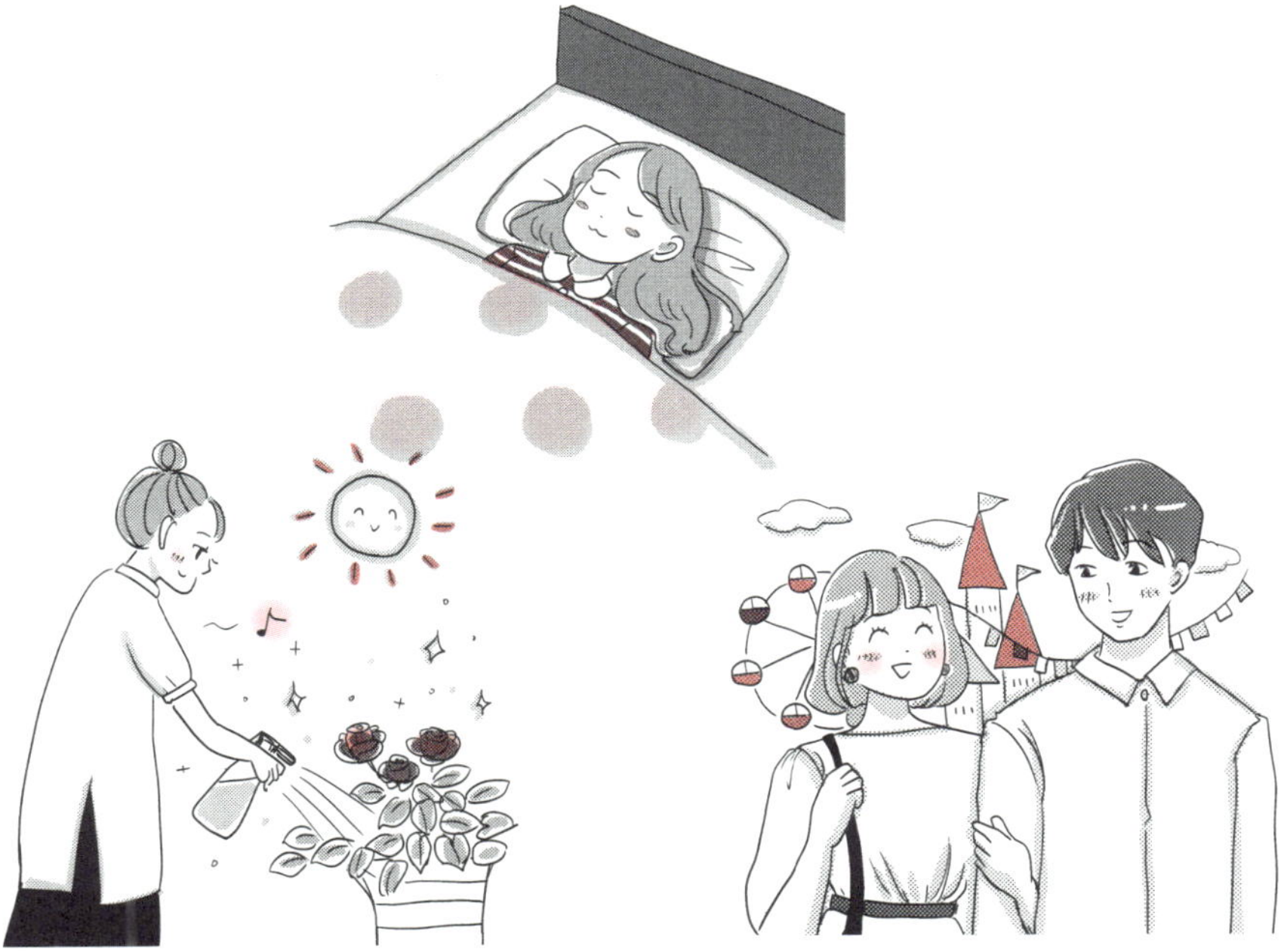

体の働きを無意識に調整する自律神経には「交感神経」と「副交感神経」があり、バランスをとるのが大事。サウナに入ると意識せずに調整できるため、自律神経のバランスがととのう。

サウナ浴は自律神経をととのえるのに効果絶大

心身のコンディションを左右する「自律神経」には「交感神経」と「副交感神経」があり、バランスがくずれると不調を招きます。サウナや水風呂に入ると交感神経が優位になり、心拍数が増加し、血圧も上昇。休憩中は副交感神経が優位になり、心拍数は減り、血圧も低下します。

婦人科系のトラブルや不眠など、心身の不調は自律神経の乱れによるものも多く、サウナに入ると解消に近づくのです。

温かさや美肌、**サウナ効果をアップさせる方法**って？

効率的に温まるなら
壁に**寄りかかる姿勢**がベスト

顔にパックをするなら
クリームやオイルでふたを！

冬は**水風呂フィニッシュ**で
血管をキュッと引き締め

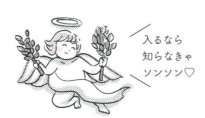

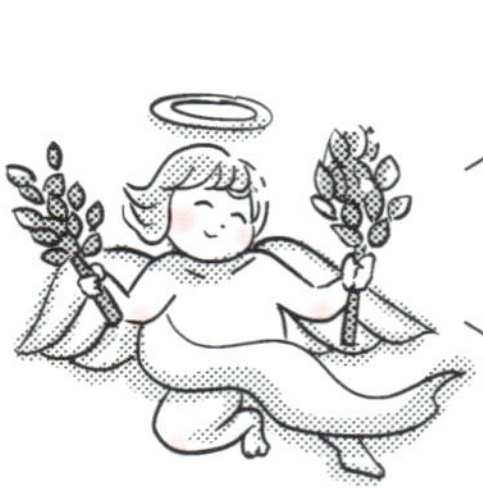

血管の太いところを温める！

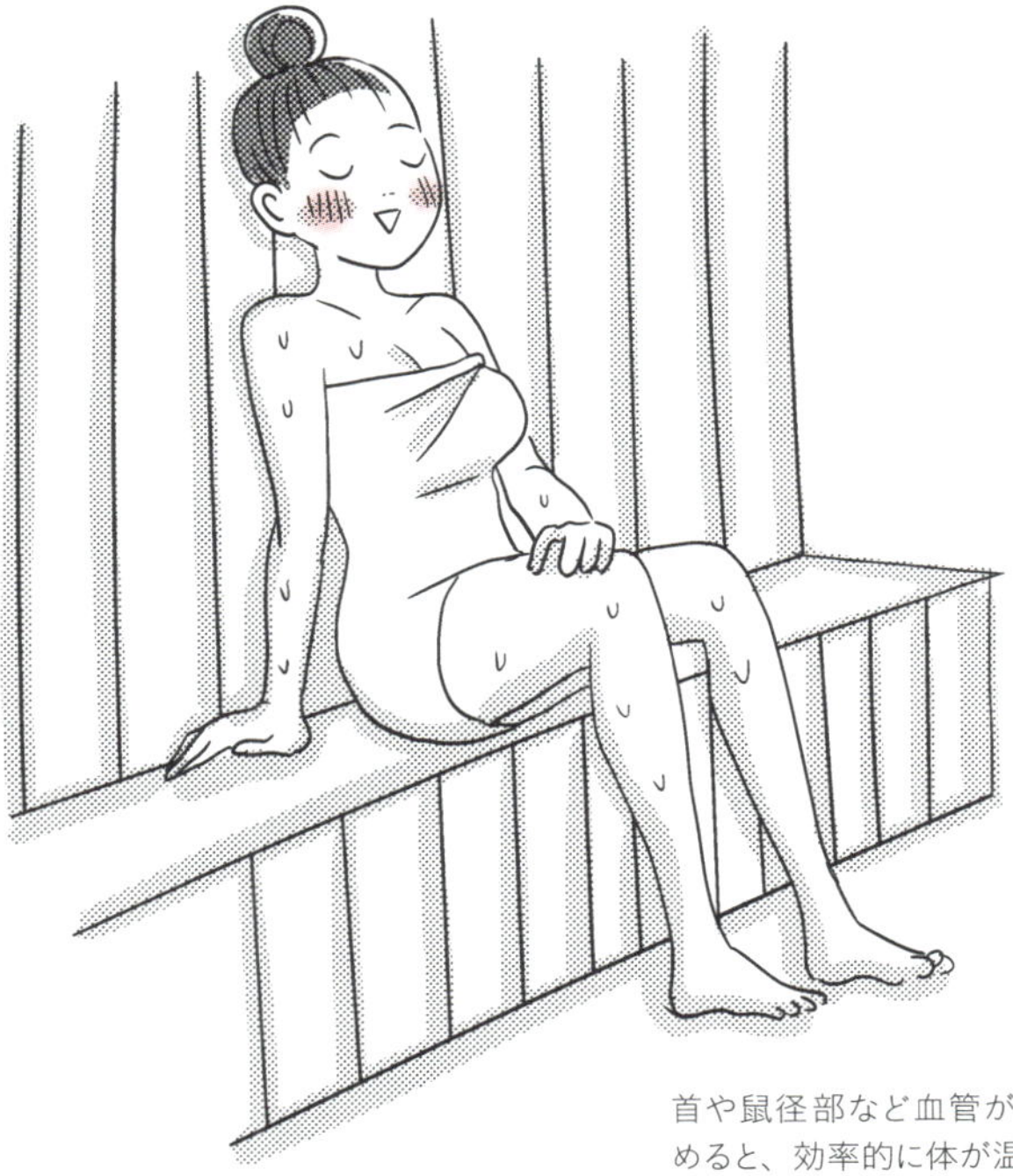

首や鼠径部など血管が太いところを温めると、効率的に体が温まる。可能なら壁に寄りかかり、首をさらすような姿勢で座ろう。鼠径部を温めようと両足を開く場合……タオルで前を隠して。

サウナ効果を最大限に生かす裏ワザ

サウナで体を効率よく温めたいなら、首や鼠径部などの太い血管に熱が当たるようにするのがベターです。

サウナ内で顔パックをする場合、時間がたつと水分が蒸発してしまい非効率。乾燥する前に、オイルやクリームを塗ってガードしましょう。

フィニッシュは人それぞれですが、冬場は短めの水風呂や水シャワーがおすすめ。血管が引き締まり、湯冷めしにくい効果が。

水風呂は冷たくて苦手。それでも入った方がいいの？

サウナのあとの水風呂が「ととのう」への近道

慣れないうちは、手足の先に水をかけることから始めて

水風呂に入ると湯冷めしにくい効果も

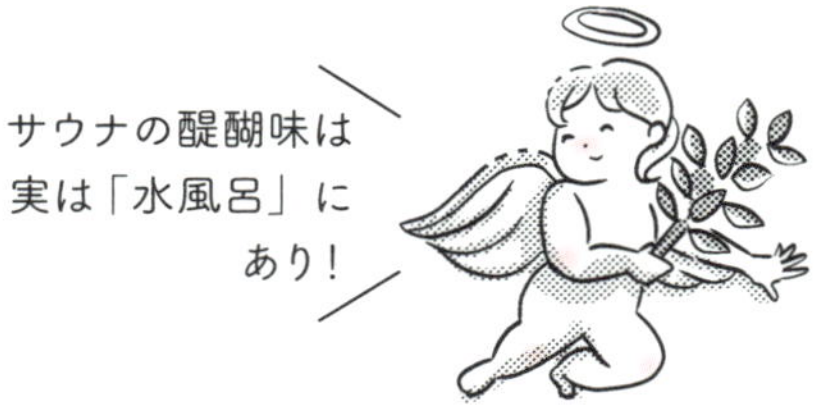

水風呂に慣れるコツ

Step 1 手足の先に水をかける

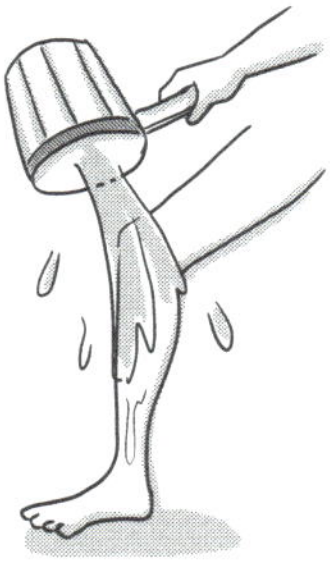

水風呂の桶や冷水シャワーなどで、体の末端、手や足の先に冷たい水をかける。慣れないうちはこれだけでもOK。

Step 2 つま先から水風呂に少しずつ入る

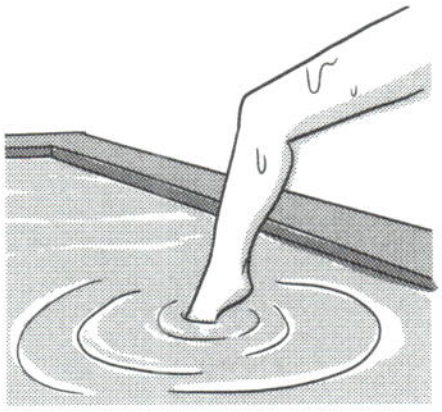

冷たい水に体が慣れたら、水風呂に入ってみよう。いきなりドボンとつからず、足先から少しずつ入れていく。

Step 3 ひざまで、太ももまで……徐々につかる

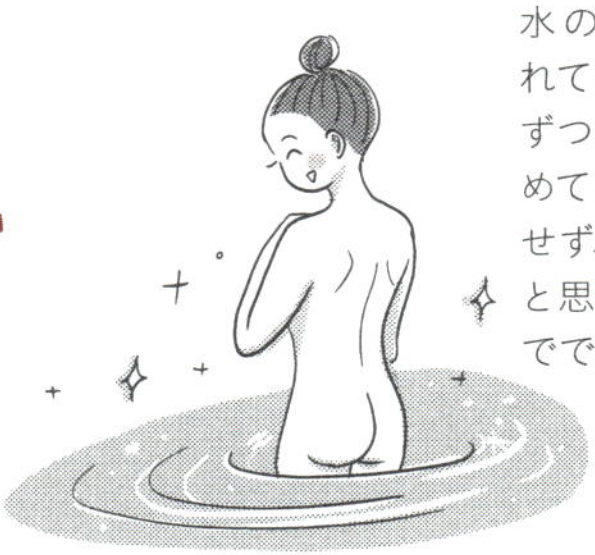

水の冷たさに慣れてきたら、少しずつ体を水にしずめていく。無理はせず、気持ちいいと思えるところまででOK。

Step 4 慣れてきたら肩まで入って深呼吸

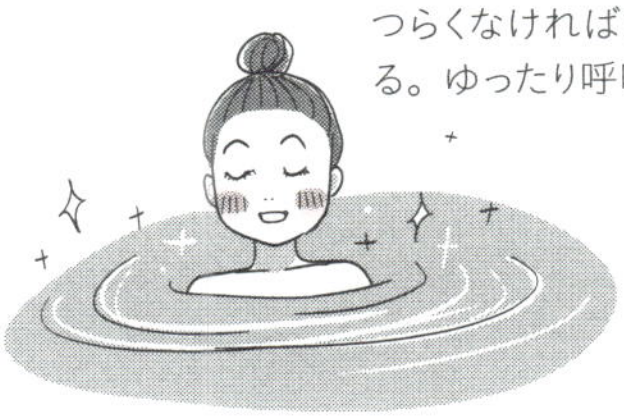

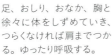

足、おしり、おなか、胸と徐々に体をしずめていき、つらくなければ肩までつかる。ゆったり呼吸する。

いきなり水風呂に入らず少しずつ慣らすのがコツ

サウナで汗をかくだけでも気持ちのよいものですが、より「ととのう」感覚を味わうには、サウナ後の水風呂や冷水シャワーを加えたいもの。

水風呂が苦手なビギナーさんは、いきなりドボンと入らず、少しずつ慣らしていきましょう。水風呂の中では体を丸めると、温度を感じやすい鼠径部やわきが隠れるため、冷たさを感じにくくなります。

水風呂や冷水シャワーは、サウナで広がった血管を収縮させ、湯冷めしにくいというメリットもあります。

いつ飲む？ どんな水分がいい？
水分補給の正解を知りたい

のどがかわく前に「**ちびちび**」**飲む**

1回のサウナで
500mℓ〜1ℓが目安

経口補水液は機能的。
でも、**普通の水でも十分**

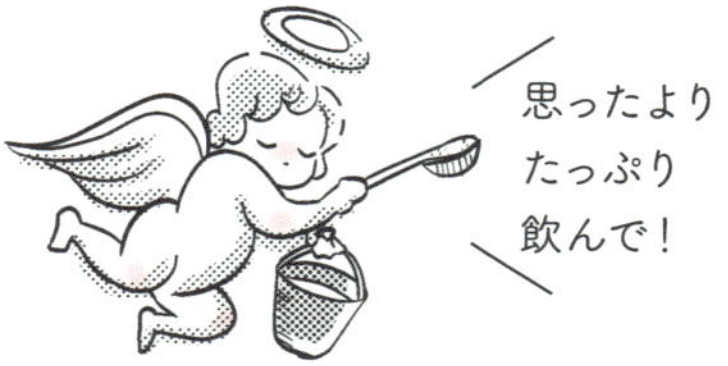

水分補給はこまめに！

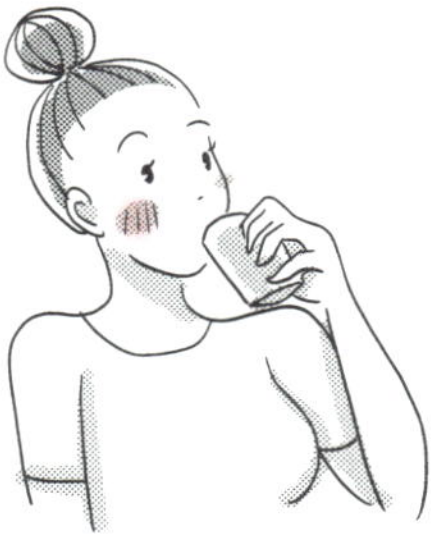

サウナに入る前に飲む

のどのかわきを感じてから水分をとるのでは遅いので、入る前に必ず飲むこと。施設に備えつけの飲料水があれば、まずひと口！

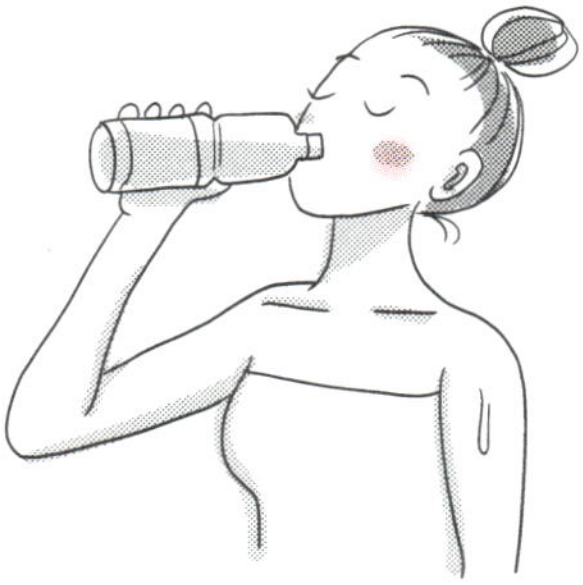

セットごとの休憩で飲む

サウナ、水風呂のあとの休憩時には必ずとりたいもの。可能なら、水や経口補水液のペットボトルを浴場に持ち込んで。

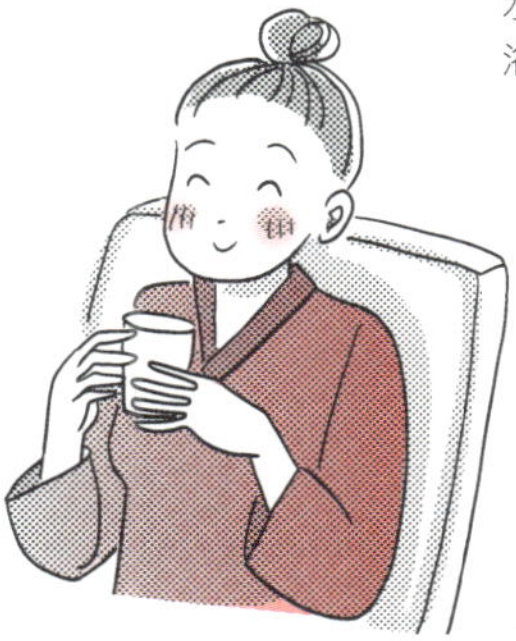

サウナのあとに飲む

サウナ後も、水を十分に飲むことが大切。アルコールやカフェイン入り飲料は利尿作用があるため、体のかわきは癒やせない。

たっぷり水分をとって脱水を予防しよう

サウナに入ると想像以上に汗をかくため、体は脱水状態になりがちです。脱水になると、体の血液量が減って酸素や栄養が行き渡らず、倦怠感やめまいなど熱中症のような症状を引き起こします。

脱水を防ぐには、十分な水分補給が必要。交代浴の合間にも「ちびちび」飲むのがおすすめです。体に吸収されやすい経口補水液が有効ですが、水でも十分。1回のサウナで合計500㎖～1ℓが目安です。

熱くて息苦しい……そんなときは「タオル」をうまく使って

ちょっとのガマンは必要、でも**無理は禁物！**

苦しいときは**タオルで口元をカバー**

サウナハットを使うのもあり

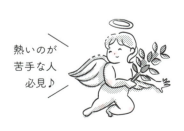

熱いのが
苦手な人
必見♪

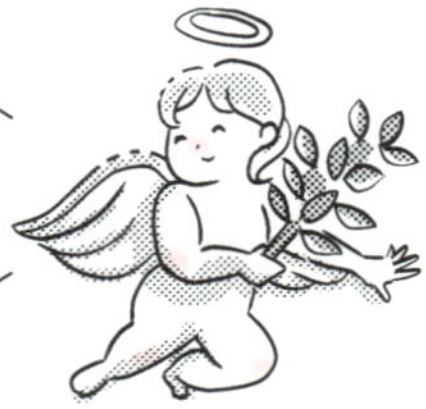

タオルで息苦しさを軽減

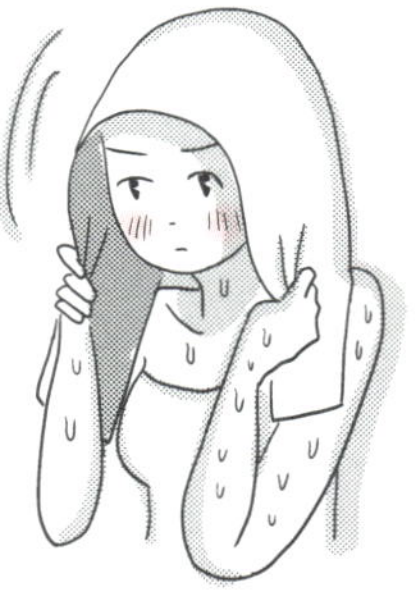

頭からかぶって顔をカバー

タオルや手ぬぐいで顔をおおうように頭からかぶると、熱さが軽減。アウフグース（p.41）のときは、顔にぐるぐる巻いて熱さから守っても。

ぬらして口元に当てる

水で軽くぬらしたタオルで口元をおおうと、呼吸がラクになる。ただし、ぬれタオルを絞るとサウナ室内の温度が急激に上がるので厳禁！

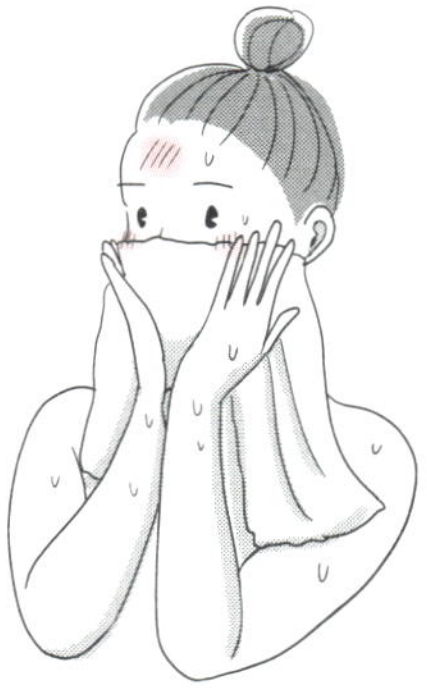

サウナハットも効果あり！

頭部を熱から守るためのサウナ専用の帽子。断熱効果のあるフェルト生地で作ったチューリップハット型がポピュラー。レンタルできる施設もある。

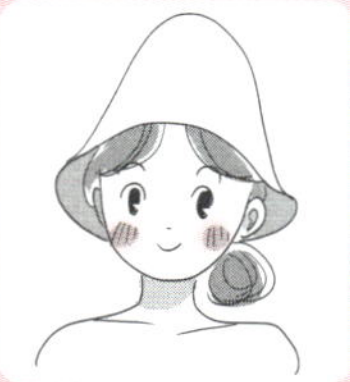

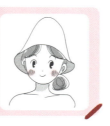

熱さも醍醐味、でもタオルを使って緩和を

「ととのう」の気持ちよさはサウナの熱さがあるからこそ！なので多少のガマンはつきものですが、無理は禁物です。

熱くてつらいと感じたら、ぬらしたタオルを口元に当てたり、頭からかぶって顔をおおったり、タオルをうまく使うと熱さを緩和できます。

頭を熱から守ることも有効です。タオルを巻いたり、サウナハットをかぶると、のぼせ防止になります。

食事や運動のあと、かぜぎみ、こんなときは入ってもいい？

食後すぐは消化が悪くなるので**避けて**

激しい運動直後や飲酒後など**脱水状態になりやすいときはNG**

かぜぎみのときに入るとまわりは**大迷惑！**

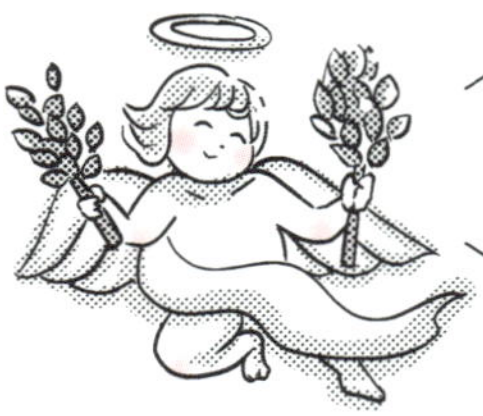

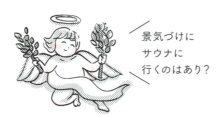

景気づけにサウナに行くのはあり？

脱水状態のときは入らない！

睡眠不足

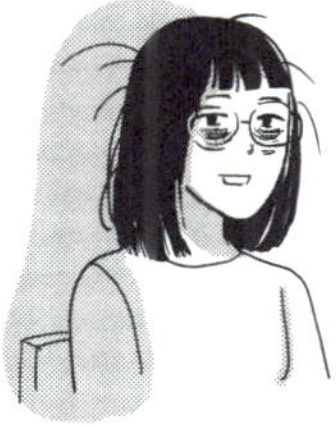

寝不足のときは水分を十分に補給し、サウナ後に寝られる状態にしてから入ること。

断食後

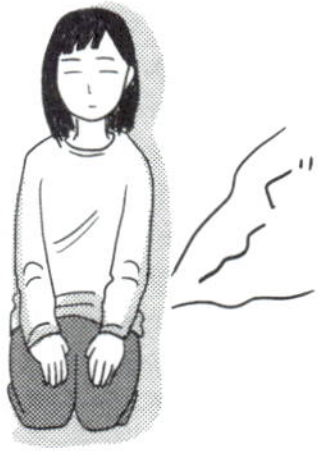

朝から何も食べていない、ダイエットで断食中などは、体が水分不足の状態で危険。

飲酒後

アルコールは利尿作用があるため、体は脱水状態に。お酒を飲んだら、サウナはNG。

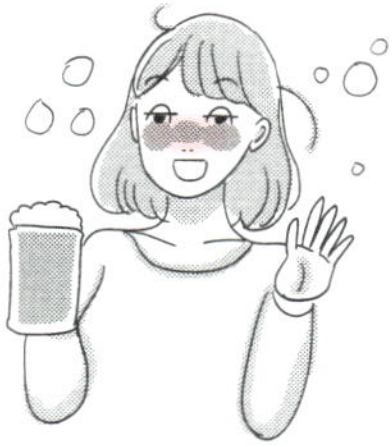

運動直後

激しい運動で汗をかいたあとは、体が水分を求めている状態。少し落ち着いてから入って。

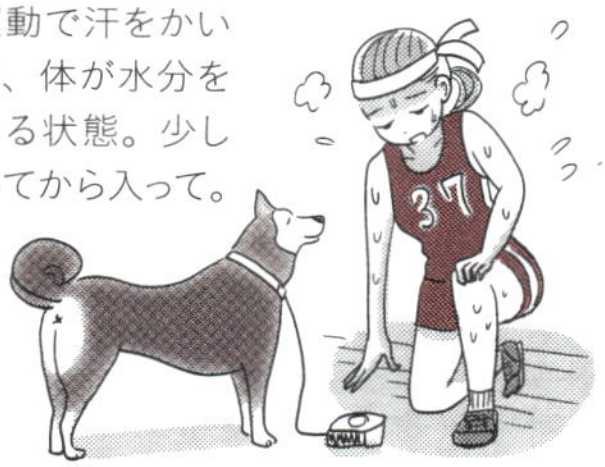

メガネやアクセサリーははずして

メガネやアクセサリーをしたままサウナ室に入ると、金属部分が高温になり、やけどのおそれが。必ずはずしてから入って。サウナ用のメガネ(p.133)なら着用可能。

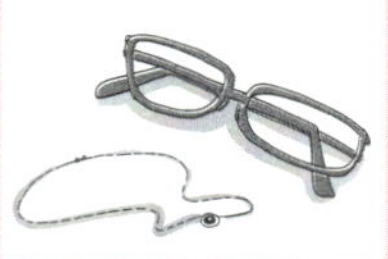

真夏の室内にいたあと

冷房のきいた室内では意外に水分をとらないもの。仕事帰りにサウナ施設に寄るときは注意。

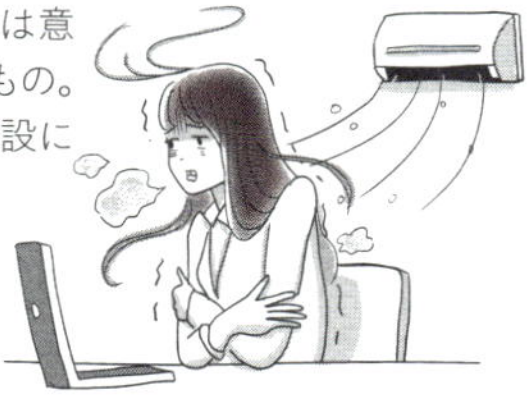

自分の体調や状態をしっかり見きわめて

飲酒後や激しい運動の直後、断食後、睡眠不足など、自覚がなくても脱水状態になっている場合が多いもの。サウナに入るのは避けましょう。

かぜぎみのときは「景気づけ」に入りたくなりますが、サウナ室内でほかの人に感染させるおそれがあるので絶対にダメ。

また、食後すぐにサウナに入ると、消化器系の働きを妨げてしまいます。少し時間をあけてから入りましょう。

どれくらいわかる？

その2

サウナ ウソ ホント クイズにトライ！

Q1

サウナに入るベストな時間帯は朝！

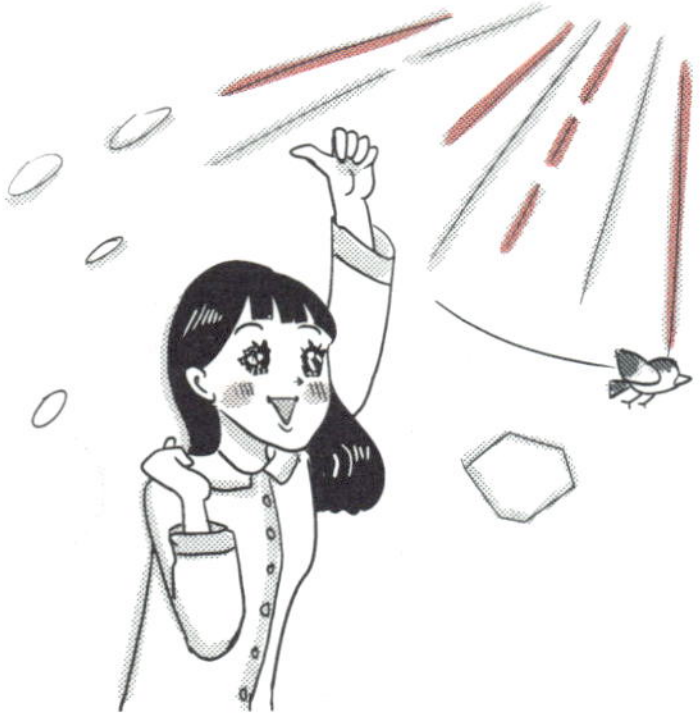

A ウソ

朝は眠くなるので夜がおすすめです

5～10分のサウナ浴で体の深部体温は約1度上がりますが、その後は急激に下がります。この落差が質のいい睡眠を誘うので、サウナは朝よりも夜に入るのがベターです。

朝に入る場合は短時間にしておかないと、日中、眠くなってしまいます。体が目覚めて活力がわく高温短時間浴（p.60）がおすすめです。

Q2.

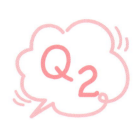

毎日サウナに入っても問題ない

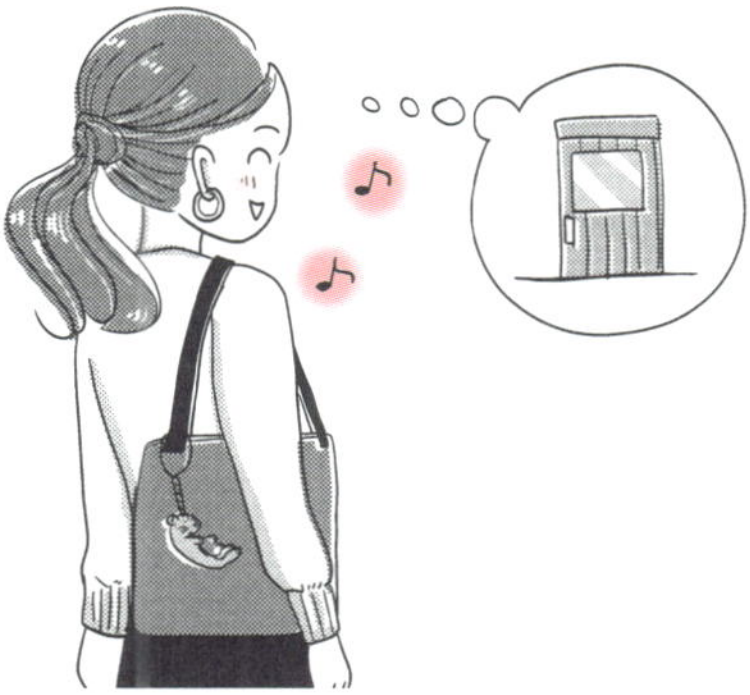

A ホント

毎日入ってもOK。体への悪影響はありません

サウナは、毎日入ってもまったく問題なし！　体をごしごし洗いすぎない限り、皮膚に悪影響を及ぼす心配もありません。

ただ、サウナに入ると多幸感を感じる脳内物質「ドーパミン」が分泌されるので、過度に快楽を求めてサウナに通い詰めるようになるのは問題です。

サウナに行けないとイライラするようなら、生活を見直して自分をいたわる必要があるかもしれませんね。

Q3

サウナでヒートショックになる危険性がある

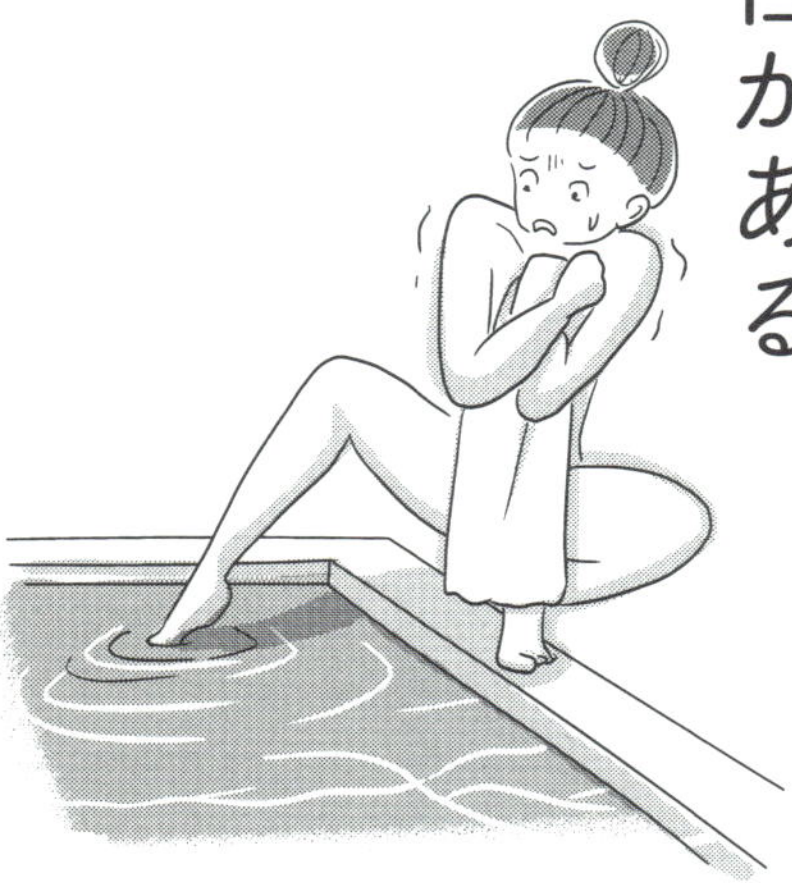

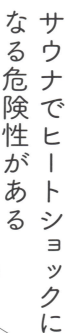

A ホント

水風呂から上がったら早めに腰かけて休憩を

ヒートショックとは、急激な温度差で血圧が変動しておこる体調不良のこと。サウナに入る前はお湯で体を洗えば心配ありません。サウナから水風呂は温度差があっても、血圧は高いままなので、危険性は低いものの、水風呂に入る前にかけ水をすると万一のリスクは減らせます。血危険なのは水風呂から休憩。血圧が急激に下がりやすく、立ちくらみを招きやすいので、早めに腰かけましょう。

Q4.

生理中はやめておいたほうがいい

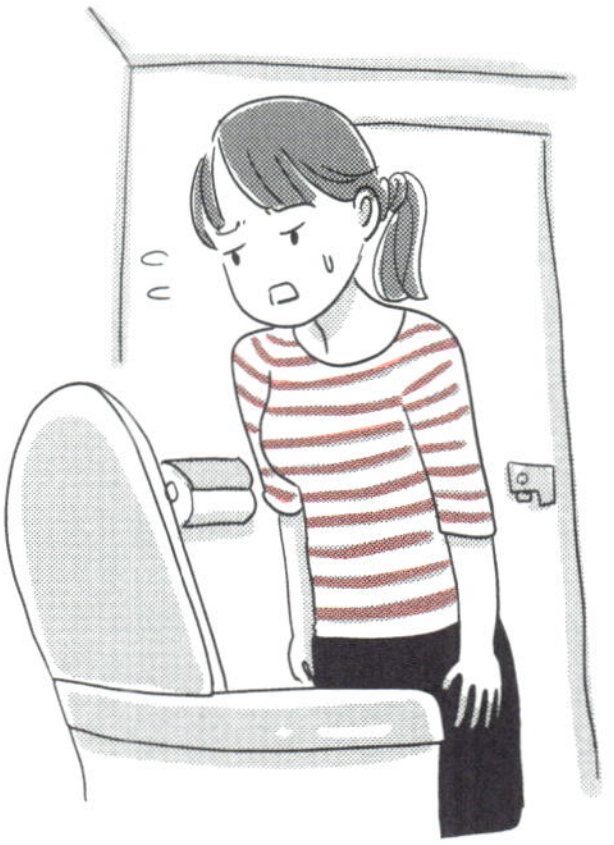

A ホント

3日目以降なら月経カップを使うという方法もあり

マナーとして生理中はやめておくのが無難です。どうしても入りたいなら、3日目以降、量が減ってきたタイミングで「月経カップ」を使うのがおすすめ。もれにくく、ニオイが出にくいシリコン製で、タンポンより雑菌が入りにくいのも利点。洗って再利用できるのもエコです。タオルをおしりの下に敷くのも忘れずに！

Q5

サウナで運動と同じ効果が得られる

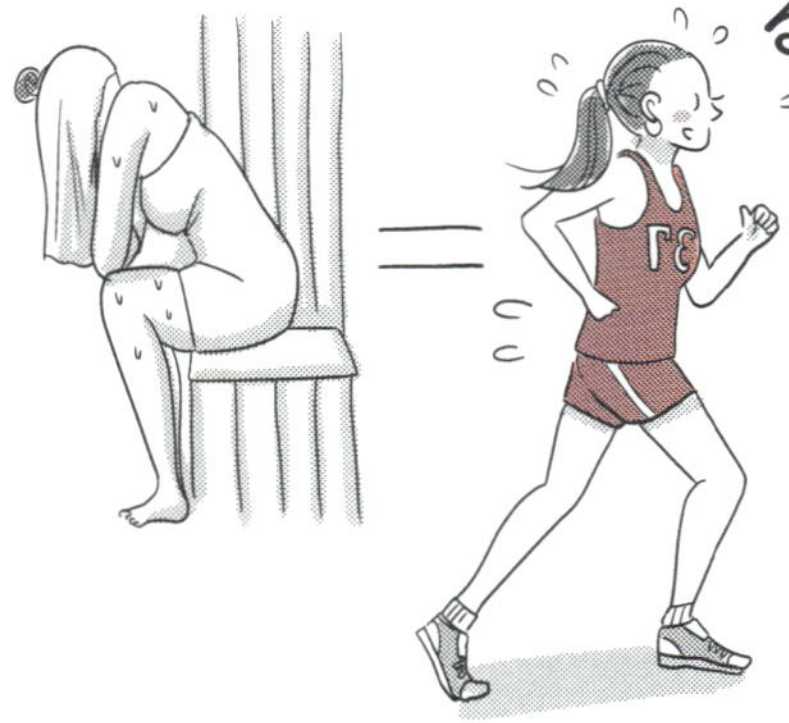

A ウソ

サウナは運動のように筋肉を動かしません

自律神経の調整や発汗作用など、サウナには運動と似た効能があります。だからといって、サウナが運動がわりにはなりません。

サウナは体の外からの熱で体温を上げ、運動は筋肉を動かし、筋肉から熱を発してエネルギーを代謝するという違いがあります。健康のためには、サウナだけではなく運動も必要です。

Q6

肌にまだら模様が！でも肌に影響はない

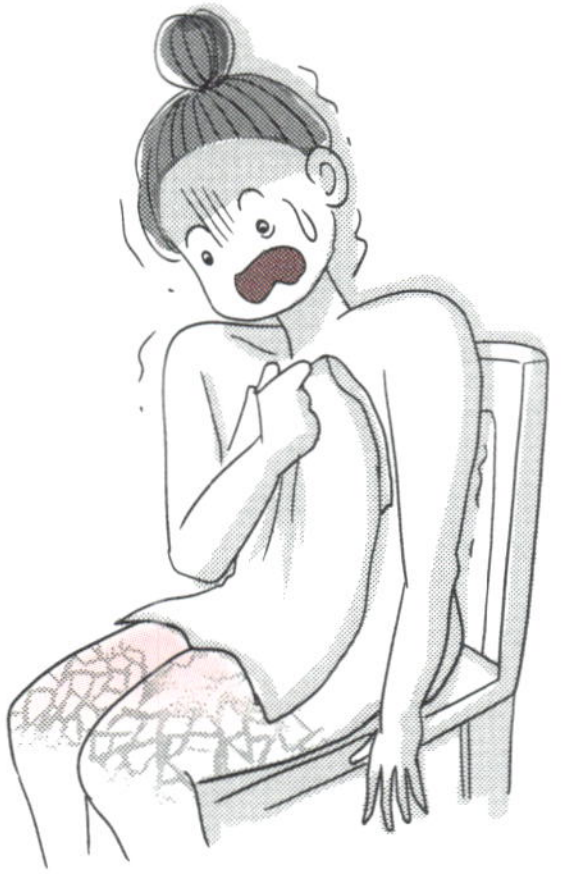

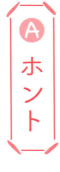

Aホント

皮膚の表面の血管が浮き出ている状態です

サウナ、水風呂のあとに、太ももや腕を見ると、赤いまだら模様の斑点が出ていてびっくり！することがあります。

これは網状斑点という症状で、サウナで拡張した血管の一部が、水風呂に入ることで一部、浮き出たもの。肌に影響はなく、しばらくたつと自然に消えます。サウナーの間では「あまみ」と呼ばれています。

サウナー女子 Interview 3

笹野美紀恵さん

「小さい頃からサウナ通い。うちのお風呂に入った記憶がないんです」

サウナーから「聖地」と呼ばれる静岡の「サウナしきじ」。そのサウナで育った「しきじの娘」こと笹野さんに、忙しくてもキレイでいたい女性のためのサウナ活用法を教えてもらいました。

サウナ好きの一家に育ち気づけば実家がサウナに！

うちの家族は、みんなサウナが大好き。昔から家族旅行といえば、お風呂やサウナのあるレジャー施設に行っていました。子どものときは、「サウナしきじ」の前身である「高松サウナ」に通っていたので、自分の家のお風呂に入った記憶がないんです。そこが「うちのお風呂」のようなものでしたから。

高校、大学はアメリカに留学していましたが、サウナがないので、6つあったバスタブの一つにお湯をためて、一つを水風呂にして、温冷浴をしていました。

日本に戻ってからは実家の焼き肉店を手伝いながら、モデルの仕事などを始めました。その頃、父が「高松サウナ」を買い取り、「サウナしきじ」を始め、「しきじの娘」になったのです。

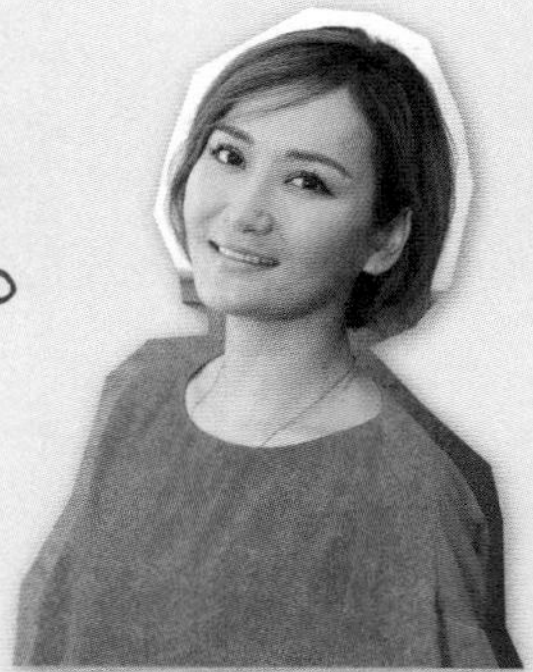

Mikie Sasano

笹野美紀恵さん
静岡県生まれ。実家は「サウナの聖地」と呼ばれる「サウナしきじ」。アメリカ留学後、モデルとして活動。2011年、株式会社ワンブロウを設立。飲食店や施設のプロデュースを行う。ヨガインストラクターの資格も持つ。

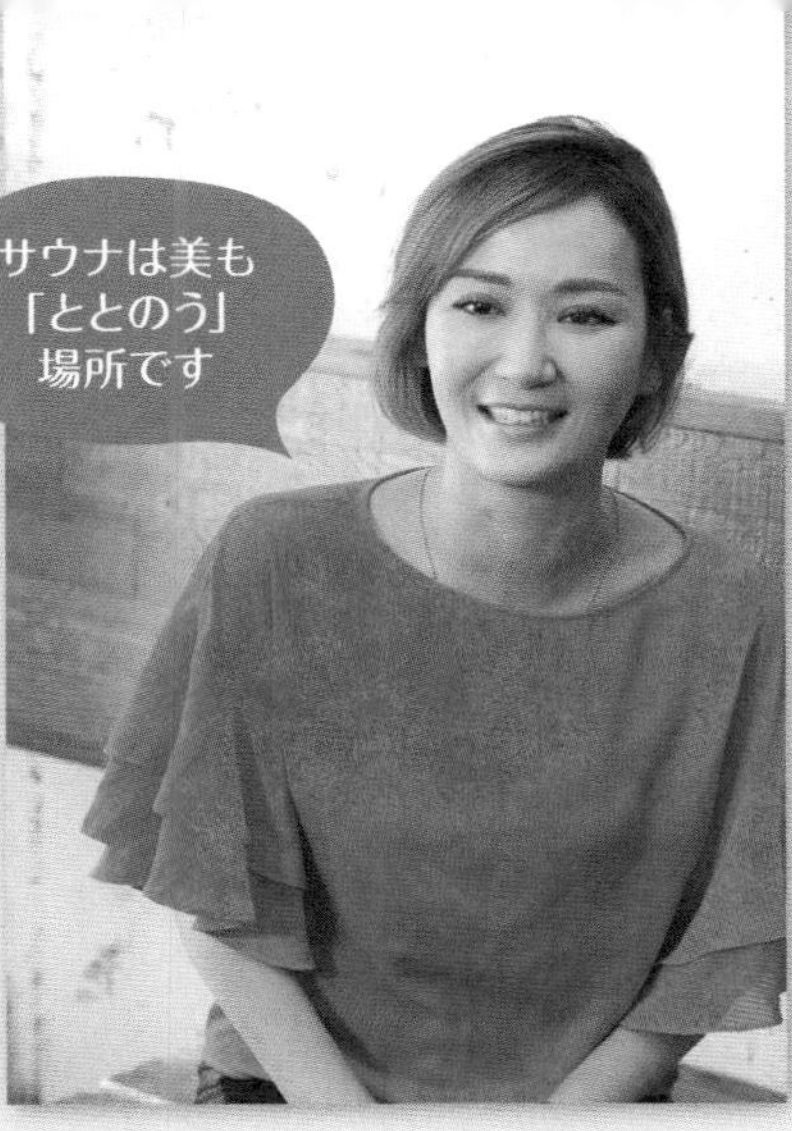
サウナは美も
「ととのう」
場所です

20代の頃は、サウナのほかにも運動や美容にかける時間がありましたが、30代に入るとどんどん忙しくなって、そんな時間もなくなってきました。どうせなら、サウナで効率的にキレイになりたいと入り方も変わってきました。

サウナで効率的にキレイになる入り方はコレ！

「今日はキレイになりたいな」というときは、ゆっくりサウナに入ったあとに、顔や頭皮のクレンジング、毛穴の引き締めなどをします。氷のある施設なら、毛穴に氷をのせて引き締めます。サウナ上がりは炭酸水をかぶると、さらに頭皮がスッキリします。

「今日は鍛えるぞ」というときは、サウナに入る前から出たあとまで、体を動かしっぱなし。サウナの中では、あぐらをかいて、集中的におなかの筋肉を鍛えます。そのあとはヨガで筋肉を伸ばす。これを実践した人たちからは「キツイけれど、おなかがやせた」という声がよく聞かれます。この二つが、私のあみ出した効率的にキレイになれるサウナの入り方です。（詳しくはp.112〜）

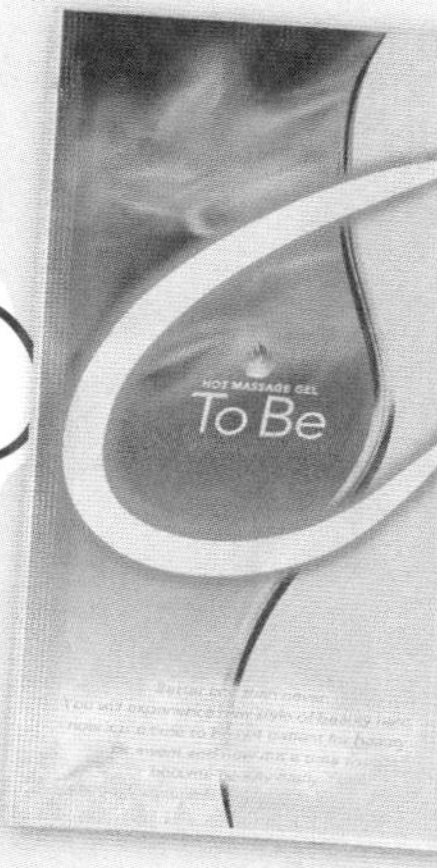
サウナに
入る前に！
HOT MASSAGE GEL
To Be

「サウナしきじ」オリジナルボディジェル
「To Be（トゥービー）」
カプサイシンやブッチャーブルームを配合した引き締めジェル。洗い流し不要で、サウナの前でもあとでも使える。「サウナしきじ」やネット通販で購入できる。（詳しくはp.134）

ショートトリップは働く女子のとっておき

週3回のサウナは習慣ですが、最近のお気に入りは、サウナを組み合わせたショートトリップ。サウナ、水風呂、温泉のあるホテルに泊まって、ゆっくり時間をかけてととのいます。サウナのあとに温泉に入ると、温泉成分で、肌がしっとりするんです。翌日は、その土地のおいしいものを食べて帰る。なかでも熱海は、お湯はいいし、いい宿もたくさんあるから、よく行きますね。

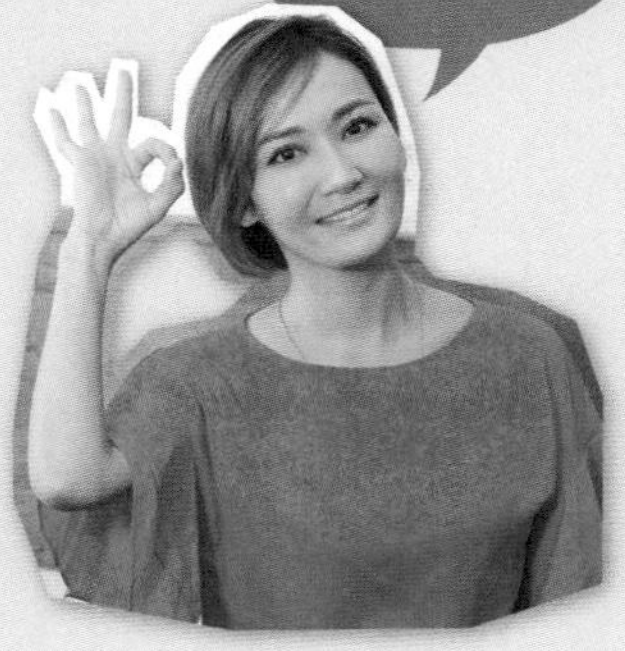

宿泊する時間がないときは、近場のラグジュアリーホテルのサウナもおすすめです。ホテルにはたいていプールがついているので、サウナのあとにプールで泳ぐと、筋肉が刺激されてマッサージ効果があります。水風呂ならぬプール、意外にサウナと相性がいいですよ。極めつきはエステ。サウナで温まった体で施術を受けると、気持ちよさは最高潮。出たあ

美紀恵サウナ年表

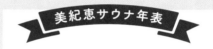

幼少期
「サウナしきじ」の前身、「高松サウナ」に毎日のように通う。

2000年
アメリカに留学。寮ではサウナがわりに、バスタブを使って温冷浴をする。

2006年
アメリカの高校、大学を卒業し帰国。父親が「高松サウナ」を買い取り、「サウナしきじ」の経営者となる。

2011年
自社製品の開発や他社の企画開発のコンサルタントを行う株式会社ワンブロウを起業。

2016年
日本の大学院でマーケティングを学ぶかたわら、週末は実家の「サウナしきじ」で薬草のチェック。

2020年
プロデュース業をしながら、週3回のサウナをジムやエステがわりに。

との景色が一変するので、ぜひ試してほしいです。

この極上体験が、お得なプランを活用すれば1万円前後で楽しめます。美容施設の予約ができるサイトでは、期間限定プランやクーポンなどがよく出ているので、こまめにチェックしています。

自分にとって「心地いい」ことがいちばん大切

サウナで大切なことは、とにかく自分が「心地いい」と感じられることです。いやな人といっしょにいると、ストレスホルモンが出て、体調まで悪くなってしまいますよね。同じように、サウナや水風呂も「苦しい」と思うまでガマンすると、単なるストレスになってしまいます。その日の自分の体調や気分に合わせて、気の向くまま、リラックスできる入り方をするのがいちばんだと思います。

何が入ってる? 美紀恵さんのポーチの中身

サウナに行くときはコレさえあれば!

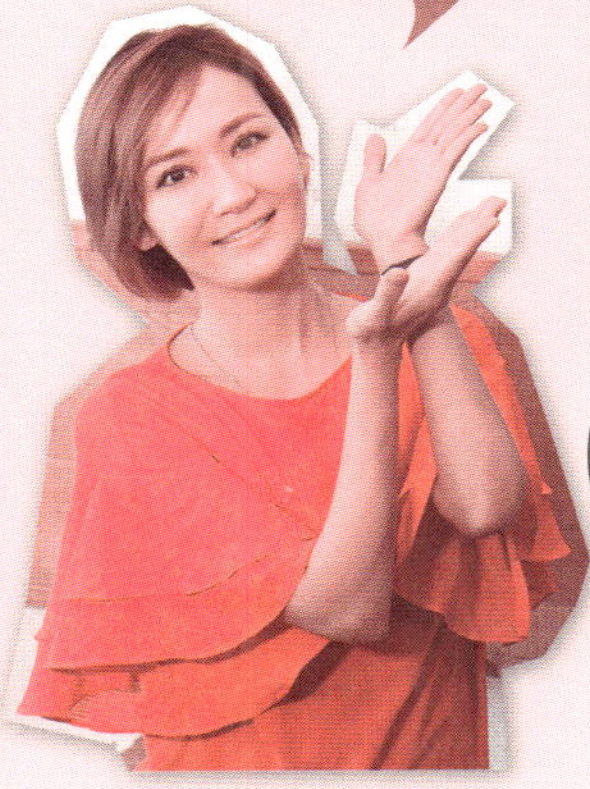

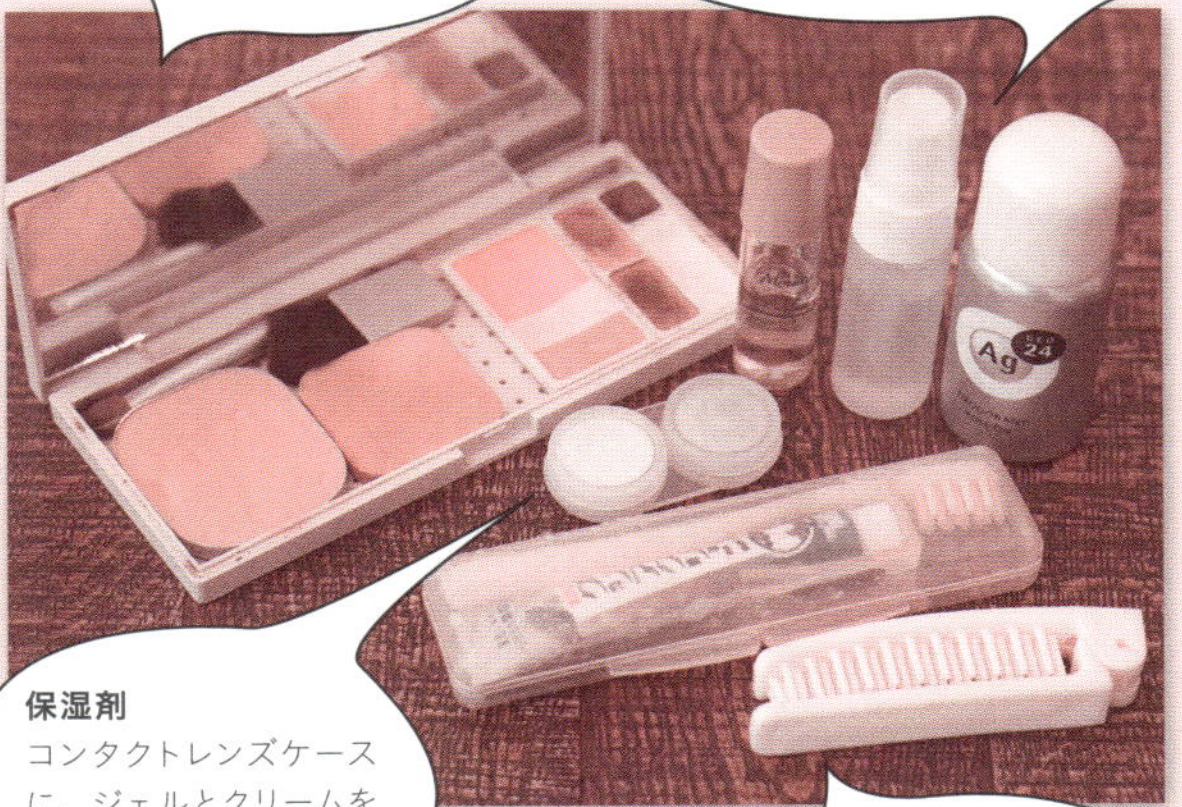

メイクパレット
「無印良品」のパレットに、ファンデ、チーク、アイカラーをまとめて収納。

オイル・化粧水・デオドラントスプレー（左から）
サウナ後は、化粧水を顔や髪にシュッ。乾燥しているときはオイルも使う。汗をかくのでデオドラントスプレーもマスト。

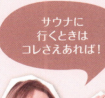

保湿剤
コンタクトレンズケースに、ジェルとクリームを分けて入れている。

歯ブラシ・ヘアブラシ
歯ブラシ&歯みがき粉は必須。折りたためるヘアブラシも。

Sauna Talk 3

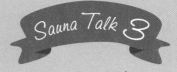

マイベスト サウナ飯&ドリンク

冷たい100%グレープフルーツジュース！　独特の酸味と苦みが体にしみわたりスッキリ。

（神奈川県・らあさん・33歳）


凍らせたスポーツドリンク。

最初は濃く、だんだん薄くなっていく味の変化も感じられます。

（香川県・ひろこさん・28歳）


よく冷えた麦茶が最高！　更衣室で下着姿のまま、ゆったりお茶を飲むとリラックスできます。

（東京都・すももさん・23歳）


体にスッと入ってくるゼリー飲料。ほてった体にちょうどいいやさしい味。

（京都府・子だぬきさん・31歳）


炭酸飲料は何でもおいしい！

（東京都・ひさん・40歳）

塩のきいたおにぎりは、しょっぱさがたまりません！
（広島県・けいこまりさん・39歳）

塩分補給にトマトジュースを飲んでいます。

（兵庫県・ゼニガメさん・55歳）


冷えた牛乳！

びん入り牛乳って、なかなか飲めないので貴重な体験です。

（新潟県・cocoさん・21歳）


「ビタミン炭酸MATCH」。

微炭酸がめっちゃくちゃスッキリする！

（大阪府・りっちゃんさん・33歳）


「オロナミンC」。

一気飲みが美味！

（神奈川県・まよぴさん・36歳）

Part 4

美容とサウナのスペシャリストが伝授
サウナで美を究める！

サウナでもっとキレイになりたい！
そんな欲張りな女子のために、コツを語ってくれたのは
サウナの聖地「サウナしきじ」の娘・笹野美紀恵さん。
美しく「ととのう」方法をマスターしましょう！

簡単！
サウナ美容

今日はどっちのコースにする？

美しくなるサウナの入り方

サウナ前 → サウナ1回目 → 水風呂&休憩 → サウナ2回目

キレイになる「エステ」コース

サウナ前

全身を洗う

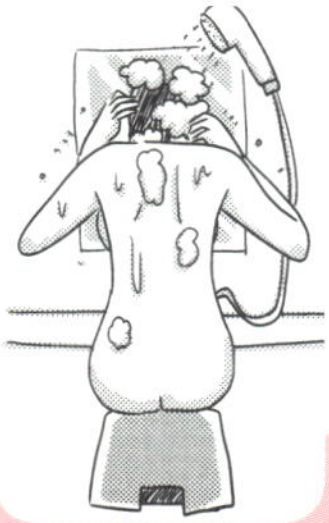

両コース共通！　サウナに入る前には体と髪を洗う。

サウナ1回目

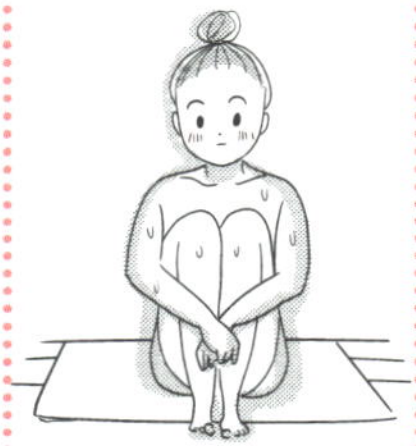

美肌を目指すなら、スチームサウナがおすすめ。

水風呂&休憩

毛穴をクレンジング

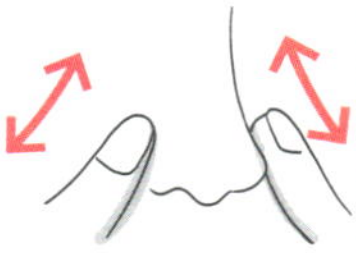

毛穴が開いたところで、鼻や頭皮などをクレンジング。
→p.114

サウナ2回目

髪をスチームパック

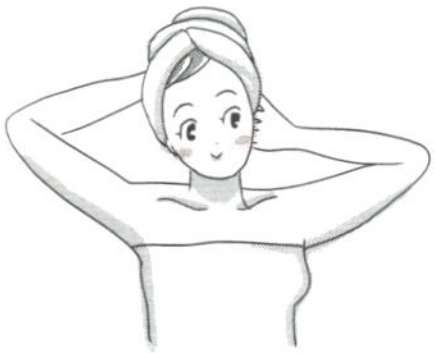

髪にぬれタオルを巻くと、髪を守る効果がアップ。

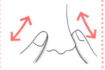

ボディ引き締め！「ジム」コース

サウナ前

スクワットをする

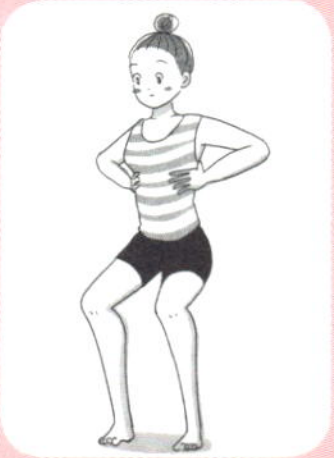

大きな筋肉を動かしておくと、サウナ効果がアップ！
→p.116

サウナ1回目

体幹トレーニング&ヨガ

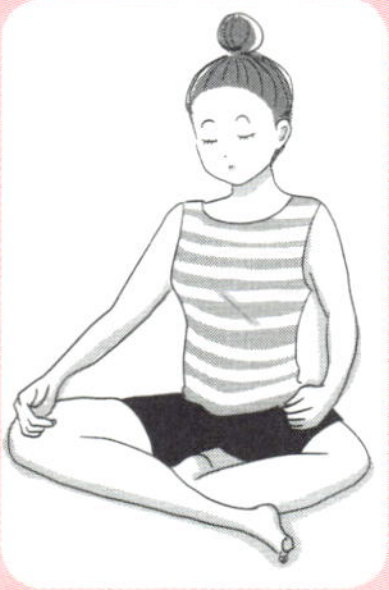

サウナ室内でおなかや膣を締めて筋肉を強化。ヨガもプラス。
→p.118、120

水風呂&休憩

水風呂に入る

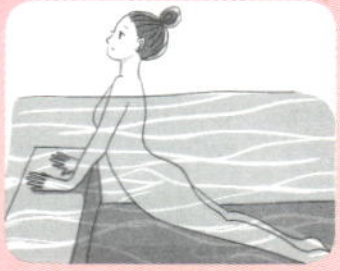

アザラシポーズなどで体をほぐす。
→p.122へ

ストレッチをする

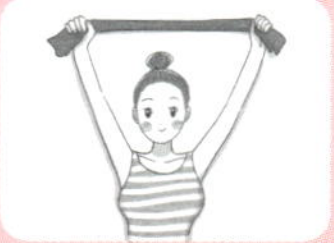

タオルや壁を使って筋肉を伸ばす。
→p.124へ

サウナ2回目

体幹トレーニング&ヨガ

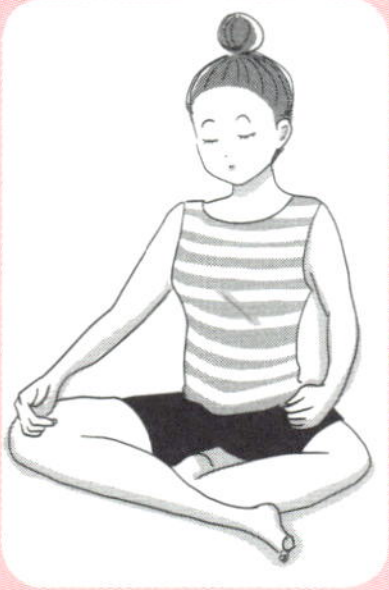

サウナ1回目と同様に。きつければ短時間でもOK。

リラックスしたい日は「エステ」コース、思いっきり引き締めたい日は「ジム」コースがおすすめ。今日の気分はどっち?

水風呂&休憩

水風呂に入る

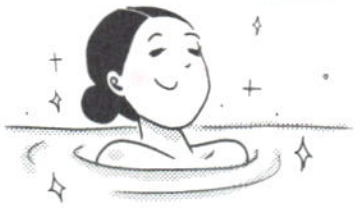

じっとして五感を研ぎ澄まして。

外気浴をする

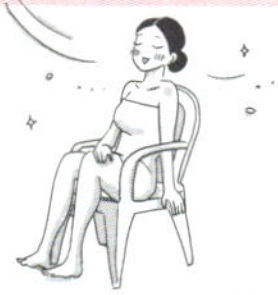

ゆったりした姿勢で風を感じて。

水風呂に入る

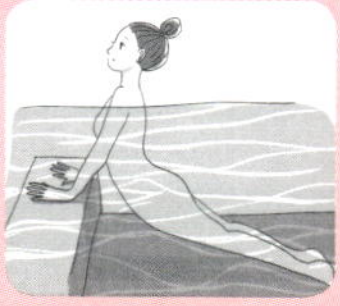

1回目と同様に、つかりながら、ゆったりと体を動かす。

ストレッチをする

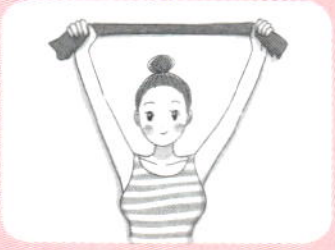

1回目と同様に筋肉を伸ばす。

サウナ3回目

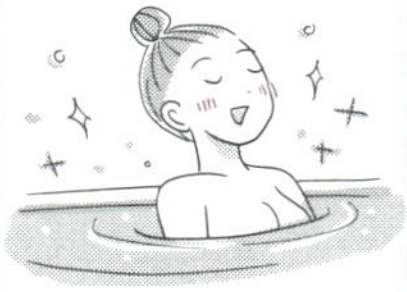

体幹トレーニング&ヨガ

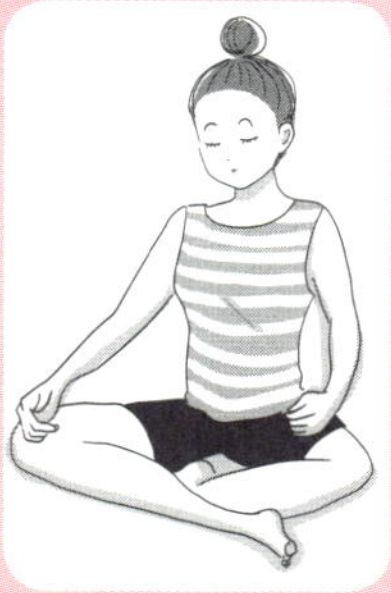

3回目も同様に筋肉を締めて、ゆるめる。

温泉

シメの温泉!

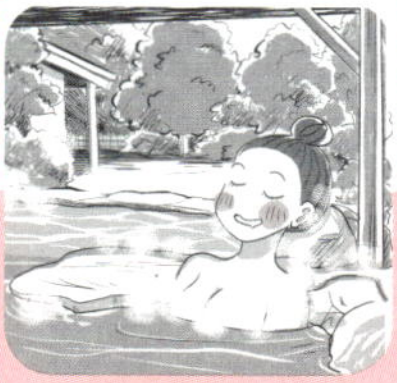

天然温泉や薬草風呂のある施設なら、最後に入るとサウナ後の肌もしっとり。

→p.126へ

サウナ後

氷で毛穴を引き締める

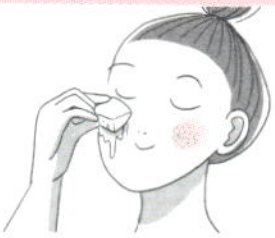

氷があれば、首や顔に当てて引き締める。

頭から炭酸水を浴びる

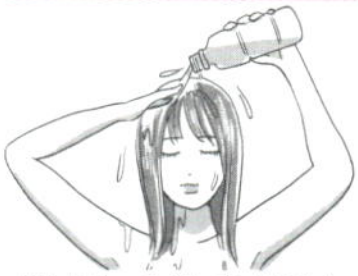

肌にしみ込ませると、血流促進に。

出たあともストレッチ

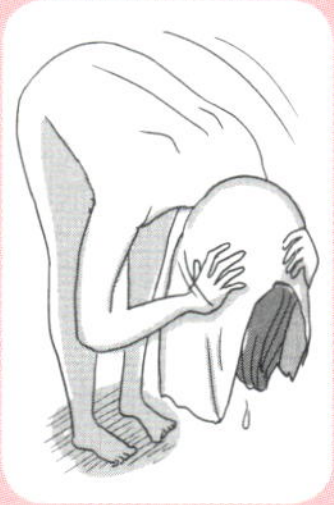

体をふくときや髪を乾かすときも体を動かす!

→p.129へ

毛穴が開いたあとはクレンジングの絶好のチャンス♡

サウナ1回目のあとは**クレンジング**

鼻のまわり、**頭皮**、**耳の後ろ**を重点的に

リンパマッサージでめぐりをよくする

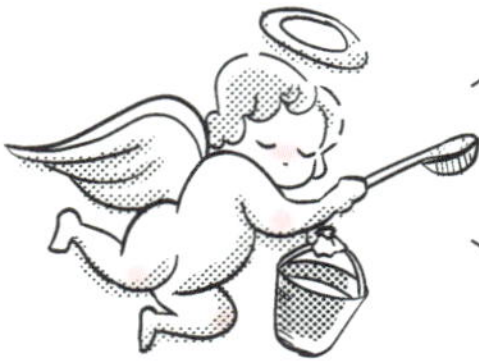

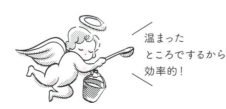

温まったところでするから効率的！

Part 4 サウナで美を究める！

毛穴が開いたところでクレンジング

3 耳の後ろ ← **2** 頭皮 ← **1** 鼻のまわり

アカのたまりやすい耳の後ろも、洗顔料を使ってキレイに汚れを洗い流そう。

シャンプーをつけて、両手の指の腹で、下から上に皮膚を動かしながらマッサージ。

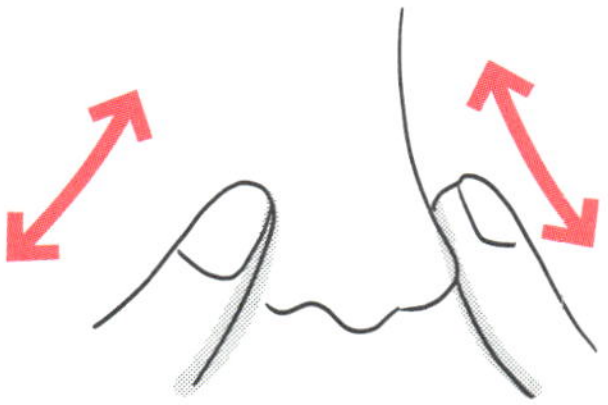

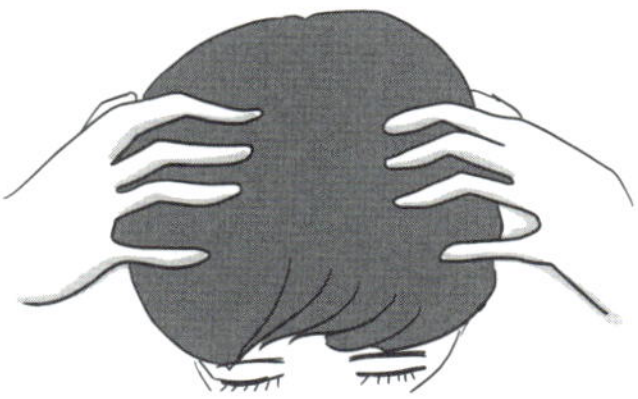

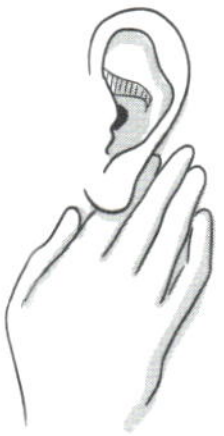

鼻や周囲にクレンジング剤を塗り、薬指を使って浮き出た汚れを落とす。

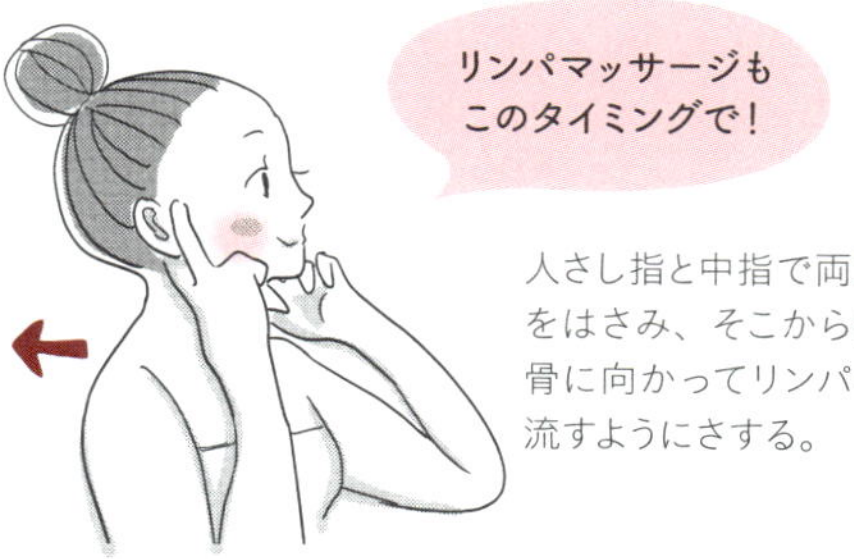

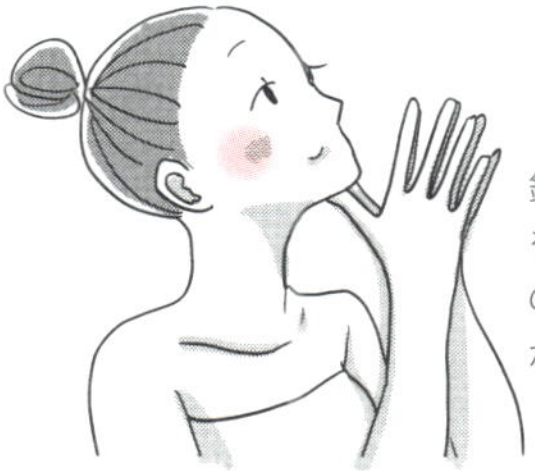

鎖骨からあごの下に指を動かし、あごから耳の下のリンパ節に向かってさする。

リンパマッサージもこのタイミングで！

人さし指と中指で両耳をはさみ、そこから鎖骨に向かってリンパを流すようにさする。

汗と共に浮き出た汚れを落とす！

1回目のサウナで体が温まって毛穴が開いたタイミングは、たまった汚れを落とすチャンス！ 重点的に汚れを落としたいのは、「鼻のまわり」「頭皮」「耳の後ろ」の3カ所。クレンジング剤や洗顔料などを使って、ていねいに洗いましょう。古い角質・角栓や毛穴対策に向く酵素洗顔料を使うのもおすすめです。

さらに耳の後ろからあご、首をさすってリンパマッサージをすると、顔がスッキリします。

入る前のスクワットでもっと汗をかきやすくする！

入る前に**スクワットを10回**行う

大きな筋肉を動かしておくと汗をかきやすくなる

施設で使用ＯＫなら**痩身ジェルを塗る**のもあり

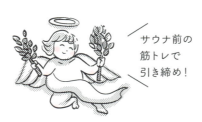

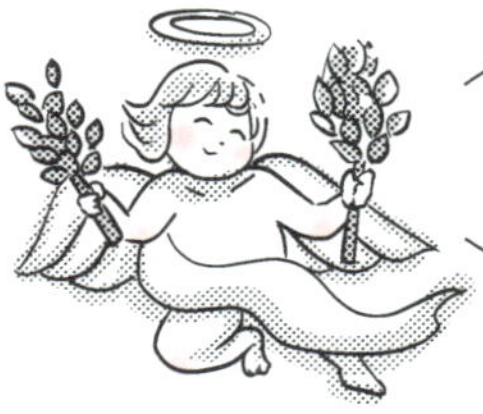

スクワットで大きな筋肉を動かす

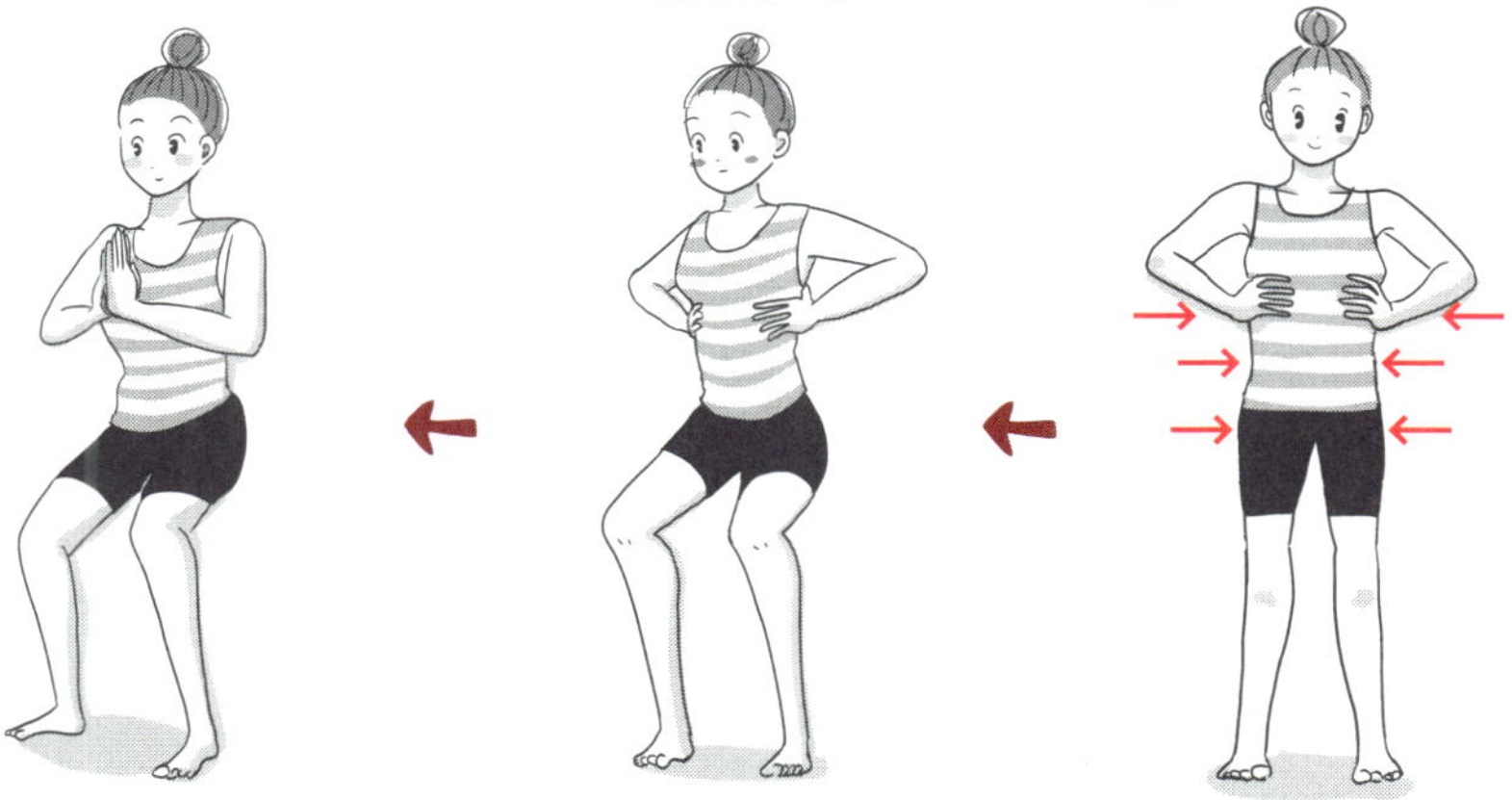

1 まっすぐに立つ

足を肩幅くらいに開いてまっすぐに立ち、ろっ骨の下に両手を当てて、5秒数えながら、おなかをぐっと締める。同時にろっ骨をぎゅっと締め、おしりの穴も締める。

2 そのまま腰を落とす

ろっ骨の下に手を当てておなかをかたくしたまま、5秒かけて中腰になるまでひざを曲げておしりを落とす。ひざは外側に開かないよう、前にまっすぐ向ける。

3 両手を合わせて立ち上がる

中腰の姿勢から、再び5秒かけてゆっくりと立ち上がる。両手を大きく開いて、胸の前で押し合うと、バストや二の腕の引き締めに。これを10回くり返す。

サウナ効果をアップさせるワザ

体を引き締めたいときは、1回目のサウナに入る前にスクワットをするのがおすすめです。太ももやおしりなど大きな筋肉を動かしておくと、サウナ内でより汗をかきやすくなり、トレーニング効果がアップします。

ポイントは、ろっ骨とおなかをしっかり締めて、ゆっくりと体を上下させること。痩身効果のあるボディジェルを体に塗る場合も、この前後のタイミングで。全身が引き締まります。

まわりにバレずにこっそりできる **体幹トレーニング**

あぐらをかいて
おなかを引っ込める

腟や肛門を締める
イメージで骨盤底筋を鍛える

座ったまま両足を上げるのも
効果的

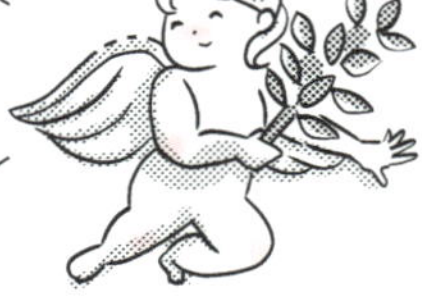

インナーマッスルを鍛える！

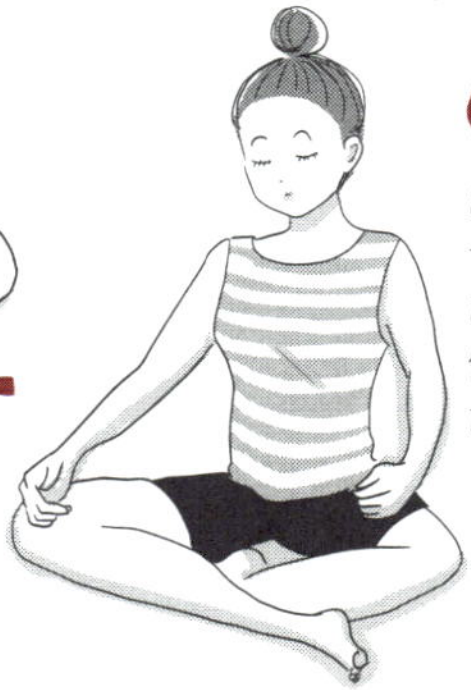

1 あぐらをかく

あぐらをかいて座る。サウナ内は温度差があるため、できるだけ体を小さくすると、足だけ冷えることがない。

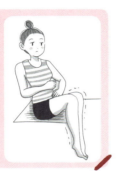

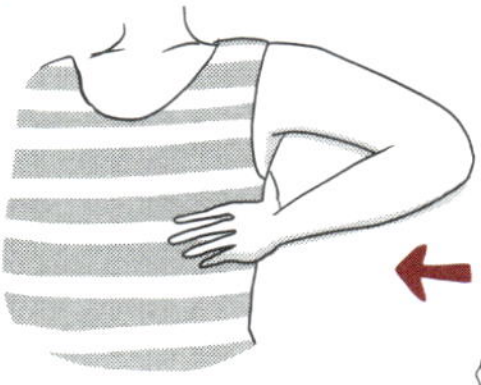

2 ろっ骨の内側に腹筋を押し込む

ゆっくり息を吐きながら、ろっ骨の下の筋肉を両手で押し込み、腹筋のインナーマッスルを締める。

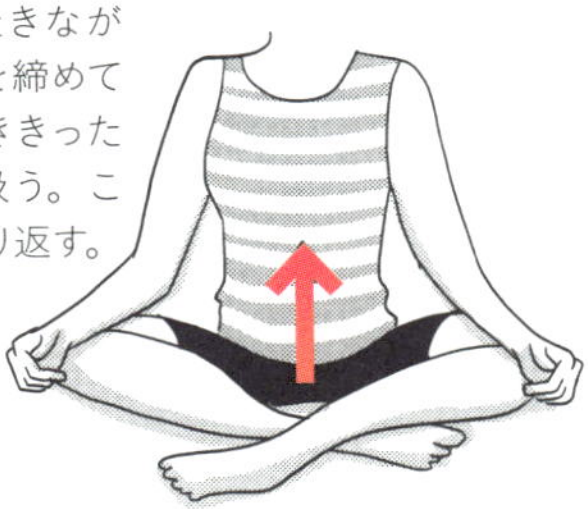

3 膣と肛門を締める

ゆっくり息を吐きながら、膣と肛門を締めていく。息を吐ききったら、ゆっくり吸う。これを2〜3回くり返す。

足を上げてストップ

サウナ内のベンチに座ったまま、両足を床から約20cmの高さまで上げて止める運動もおすすめ。自分の年齢分ほどゆっくりカウントして。

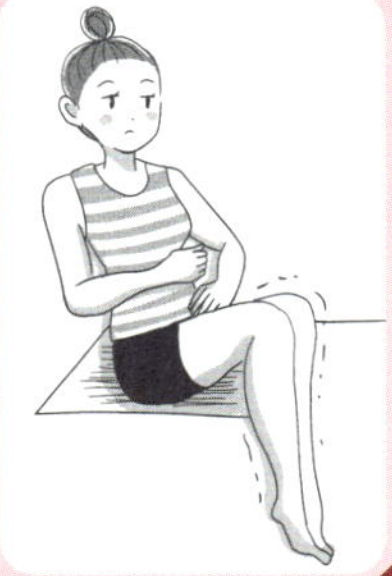

静かな動きでも汗がドッと出る効果が

サウナに入るだけではやせませんが、体幹トレーニングをすれば筋トレになり、インナーマッスルを鍛えてエネルギーを消費しやすい体になります。

一見、瞑想しているだけのように見えますが、ゆっくり呼吸しながら続けると、5分もしないうちに汗が噴き出します。

余力があれば、座ったまま両足を上げて静止する「足上げ運動」もすると、引き締め効果がさらに上がります。

筋肉を動かしたら「サウナヨガ」でリラックス

あぐらの姿勢で**上半身を動かす**だけ

ろっ骨を動かすと呼吸が深くなり**肩こり解消**に

体幹トレーニング＋ヨガを**5〜6分**でOK

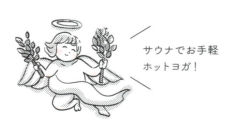

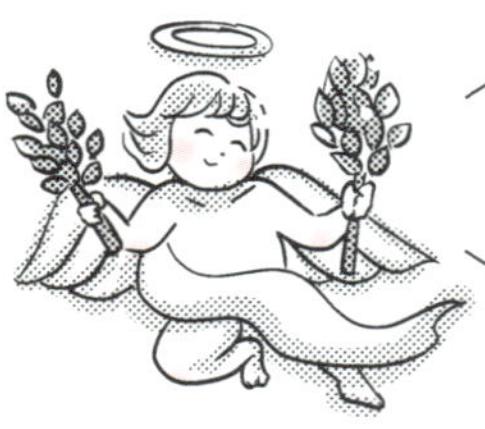

ヨガで体を思いきり伸ばす

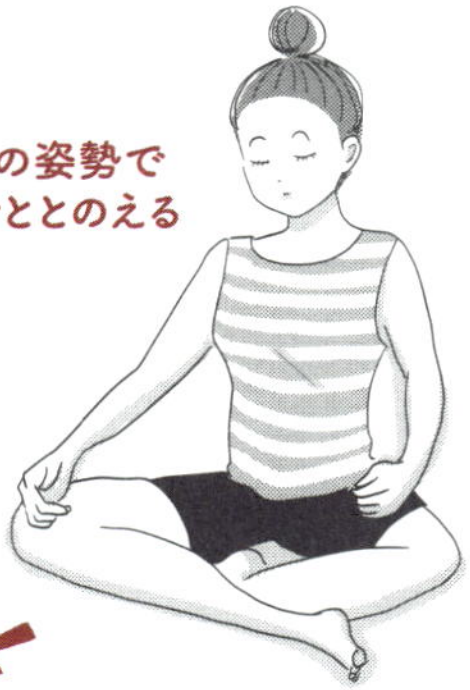

1 あぐらの姿勢で呼吸をととのえる

体幹トレーニングのあぐらの体勢のまま、呼吸をととのえてヨガの準備をする。目を閉じて、いったんリラックス。

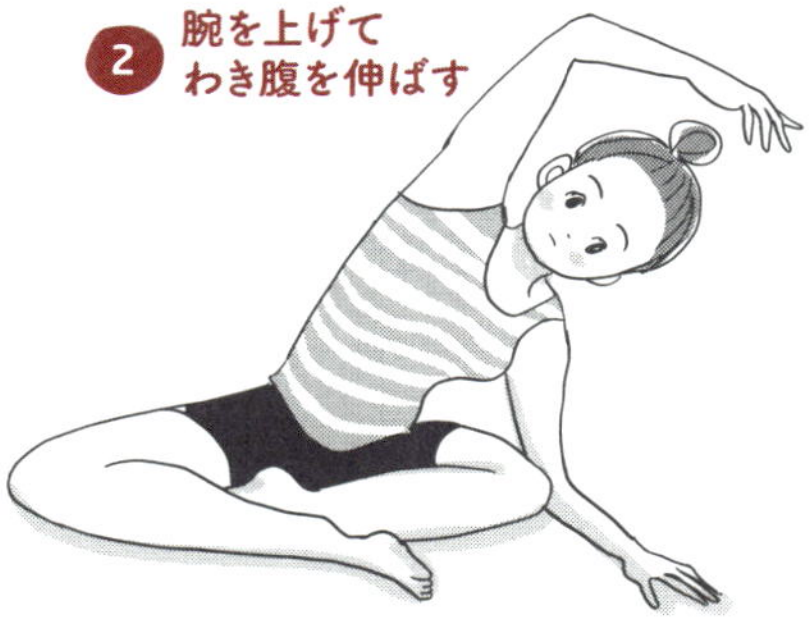

2 腕を上げてわき腹を伸ばす

片方の腕を頭の上に上げて、ろっ骨を広げるように、わき腹をぐっと伸ばす。おしりが浮かないように、しっかり床につける。

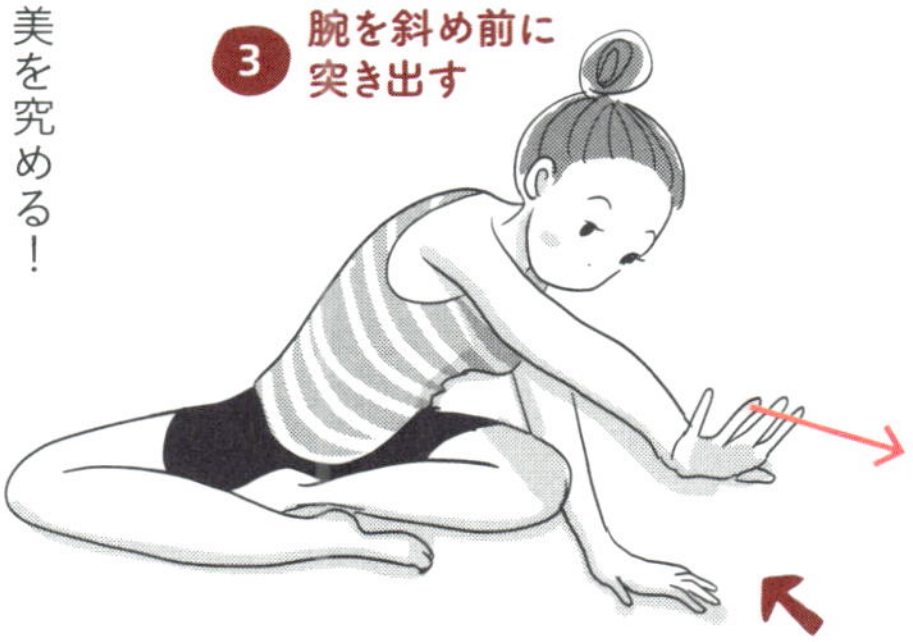

3 腕を斜め前に突き出す

上げた手を斜め前に突き出す。薬指に力を入れて前に引っ張られるようにすると、背中全体が伸びる。 15秒ずつ、両方の腕を動かす。

腕を前に突き出して ろっ骨を伸ばす

体幹トレーニング（p.118）のあとは、そのままサウナヨガで筋肉を伸ばして体をリラックスさせましょう。

特に意識したいのは、ろっ骨まわり。ろっ骨が動いて広がると呼吸が深くなり、肩のこりがほぐれます。日頃、スマホやパソコンで肩や首がこっている人に特におすすめです。

体幹トレーニングと合わせて5〜6分でも、筋肉を鍛えてストレッチできます。

水風呂の中でも体を動かせば
さらに効果アップ!

水風呂でアザラシのように
体を反らせてストレッチ

足指を**グーパーグーパー**で
むくみ解消

時間や回数は
気にしなくてOK

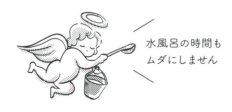

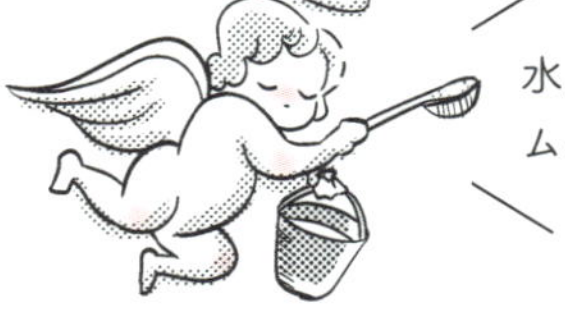

水風呂でトレーニング

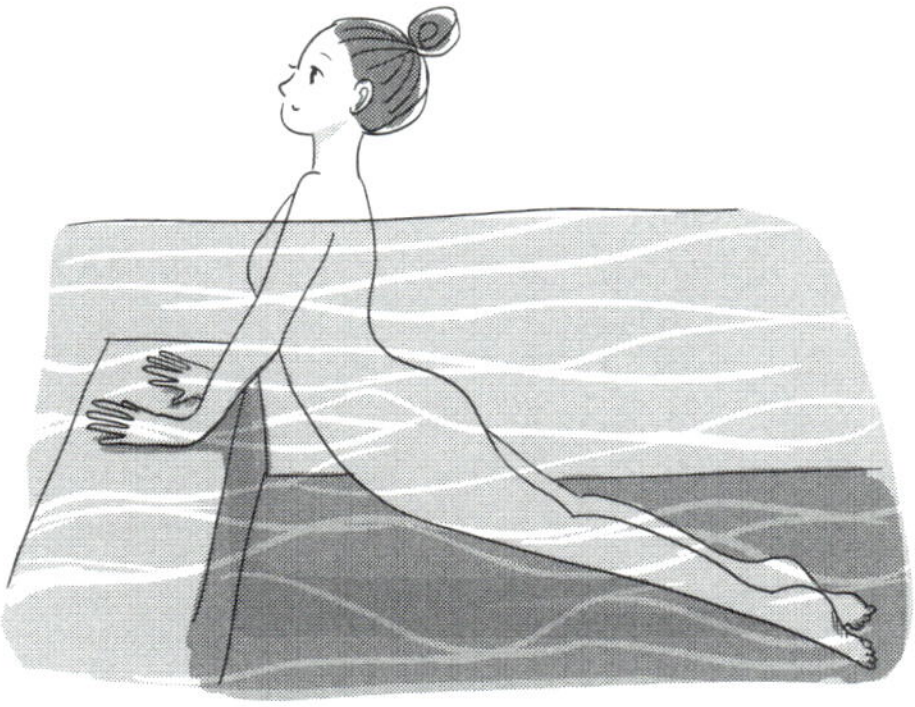

アザラシポーズ

浴槽の底に両手をつき、背骨を伸ばして、アザラシのように体をS字に反らすと、おなかの筋肉がほぐれて気持ちいい。肩までしっかりつかって、腰から息を吐ききるイメージで。

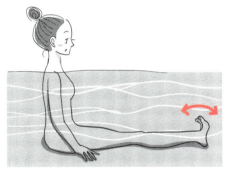

足指をグーパー

浴槽内で、足の指をグーパーグーパーと開閉して指先をほぐすと、むくみ解消になる。足のすね裏をぐっと伸ばすイメージで。足指を1本1本、手の指でほぐしても。

体を反らしたり足指を動かしたり

サウナ後の水風呂は、ただ冷たさを心地よく感じるだけでもよいものですが、ひと工夫すればボディケアの場にもなります。

ひとつはアザラシのように体を反らす方法。かたまったおなかの筋肉がほぐれます。

もうひとつは、足の指を閉じたり開いたりする運動。指がほぐれて気持ちよく、足のむくみ解消につながります。時間や回数は気にせず、まずはトライを。

休憩中はストレッチで**体も効率的にととのえる**

休憩中はタオルを使って**二の腕を鍛える**

ひねり運動でウエストをしぼる

壁を活用して**肩甲骨**のストレッチを

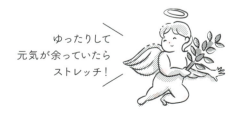

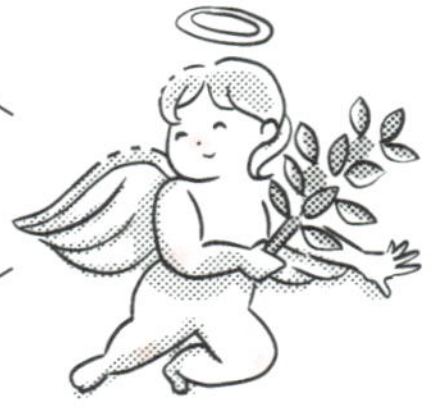
ゆったりして
元気が余っていたら
ストレッチ！

休憩中におすすめのストレッチ

ひねり運動

1 上半身を回して壁に手をつく

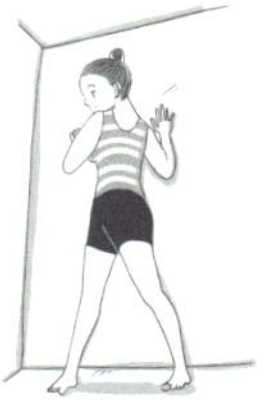

壁を背にして立ち、おなかを引き締めて、息を吐きながら上半身を回転させて壁に両手をつく。5秒キープして息を吐ききる。

2 反対向きにして壁に手をつく

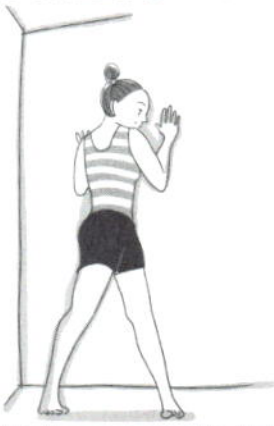

体を逆に回転させて、壁に両手をついて5秒キープして息を吐ききる。左右1セットを30回くり返す。おしりをキュッと締めるとより効果的。

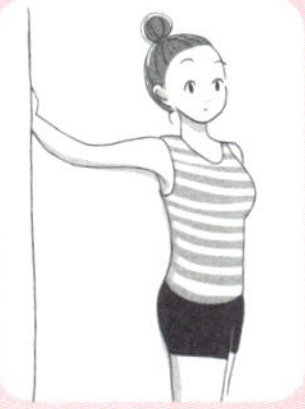

壁を押すだけでもOK

壁に手を当てて押し合うようにすると、肩甲骨の可動域を広げるストレッチに。おなかに力を入れることも忘れずに。

タオルストレッチ

1 左右に広げたタオルを上げる

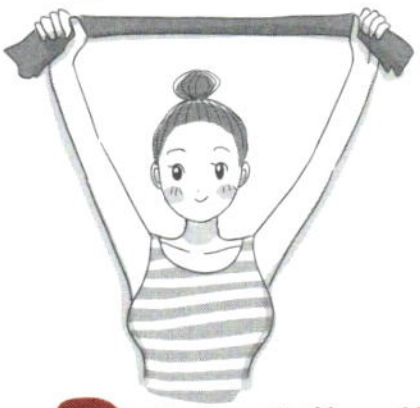

足を肩幅に広げて立ち、タオルの端を両手でつかんで上げる。このときできれば中指を立てると、背中にきく。

2 タオルを体の後ろに回す

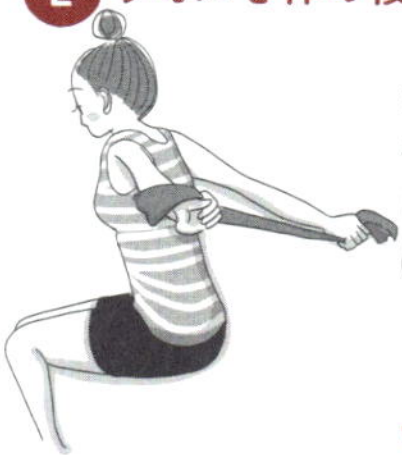

タオルを持った腕を、そのまま体の後ろに回して、腕全体をぐっと伸ばす。

3 そのまま手首をグルグル回す

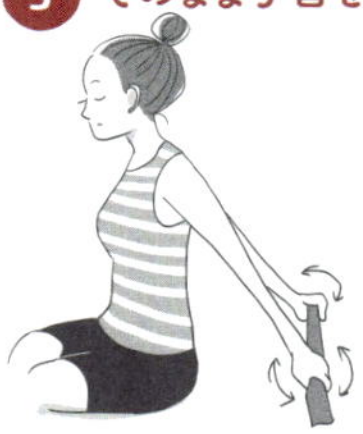

腕を伸ばしたまま両方の手首を回す。10回ほどひねると、二の腕のトレーニングに。

温まった体で効率的にストレッチ

水風呂のあとの休憩タイムは、座ってリラックスする至福のとき。少し落ち着いたら、体を引き締めたい人はストレッチを加えましょう。

おすすめは手元のタオルを使う「タオルストレッチ」と、壁を使う「ひねり運動」。水分補給をしながら、ゆっくり体を動かします。温まった体でストレッチすると効率的なうえ、気持ちよさも格別です。

シメは温泉で肌はしっとり。洗い流さず上がろう！

温泉につかると美容効果がさらに期待できる

温泉から上がったら体を洗い流さない

サウナ＋温泉で相乗効果を狙おう！

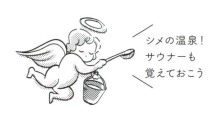

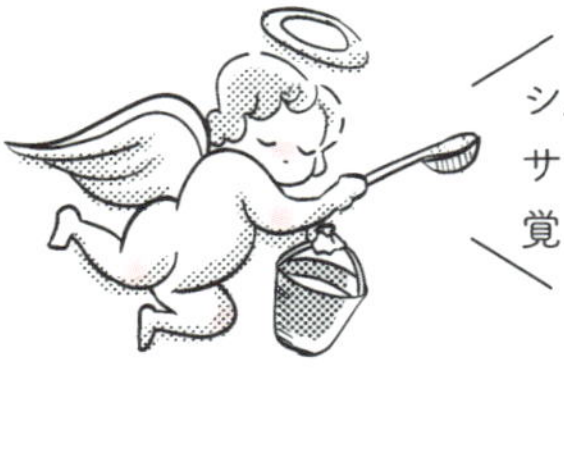

温泉でリラックス効果はマックス！

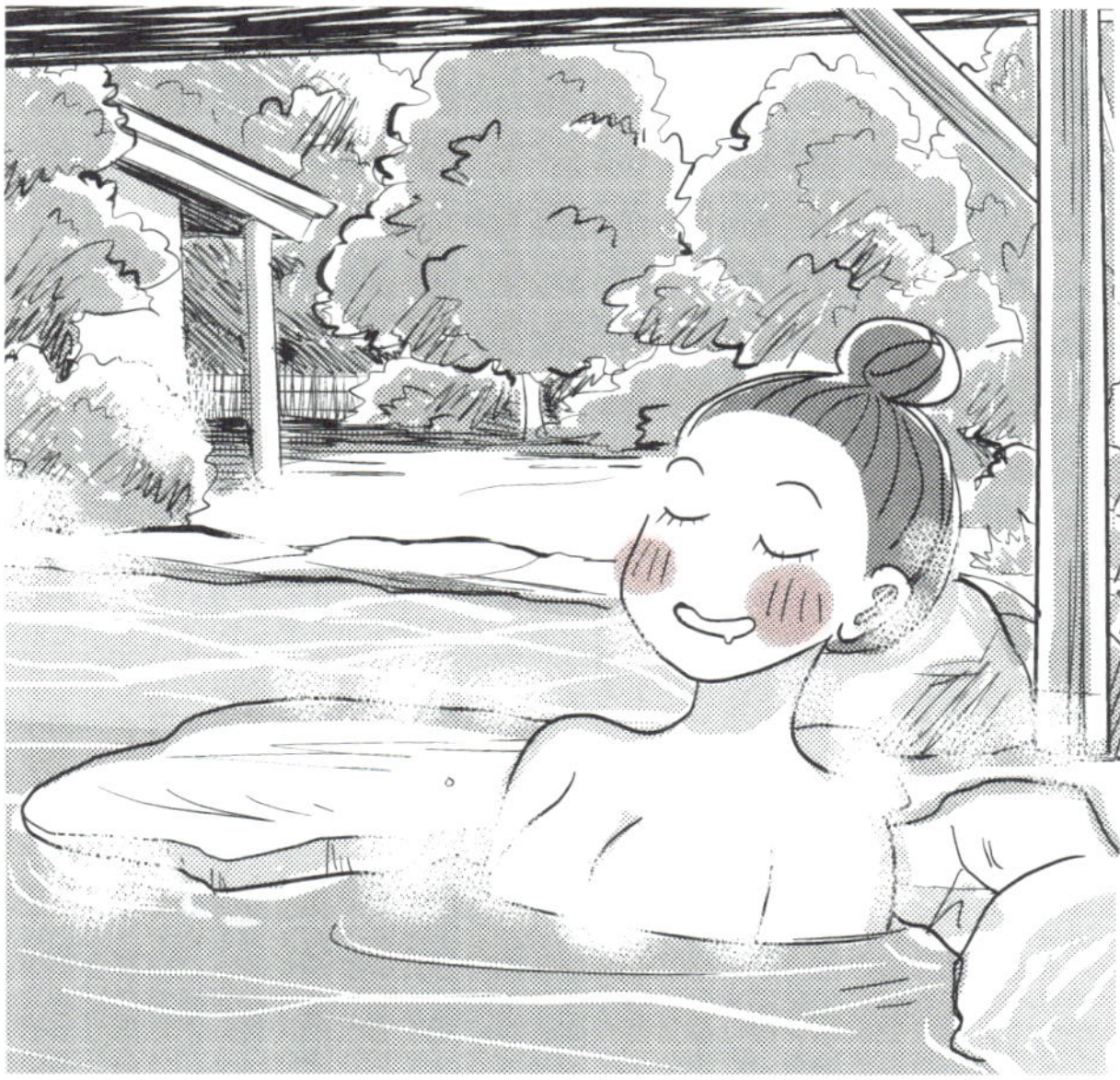

サウナ上がりに温泉につかると、リラックス効果は抜群。浴槽に体をあずけて、心地よさをじっくりと味わいましょう。

温泉成分がサウナ後の肌によい効果をもたらす

温泉や薬草風呂のある施設なら、サウナの仕上げに温泉につかりましょう。サウナで汚れを落とした肌がうるおうので、温泉や薬草風呂につかったあとは、洗い流さずに上がるのがポイント。

温泉につかると保温効果も高まり、上がったあとも体はポカポカ。温泉つきのサウナなら、ワンランク上の「ととのい」が手に入るはずです。

体をふくときも、髪を乾かすときも **ずっとストレッチ**

髪や体をふくときは
前傾姿勢でストレッチ

ドライヤーで髪を乾かすときは
足を蹴り上げてヒップアップ

氷でクールダウン＆
炭酸水で血流アップ

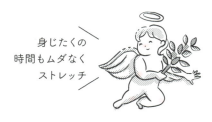

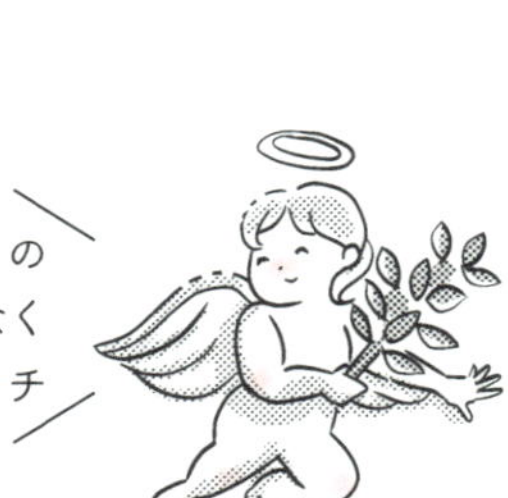

サウナを出たあともストレッチ！

髪を乾かすとき

1 足を後ろに蹴り上げる

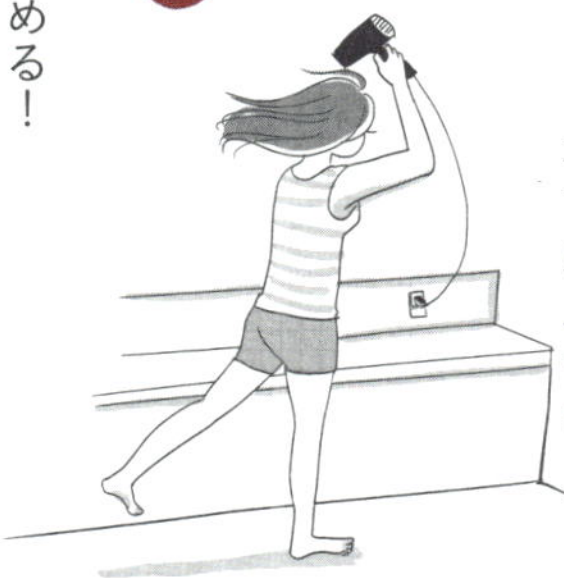

立ったままドライヤーで髪を乾かしながら、片足ずつ後ろに蹴り上げる。おなかに力を入れ、かかとを突き出すのがポイント。

2 蹴り上げた足を左右に動かす

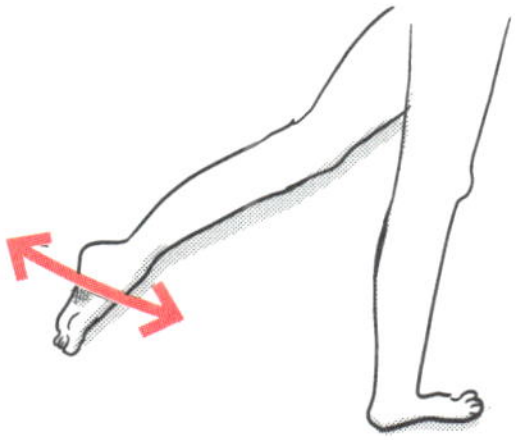

余裕があれば、蹴り上げた足をさらに左右に動かす。左右の足でそれぞれ10回ずつ行う。おしりの筋肉にきく！

髪や体をふくとき

1 前傾姿勢で髪をふく

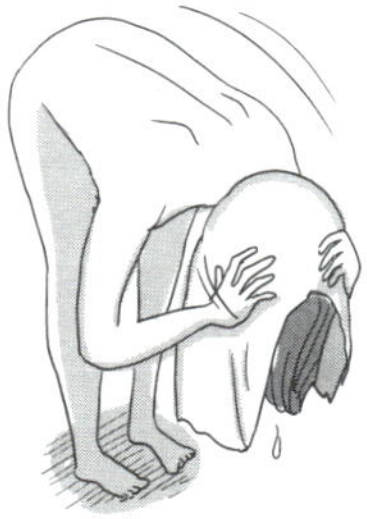

上半身を前に倒し、背中の筋肉を伸ばしながら、タオルで髪の水分をふきとる。太もものおしりは壁のほうに向けるのがマナー。

2 ゆっくりとロールアップ

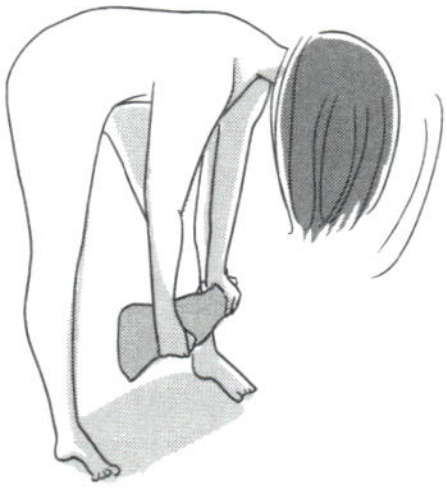

タオルで体をふきながら、ゆっくりとロールアップして体を起こす。いきなり体を起こすと、立ちくらみのおそれがあるので注意。

最後まで体を動かせば ジムを超える運動に!?

サウナや温泉から上がったあとは、脱衣所に行く前に体の水分をある程度ふきとるのがマナーですが、そのときもストレッチのチャンス。髪をふきながら、体を前に倒して背中の筋肉をのばします。

ドライヤーで髪を乾かすときも、足を動かしてヒップアップ効果を狙いましょう。これだけ体を動かせば、ジムに行かなくてもOK!?

手ぶらでもOKだけれど……あると便利な持ち物って何？

マイタオルがあると便利

ポーチは浴場に持ち込める防水タイプが便利

ポーチなどにまとめておくと思い立ったときに即、行ける

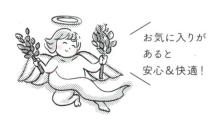

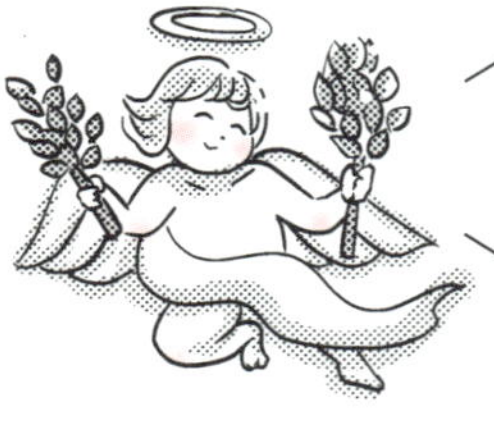

あると快適♪な持ち物

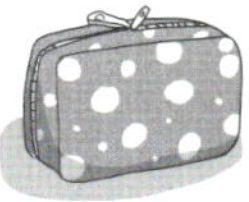

スパポーチ

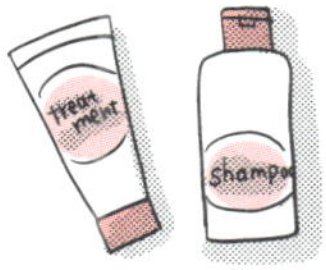

ヘアケア用品
シャンプーやトリートメント、ヘアオイルなど、髪質に合ったものをヘアケアタイムに。

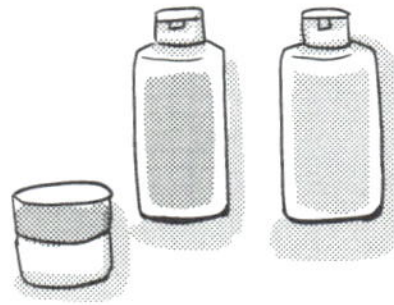

フェイスケア用品
洗顔料、化粧水、乳液、オイルなどは、お気に入りを小ボトルに移しかえると持ち歩きに便利。

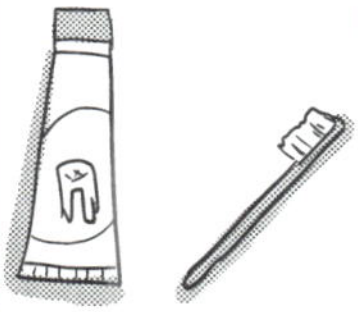

歯ブラシ
サウナ前に歯をみがくと、スッキリ感がいっそうアップ！　サウナー女子の支持率高め。

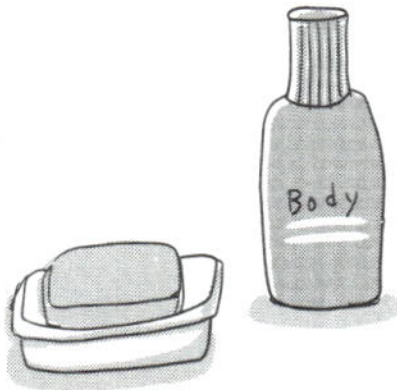

ボディケア用品
石けんやボディソープ、痩身ジェル、保湿クリームなど、自分の肌に合ったものなら安心。

メイクポーチ
サウナ上がりにポイントメイクだけでもするなら、最小限のメイク道具を。

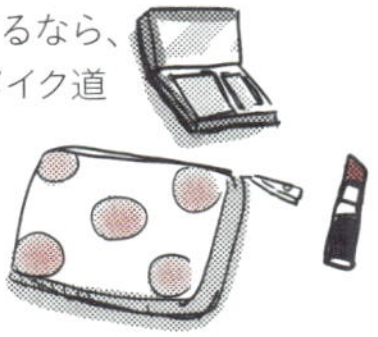

飲み物
1回のサウナで必要な水分は500 mℓ ～1 ℓ。ペットボトルを浴場に持ち込んでも。

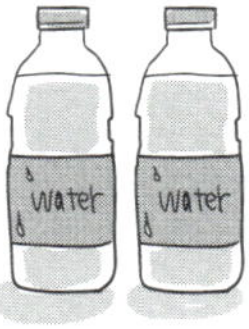

タオル3枚
「頭に巻く」「体をおおう」「下に敷く」など、薄手のマイタオルがあると、なにかと快適。

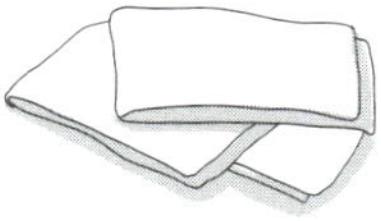

スパポーチを持ち歩いて いつでも行ける準備を

思い立ったらすぐに手ぶらで行けるサウナですが、サウナー女子たちは愛用のアイテムをスパポーチに入れてスタンバイしている人が多数。

お気に入りのケア用品が使えると、サウナの心地よさもいっそうアップします。ポーチは防水タイプのスパポーチが浴場に持ち込めて便利です。

タオルは施設にもありますが、マイタオルを持参すると、なにかと快適という声もあります。

編集部 SELECT

もっと快適！ もっとキレイに！

Sauna Goods

おすすめサウナグッズ

サウナは手ぶらで行けますが、自分好みのアイテムでグレードUP！ おともにあるとうれしいグッズから、夢のホームサウナまで、「サ活」がもっと楽しくなるグッズを紹介します。

浴場に持ち込める素材が◎

スパバッグ＆ポーチ

洗顔フォームなどお風呂用アイテムをひとまとめにポーチに入れておくと、思い立ったときにサッと持っていけてラクちん。

フラミンゴ スパバッグ

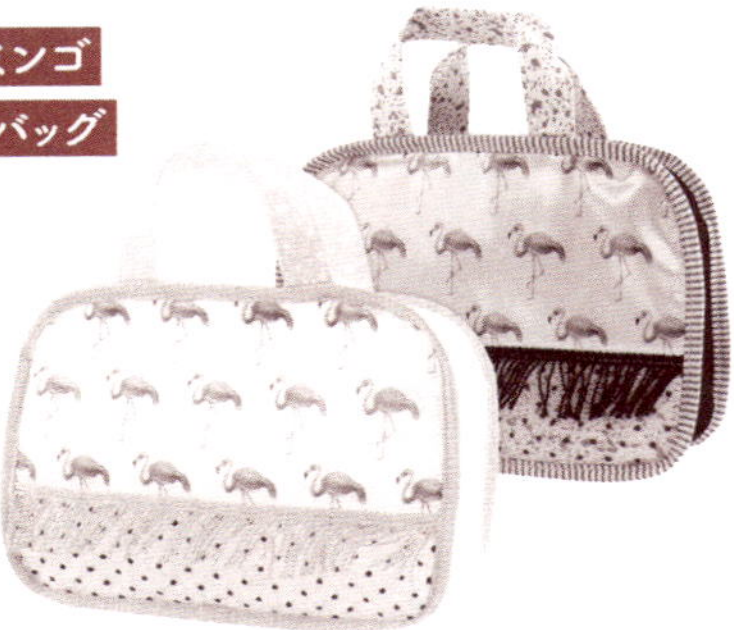

内側のファスナーつきポケットに、こまかい雑貨類もしっかり収容。バカンス気分になれる赤とグリーンの2色展開。約19.5×25cm 各2900円／アディクト

ヴォヤージュ ビニールバッグ

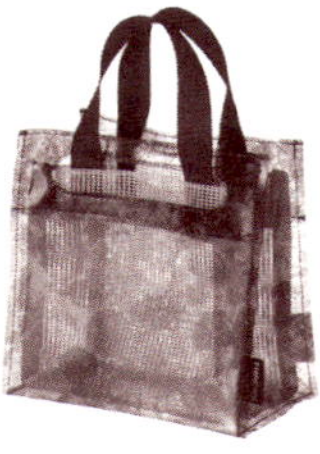

ビニール生地と全面メッシュ、2種のバッグのセット。ぬれたメッシュバッグをビニールバッグに入れれば、持ち帰りも便利。約16×16cm。2000円／Francfranc

EVAスパポーチ

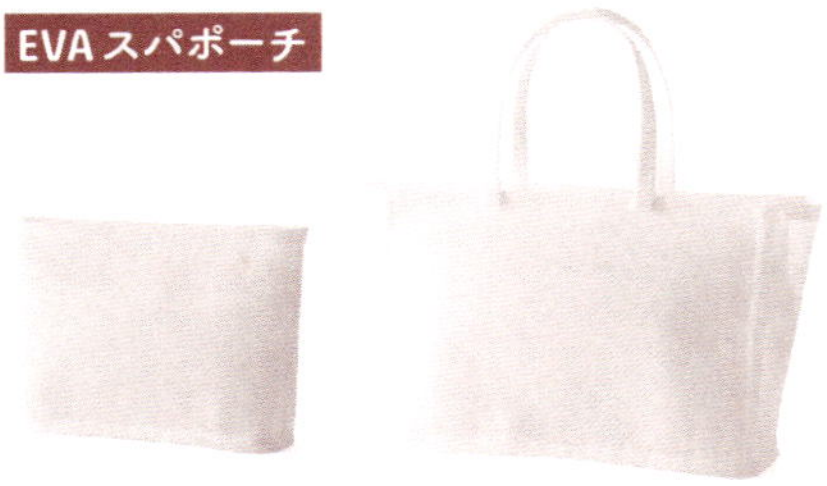

水をはじくEVA樹脂。大は持ち手があり、とりはずせるポーチつき。小はコンパクトなポーチ型。大（約15.5×29cm）1446円、小（約13.5×20cm）900円／無印良品

サウナー女子の便利グッズをまとめてGO！

※商品はすべて税抜き価格です。

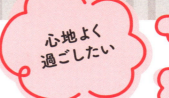

心地よく過ごしたい

熱から頭を守るおしゃれアイテム

サウナハット

「髪が乾燥して傷む」という悩みを解決！ 髪にトリートメントを塗ってかぶると美容効果も。

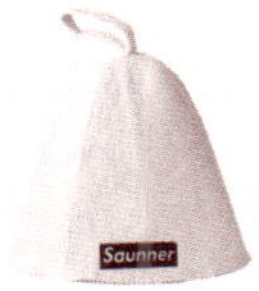

Saunner Box Logo Sauna Hat White

サウナーが立ち上げたサウナーのための専門ブランドから、サウナハットが登場。フェルト生地で作られた、耳まですっぽりおおう深めのデザインのキャップ。3000円／TTNE

KIVI hair turban

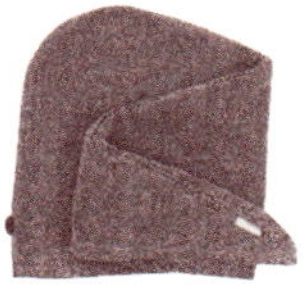

頭に巻きやすいターバンタイプ。天然のリネンとコットンが、さらりとした質感で髪にもやさしく、毎日のバスタイムにも活躍しそう。5000円／ビオトープ

持ち込めばどこでも清潔＆快適

サウナマット

自分だけのマットだから衛生的にも安心。どんなサウナ室でもリラックスできそう。

ELÄINTEN SAUNA sauna cover

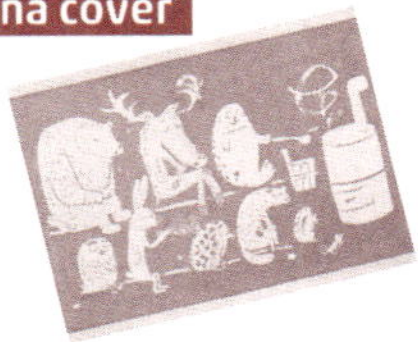

フィンランドのリネンブランド「LAPUAN KANKURIT」のマットは、吸水性が高くて乾きやすく、持ち運びにも最適。サウナで過ごす動物の絵柄に北欧気分を味わえる。2600円／ビオトープ

おしりマット

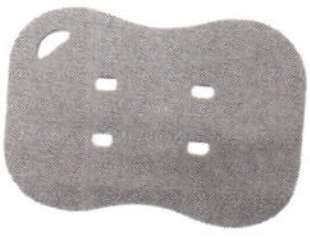

クッション性があり、おしりにフィット。持ち運びやすいコンパクトさがポイント。お風呂イスなどにも置いて使える。約20×28cm。120円／エルオー

持ち歩きやすさがポイント

タオル

貸し出しタオルのほかに、髪に巻く、顔や体をおおうなどのマイタオルがあると快適。

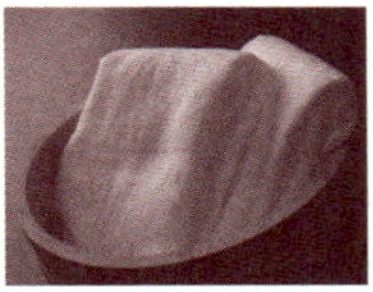

銭湯タオル

泡立ちのいい短めパイルが肌に心地よい。約100cmと長めのサイズで背中も洗いやすく、髪にも巻きやすい。600円／おぼろタオル

マイクロタオル スポーツシリーズ

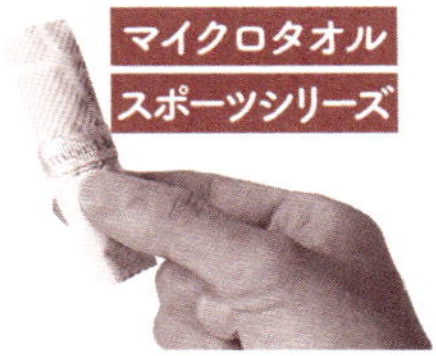

抜群の吸水拡散性をもつマイクロファイバーを使用。丸めれば超コンパクトになる。水でぬらして首に巻くと、クーリング効果も。小（ハンド）580円、中（フェイス）1470円、大（スポーツ）1950円／mont-bell

※写真は小（ハンド）です。

メガネなしでは不安な人へ

サウナ用メガネ

普通のメガネはサウナNG。サウナ用のメガネなら遠くの時計などもはっきり見えます。

EYE♥入浴（アイラブニュウヨク）

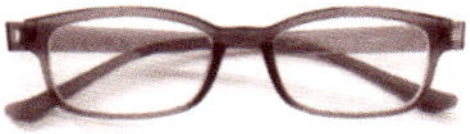

曲げても踏んでも壊れにくく、水に強いフレームと、くもりにくい加工のレンズで、サウナ室でも安心。度数は4タイプ。3500円／藤田光学

もう一歩、サウナタイムを満喫

ととのいグッズ

アロマを活用すれば、さらにリラックスできそう。時間がわからないと落ち着かない人も、マイ砂時計があれば安心です。（持ち込みについては施設のルールを確認してください）

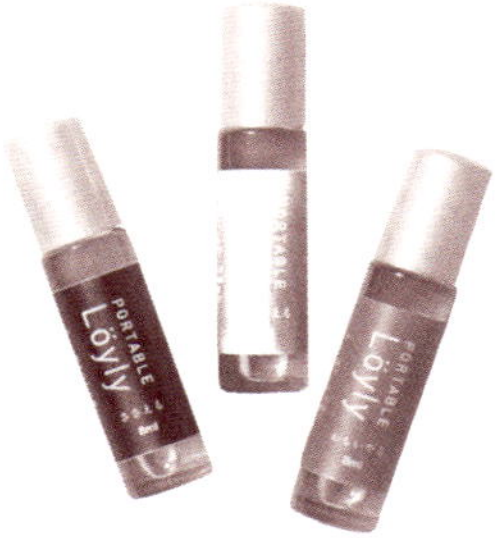

携帯するLÖYLY

タオルにしみ込ませてサウナに持ち込むと、ロウリュ気分が楽しめるブレンドオイル。香りは「ととのえる」「ささえる」「おもいやる」の3種。各4000円／金沢銭湯桃の湯

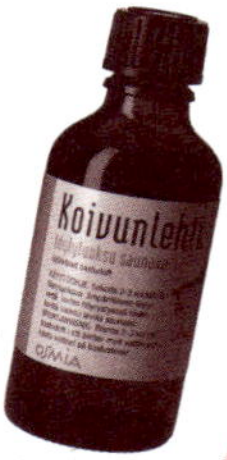

SAUNA AROMA Birch Leaf

フィンランドでアロマといえば「OSMIA」。自然の香りを楽しめるオーガニックオイル。サウナで、お風呂で、部屋で白樺の香りに包まれる。50mℓ・2800円／メトス

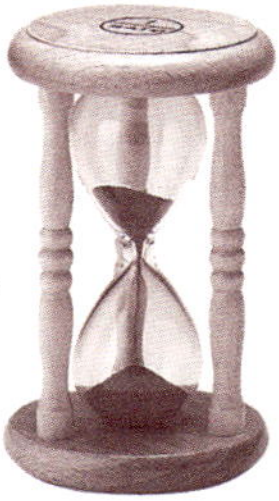

砂時計 5分計

耐熱110度で、サウナ持ち込み可。木枠があり、ガラスが割れにくく、持ち運びもできる。手作りなので、注文から1～3カ月かかる人気の砂時計。高さ約12cm。 5500円／佐藤計量器製作所

サウナ効果アップ！

ダイエット＆美容効果も高める！

ボディケアグッズ

サウナ前後のマッサージには、浴場で使えるツボ押しグッズやジェルが便利。サウナ後の保湿アイテムもおすすめ。
（持ち込みについては施設のルールを確認してください）

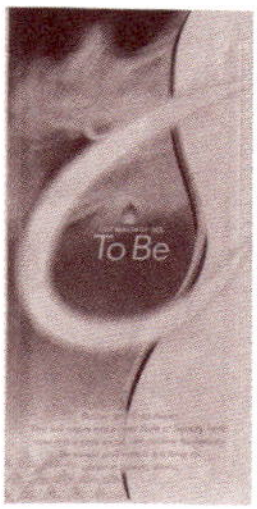

To Be

笹野美紀恵さん（p.106）が開発した世界初・三大漢方エキス配合のボディジェル。塗るだけで発汗を促し、引き締め効果あり。サウナの前後どちらでも使える。500円／サウナしきじ

サウナハニー クラシカ

サウナ後にはちみつを顔や体に塗るラトビアの文化から生まれた、はちみつ100%の保湿アイテム。洗顔、フェイスパック、ヘアパック、入浴剤としても使用OK。5300円／ LATVIA HAZE

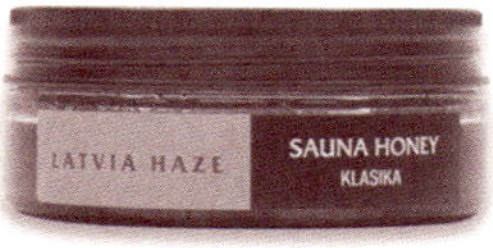

ポイントマッサージストーン サウナの妖精

熱伝導率の高いソープストーン製のマッサージグッズ。保温性があるので、サウナで温めて使うと、血流がますますよくなりそう。各2760円／宝通商

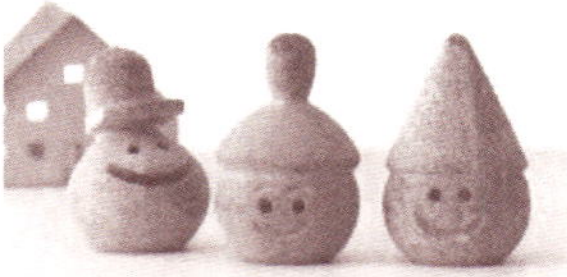

※商品はすべて税抜き価格です。

おうちでもサウナ気分でととのう

サウナチェア

サウナ後に座りたい、サウナーのためのチェア。お部屋やベランダにあれば、いつでもサウナ気分が味わえます。

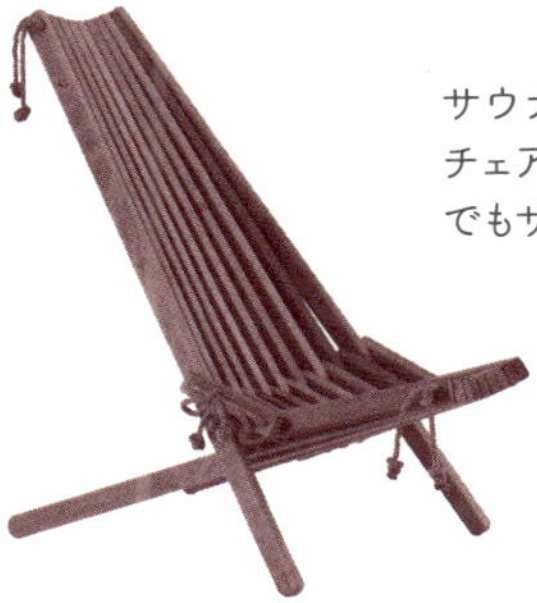

Eco Chair

木とロープだけで作られているので、やわらかく包まれるような座り心地。半分に折りたためば、収納も移動も簡単。アルダー素材。3万7000円／スキャンデックス

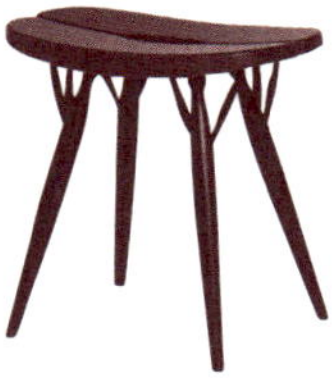

ピルッカ スツール

サウナの休憩のためにデザインされたチェア。驚くほど軽く、持ち運びしやすい。体にフィットする座り心地がやみつきに。 7万3000円／アルテック

サウナーの憧れ！

汗をかいたあとにはおりたい

バスローブ

おうちやテントでサウナを楽しんだあと、外気浴をしながらゆったりと過ごすなら、ぜひほしい憧れのアイテム。

TERVA bathrobe

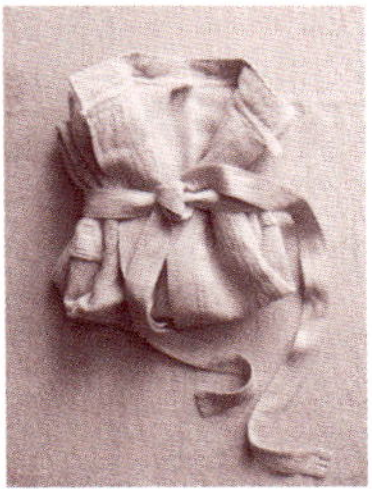

リネン、コットン、テンセルで織られたバスローブ。厚みがあるのに乾きやすく、外気浴中にほてった体をやさしく包む。2万5000円／ビオトープ

おうちで、アウトドアでぜいたく時間

プライベートサウナ

サウナーの究極の夢！ テントサウナやホームサウナは、温度・湿度などを自分好みに調節できるのがうれしいポイント。

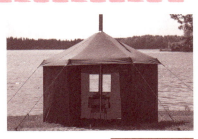

Lampi（ランピ） -スタンダード-

設営、持ち運びがしやすい六角形のテント、サウナストーブなどのセット。窓があり、外の景色を見ながらサウナを楽しめる。定員は4～6人。25万円／ミズジャパン

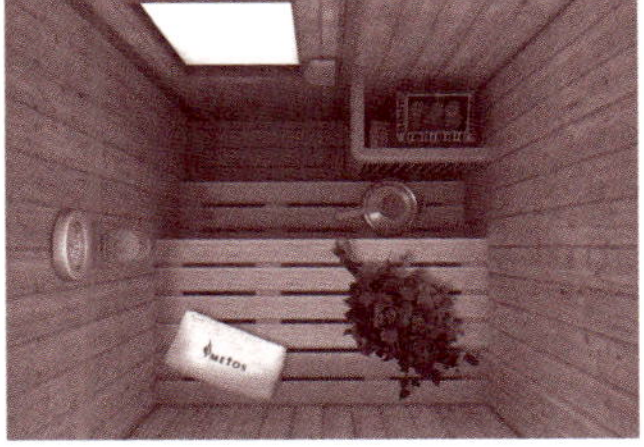

クリマ（1人用）

温度60～90度の室内でほどよい湿度を保ち、心地よいサウナが楽しめる。サウナストーンに水を直接かけて本格的なロウリュも。135万円（設置などは別料金）／メトス

とっておき♥

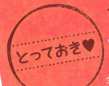

サウナ美人が厳選！ 絶対に行きたい

サウナ施設ガイド

全国に数あるサウナの中で、女性サウナーの声や読者アンケートから人気の施設をピックアップ！　女性におすすめのサウナ施設を厳選しています。

女性にうれしいサウナ　チェックポイント

サウナの好みや重視するポイントは人それぞれですが、
ビギナーさんはこんなところをチェックしてみて！

■ 清潔

脱衣所の掃除やサウナマットの交換の頻度に注目。こまめに清掃している施設は、気持ちがよいという声が多数。

■ アメニティー

ドライヤーやヘアアイロン、化粧水などが充実していれば手ぶらでも安心。歯ブラシ、美容器具、広いパウダールーム、女性専用の休憩スペースなどがある施設も。

■ 水風呂

水風呂とひと口にいっても、温度や深さなどは施設により個性が。露天の水風呂、天然水の水風呂などは、爽快感もひときわ。

■ バリエーション

一般的な高温サウナだけでなく、肌にやさしいミストサウナ、発汗効果を増す塩サウナなど多種類のサウナがあると、気分や体調で使い分けられる。

アメニティーばっちり！ ビギナーも気軽に楽しめる

首都近郊で通いたいサウナ

東京 大井町

おふろの王様 大井町店

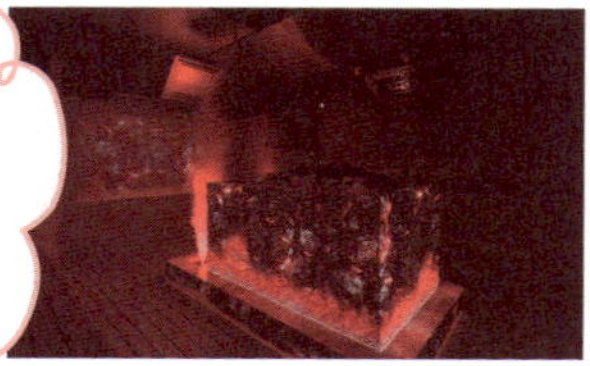

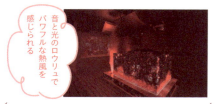

音と光のロウリュでパワフルな熱風を感じられる

プロジェクションマッピングを使った大迫力のロウリュで、アトラクションのようにサウナが楽しめる。自分のペースでホットヨガができる女性専用スペースも。

■東京都品川区大井1-50-5（阪急大井町ガーデン内）
■JR京浜東北線、東京臨海高速鉄道りんかい線「大井町」駅 徒歩2～3分

東京 池袋

タイムズ スパ・レスタ

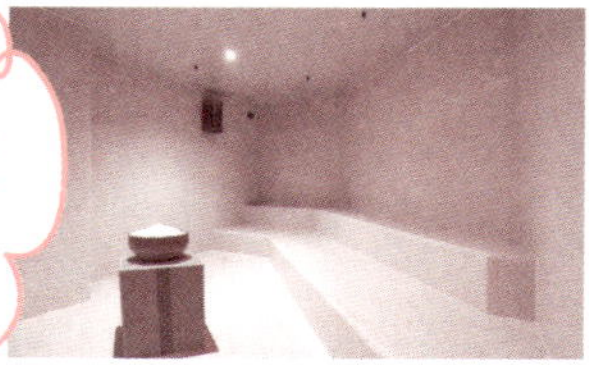

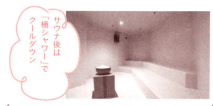

サウナ後は「桶シャワー」でクールダウン

アロマが香るミストサウナ内ではヨガイベントが開催されることも。水風呂や、頭から冷水を浴びられる「桶シャワー」でほてった体を一気に冷やす。

■東京都豊島区東池袋4-25-9 タイムズステーション池袋10～12階（フロント11階）
■東京メトロ有楽町線「東池袋」駅 徒歩3分／JR各線、西武池袋線、東部東上線、東京メトロ各線「池袋」駅 徒歩8分

＊各施設の情報は2020年5月時点のものです。営業状況は各施設の案内をご確認ください。

東京 後楽園

スパ ラクーア

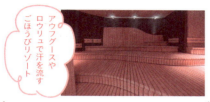

アウフグースや
ロウリュで汗を流す
ごほうびリゾート

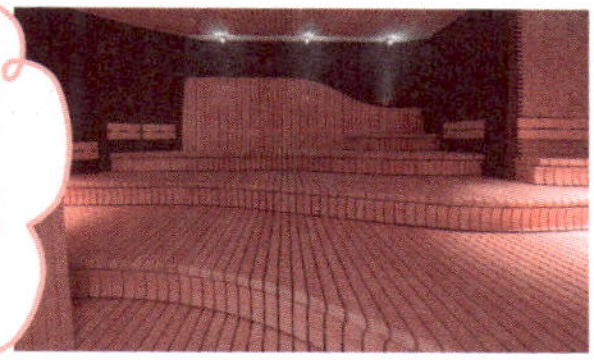

7つのお風呂と3つのサウナがあり、ドライサウナではスタッフによるアウフグース、フィンランドサウナではセルフロウリュが楽しめる。アメニティも充実。

■東京都文京区春日1-1-1 ラクーアビル5～9階
■丸ノ内線・南北線「後楽園」駅 徒歩1分／JR中央・総武線「水道橋」駅 徒歩6分

東京 新宿

天然温泉テルマー湯

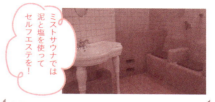

ミストサウナでは
泥と塩を使って
セルフエステを！

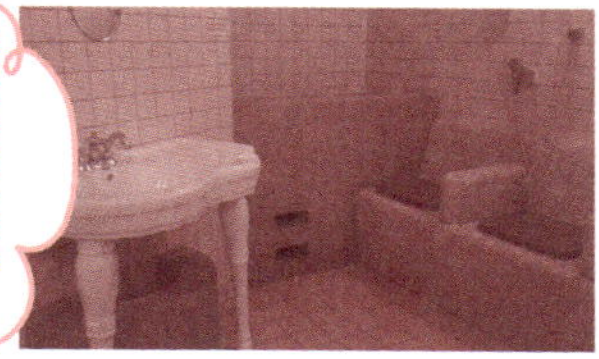

高温のドライサウナとミストサウナがあり、ミストサウナでは「水素水入り泥パック」と「塩」でセルフケアができる。岩盤浴エリアにはロウリュができるサウナも。

■東京都新宿区歌舞伎町1-1-2
■都営新宿線、丸ノ内線・副都心線「新宿三丁目」駅 徒歩2分／JR各線「新宿」駅 徒歩9分

神奈川 保土ケ谷

天然温泉 満天の湯

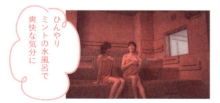

ひんやり
ミントの水風呂で
爽快な気分に

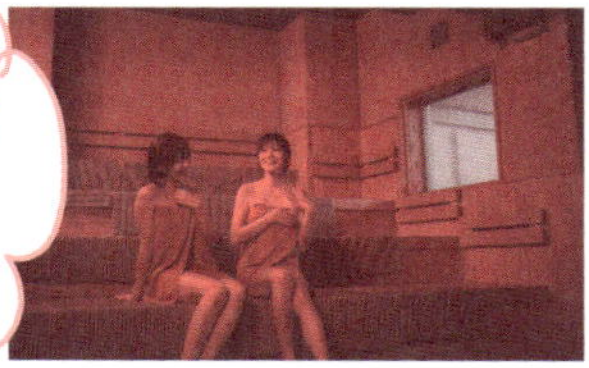

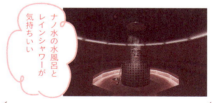

サウナは2種。オートロウリュで熱々になれるゆったりしたドライサウナでは、熱波のロウリュイベントが開催される。名物はミントが香る深めの水風呂。清涼感のある香りで、気分もすっきり。

■神奈川県横浜市保土ケ谷区上星川3-1-1
■相鉄本線「上星川」駅 徒歩1分

東京 平和島

天然温泉 平和島

ナノ水の水風呂と
レインシャワーが
気持ちいい

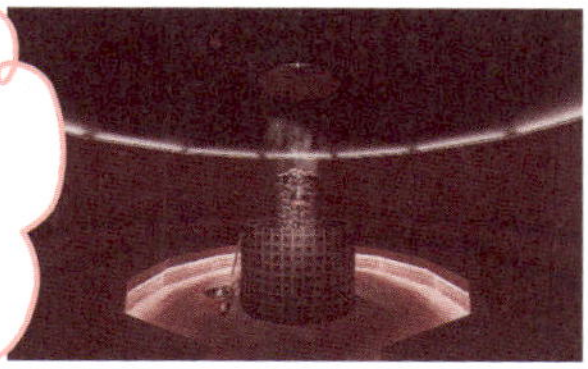

ドライサウナと「ストーンサウナ」がある。水風呂に入りスイッチを押すと、天井からシャワーが出て雨のように水が降ってくる。ナノ水を使用しているので、きめ細かくやわらかい質感に包まれる。

■東京都大田区平和島1-1-1 ビッグファン平和島「B棟」2階
■JR「大森」駅、京急本線「平和島」駅よりワンコインバス「BIGFUN平和島」下車すぐ

アメニティーばっちり！ ビギナーも気軽に楽しめる

東京 世田谷

そしがや温泉21

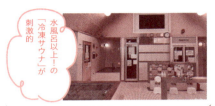

水風呂以上！の「冷凍サウナ」が刺激的

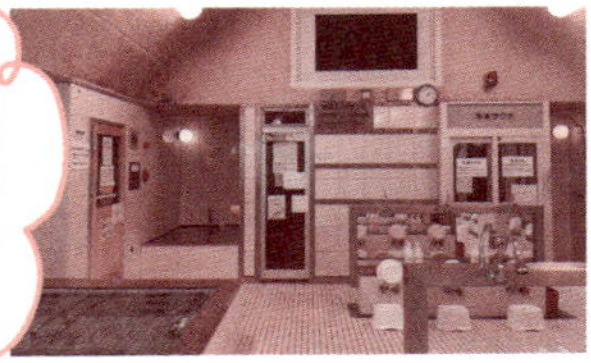

ミストサウナとドライサウナに加え、1人用の冷凍庫に入るようなマイナス10度の「冷凍サウナ」も。黒湯の天然温泉や、軟水を使用した設備なども魅力。

■東京都世田谷区祖師谷3-36-21
■小田急小田原線「祖師ヶ谷大蔵」駅 徒歩5分

東京 表参道

南青山 清水湯

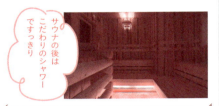

サウナの後はこだわりのシャワーですっきり

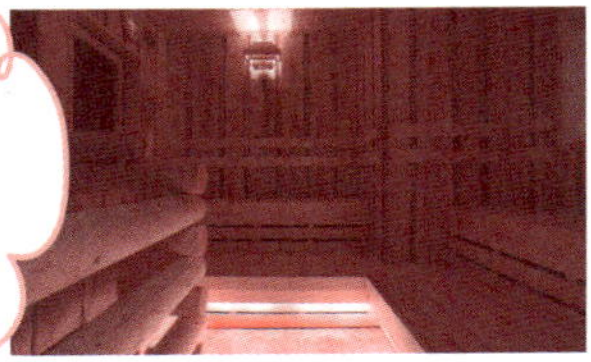

サウナはドライサウナ。動線がコンパクトでサウナーに好評。お湯や水はすべて軟水を使用しており、ドイツ製の大型レインシャワーで汗が流せる。

■東京都港区南青山3-12-3
■銀座線・半蔵門線・千代田線「表参道」駅 徒歩2分

神奈川 相模原

JN 相模原ファミリー

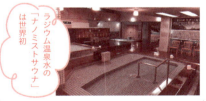

ラジウム温泉水の「ナノミストサウナ」は世界初

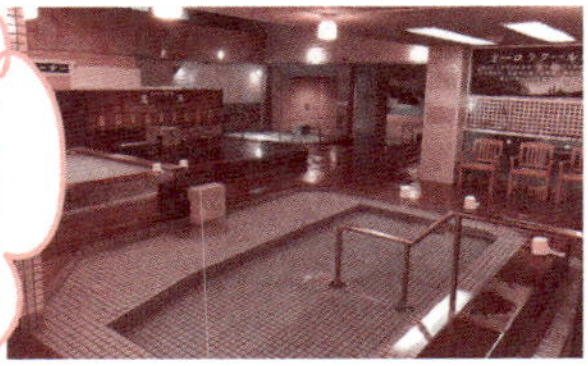

セルフロウリュも行えるアメジストサウナ、珍しい寝そべることができる黄土サウナ、保湿効果のあるナノミストサウナの3種類のサウナを楽しめる。

■神奈川県相模原市中央区相模原7-1-20
■JR横浜線「相模原」駅 徒歩7分

東京 西多摩

生涯青春の湯 つるつる温泉

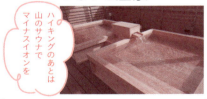

ハイキングのあとは山のサウナでマイナスイオンを

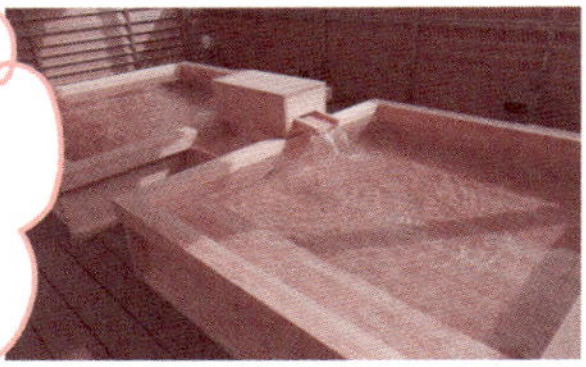

都会の喧騒から離れて、森林の中で外気浴ができる。アルカリ性のとろっとした温泉で肌もつるつる。木もれ日のさし込むパノラマ食堂のサウナ飯もおいしい。

■東京都西多摩郡日の出町大久野4718
■JR五日市線「武蔵五日市」駅より路線バス「つるつる温泉」下車すぐ

＊各施設の情報は2020年5月時点のものです。営業状況は各施設の案内をご確認ください。

東京 駒込

東京染井温泉 SAKURA

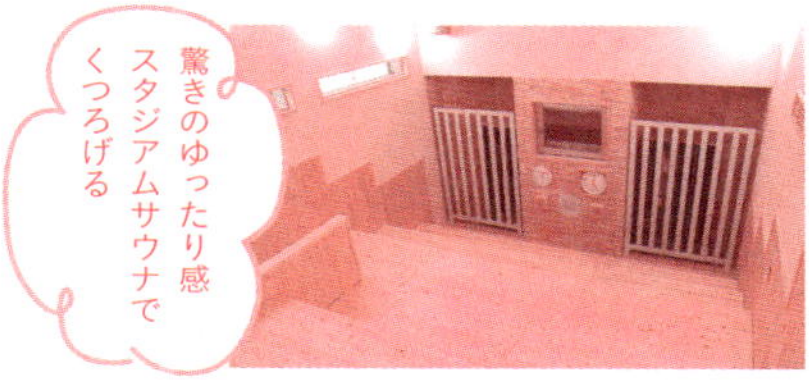
驚きのゆったり感
スタジアムサウナで
くつろげる

6段ある女性用スタジアム型サウナは、好みの温度帯に座ることができる。広く深めな水風呂も好評。テレビが1台ずつ設置してあるジェットバスで気軽に運動も。

■東京都豊島区駒込5-4-24
■JR山手線、都営三田線「巣鴨」駅 徒歩6～8分／JR山手線「駒込」駅 徒歩10分

神奈川 川崎

ファンタジーサウナ＆スパ おふろの国

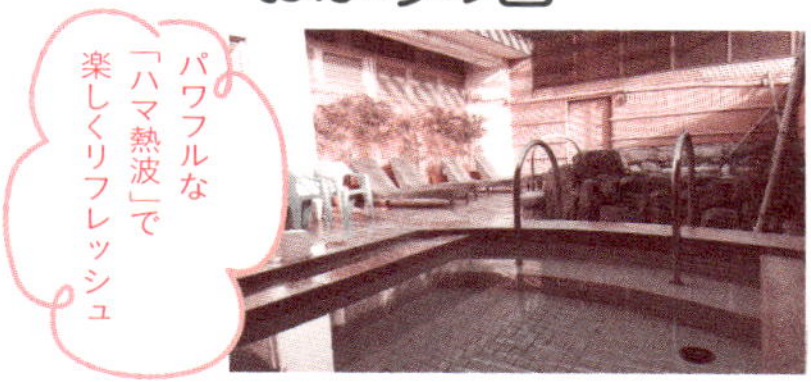
パワフルな
「ハマ熱波」で
楽しくリフレッシュ

サウナは3種。よもぎのアロマが香る中温ドライサウナと、「塩サウナ」。高温ドライサウナでは、個性豊かな「熱波師」が、ロウリュとアウフグースを組み合わせたオリジナルの「ハマ熱波」イベントを行う。

■神奈川県横浜市鶴見区下末吉2-25-23
■JR各線「川崎」駅より路線バス「新鶴見橋」下車徒歩1分

東京 鶯谷

ひだまりの泉 萩の湯

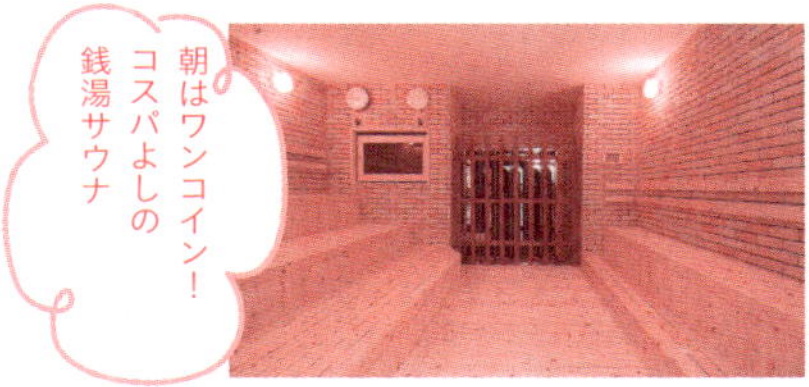
朝はワンコイン！
コスパよしの
銭湯サウナ

朝風呂（6～9時）では、2種のサウナも追加料金なしで入浴できる。浴槽の横の壁で連載している、「萩の湯」を含めた都内の3銭湯でしか読めない漫画も人気。

■東京都台東区根岸2-13-13
■JR山手線、京浜東北線「鶯谷」駅 徒歩3分

神奈川 川崎

宮前平源泉 湯けむりの庄

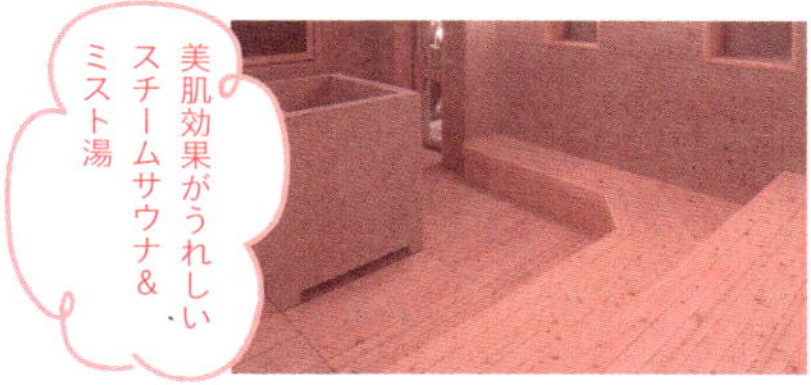
美肌効果がうれしい・
スチームサウナ＆
ミスト湯

健康・美肌に効果が期待できるスチーム塩サウナと、ナノレベルのミストが全身を包み込む潤い美肌湯が人気。フィンランド式サウナでは、アロマの香りの熱波を浴びるロウリュで、蒸気浴が楽しめる。

■神奈川県川崎市宮前区宮前平2-13-3
■東急田園都市線「宮前平」駅 徒歩4分

ちょっとディープに♥サ活を極めたい！

東京 池上

桜館

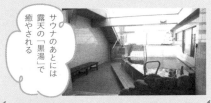

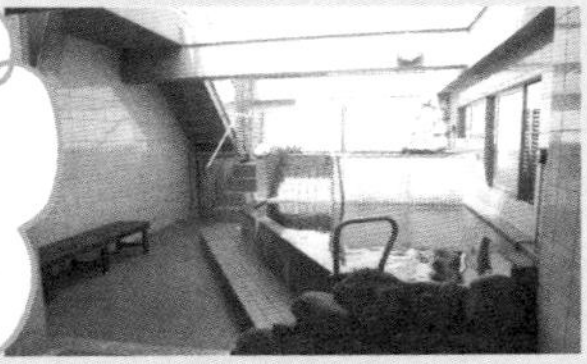
サウナのあとには
露天の「黒湯」で
癒やされる

「黒湯」の天然温泉のある銭湯。壱の湯には、屋上の展望風呂とスチームサウナ。弐の湯には、桜の花見ができる半露天風呂が。ドライサウナはどちらでも楽しめる。

■東京都大田区池上6-35-5
■東急池上線「池上」駅 徒歩6分

東京 渋谷

改良湯

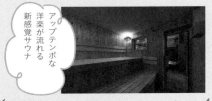

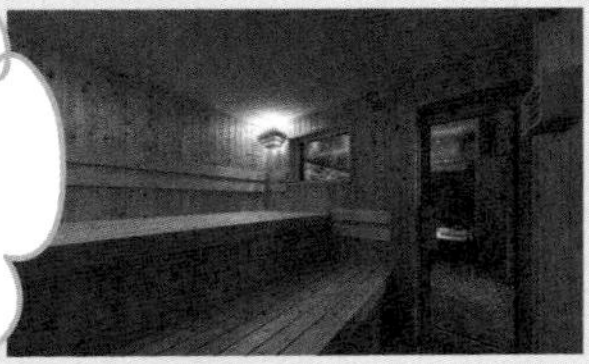
アップテンポな
洋楽が流れる
新感覚サウナ

若者向けのオシャレ銭湯。浴槽は真夜中のプールのような照明演出で、サウナは遠赤外線ストーブで高めの温度設定。水風呂はサウナ室の真横にあり、動線もばっちり。

■東京都渋谷区東2-19-9
■JR各線「渋谷」駅 徒歩12分／JR各線「恵比寿」駅 徒歩12分

東京 新大久保

ルビーパレス

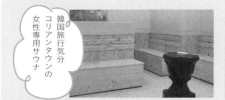

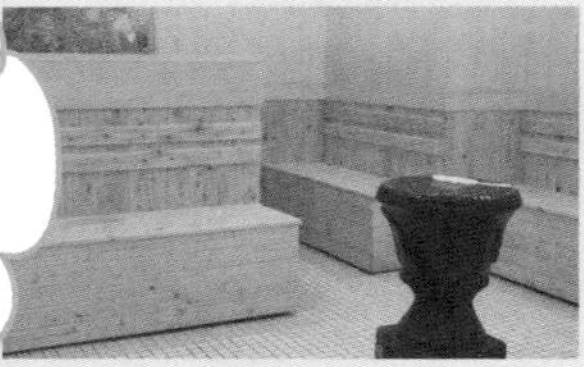
韓国旅行気分
コリアンタウンの
女性専用サウナ

都内では珍しい女性専用サウナ。4種のサウナがそろっており、なかでもよもぎのスチームサウナと韓国式の麦飯石サウナが人気。施設内のレストランでは本格韓国料理も堪能できる。

■東京都新宿区大久保1-12-2
■都営大江戸線「東新宿」駅、西武新宿線「西武新宿」駅 徒歩5分／JR山手線「新大久保」駅 徒歩9分

東京 西麻布

アダムアンドイブ

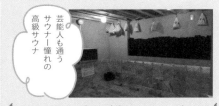

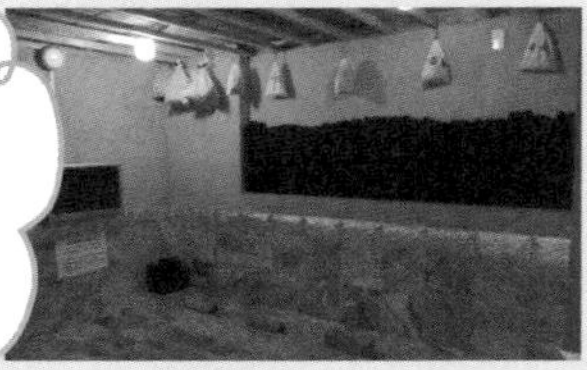
芸能人も通う
サウナー憧れの
高級サウナ

サウナードリンク「オロポ」(オロナミンC×ポカリスエット)発祥の地。芸能人も多数通う。大人気のよもぎで焚かれた薬草スチームサウナで夢見心地に。

■東京都港区西麻布3-5-5
■東京メトロ日比谷線「六本木」駅 徒歩12分

＊各施設の情報は2020年5月時点のものです。営業状況は各施設の案内をご確認ください。

東京 上野

センチュリオンホテル&スパ

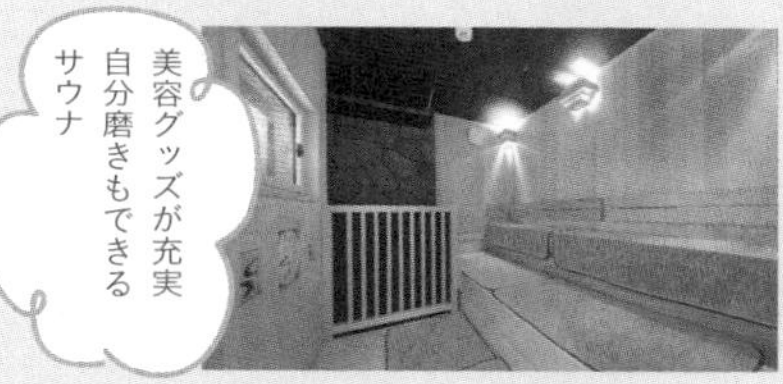
美容グッズが充実
自分磨きもできる
サウナ

90度超えの高温サウナと水風呂の動線がコンパクト。ナノスチームドライヤー、ボディドライヤー、美顔スチーマーなど美容グッズでセルフケアができる。

■東京都台東区上野6-8-16
■JR各線「上野」駅 徒歩2分

東京 浅草

浅草ROX まつり湯

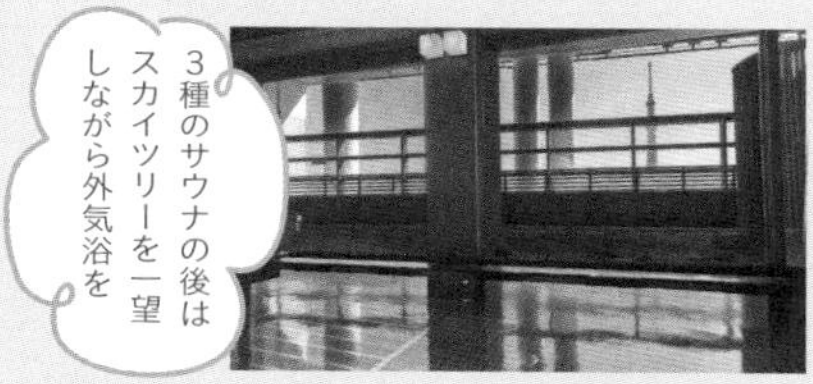
3種のサウナの後は
スカイツリーを一望
しながら外気浴を

100度近い熱々のドライサウナ、穏やかな遠赤外線の熱を感じるスチームサウナ、ミクロの霧を浴びるミストサウナの3種が楽しめる。スカイツリーを眺めながら外気浴ができる。

■東京都台東区浅草1-25-15 ROX 7階
■つくばエクスプレス「浅草駅」徒歩1分/東京メトロ銀座線「田原町駅」徒歩5分

埼玉 草加

湯乃泉 草加健康センター

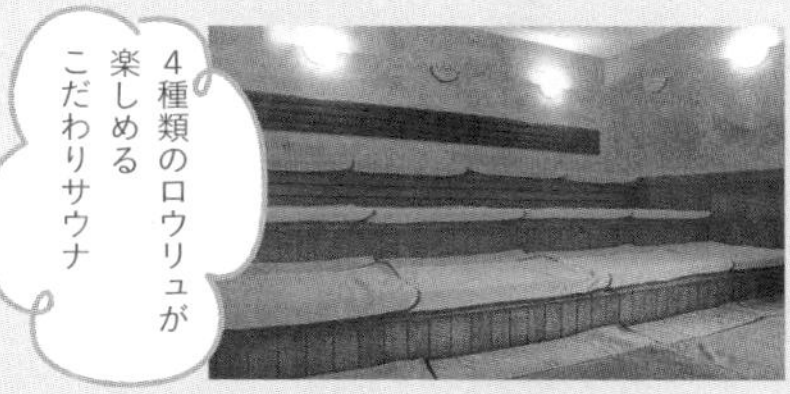
4種類のロウリュが
楽しめる
こだわりサウナ

強力熱風が感じられる「爆風ロウリュ」、薄明かりの中の「静寂のロウリュ」、早朝に楽しむ「暁のロウリュ」、「セルフロウリュ」と時間ごとに異なるロウリュが楽しめる。

■埼玉県草加市北谷2-23-23
■東武伊勢崎線「草加」駅、「獨協大学前」駅、「新越谷」駅、「蒲生」駅、「竹ノ塚」駅より無料送迎バスあり

神奈川 厚木

湯乃泉
東名厚木健康センター

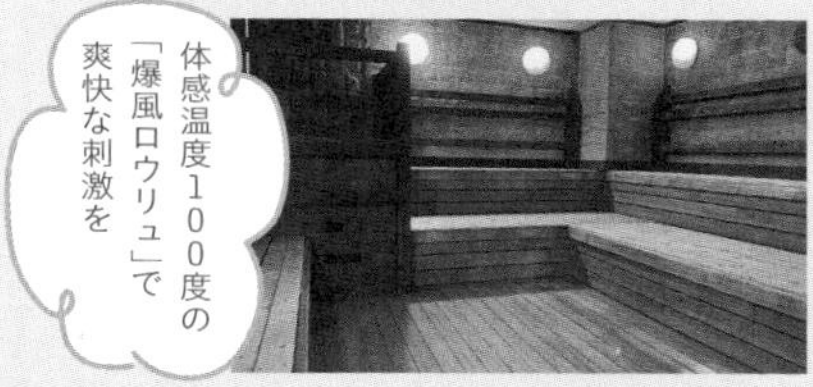
体感温度100度の
「爆風ロウリュ」で
爽快な刺激を

爆風マシーンを使った風速80mの爆風ロウリュのあとは、地下水をくみ上げた露天の水風呂に。8種の薬草入りの薬湯や、露天草津の湯も人気。漫画は温泉施設最大級の5万冊以上。

■神奈川県厚木市岡田3-17-10
■小田急小田原線「本厚木」駅、JR東海道本線「平塚」駅より無料送迎バスあり

最新スパ・サウナで デートも 仕事も

神奈川 横浜

スカイスパYOKOHAMA

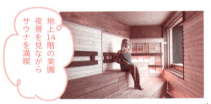

地上14階の楽園
夜景を見ながら
サウナを満喫

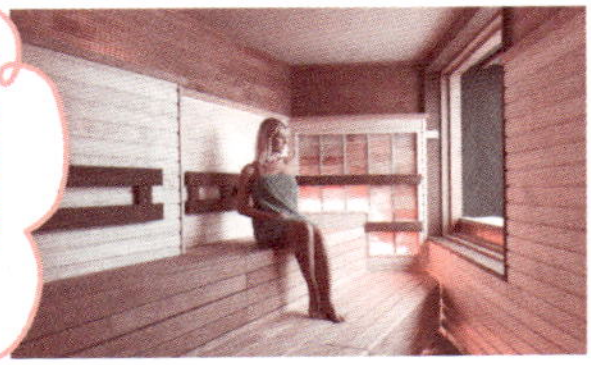

サウナ室からは横浜の街並みが眺望できる。うちわであおぐヒーリングアウフグースが人気。6種類ほどのコワーキングスペースがあり、仕事をする人も。

■神奈川県横浜市西区高島2-19-12スカイビル14階
■JR各線、東急東横線、京急本線、市営地下鉄「横浜」駅 徒歩3分

東京 両国

両国湯屋 江戸遊

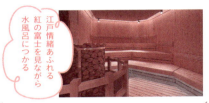

江戸情緒あふれる
紅の富士を見ながら
水風呂につかる

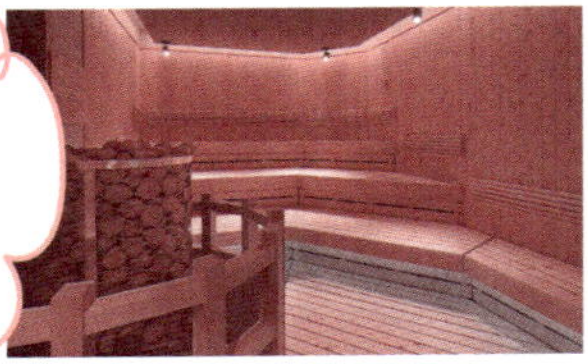

ドライサウナではロウリュが行われ、日替りのアロマオイルで香りも楽しめる。アロマスチームサウナは女性限定。サウナ室をリノベーションした会議室もある。

■東京都墨田区亀沢1-5-8
■都営大江戸線「両国」駅 徒歩2分／JR総武線「両国」駅 徒歩7分

埼玉 さいたま

おふろcafé utatane

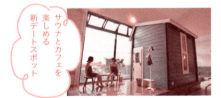

サウナとカフェを
楽しめる
新デートスポット

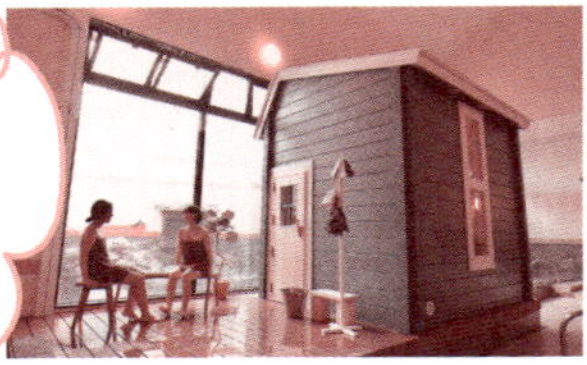

浴室内にあるログハウス型の「サウナコタ」では、10種類以上のアロマオイルから好きな香りを選んでセルフロウリュができる。コーヒー飲み放題など無料サービスも。

■埼玉県さいたま市北区大成町4-179-3
■ニューシャトル「鉄道博物館（大成）」駅 徒歩10分

神奈川 横浜

横浜天然温泉 SPA EAS

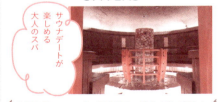

サウナデートが
楽しめる
大人のスパ

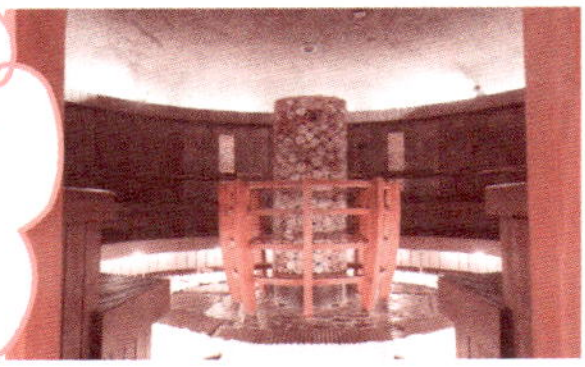

女性専用スペースや、男女共有のサウナ室で行われるパフォーマーによるロウリュが人気の18歳以上限定の施設。クールダウンスペースには、座り心地のよい低反発ウレタンの椅子もあり。

■神奈川県横浜市西区北幸2-2-1 ハマボールイアス4階
■JR各線、東急東横線、京急本線、市営地下鉄「横浜」駅 徒歩5分

＊各施設の情報は2020年5月時点のものです。営業状況は各施設の案内をご確認ください。

泊まらなくても癒やされるホテルサウナ

千葉 舞浜

舞浜ユーラシア

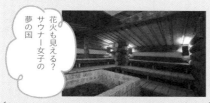

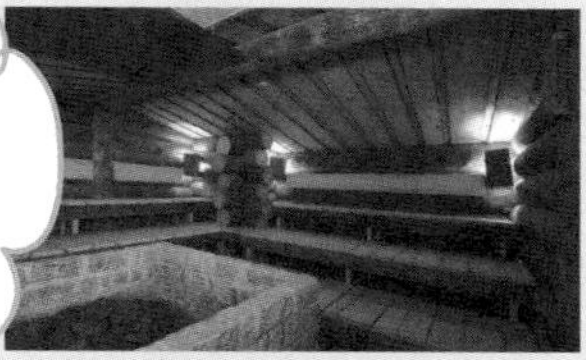
花火も見える？
サウナー女子の
夢の国

ビギナーも入りやすいマイルドな温度のサウナ3種や「ドーム風呂」あり。岩盤浴エリアのビューサウナでは、東京ディズニーリゾートを眺めることができる。

■千葉県浦安市千鳥13-20
■JR京葉線・武蔵野線「舞浜」駅より無料送迎バスあり

東京 新宿

パーク ハイアット 東京 クラブ オン ザ パーク

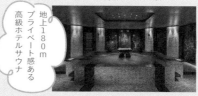

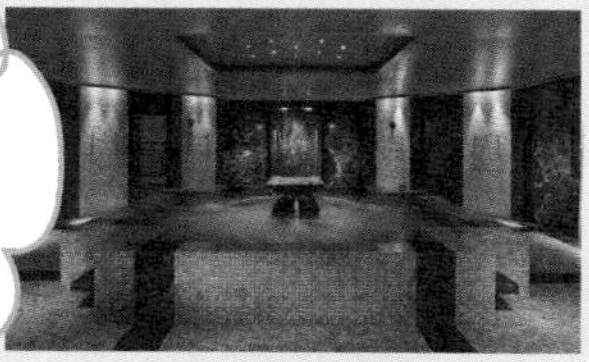
地上180m
プライベート感ある
高級ホテルサウナ

宿泊客と会員限定のリッチなサウナ。中央のジャグジーを囲むように、90度、80度のドライサウナとスチームサウナがある。サウナ後は、ドリンクや軽食を楽しめる優雅なくつろぎスペースでゆったり。

■東京都新宿区西新宿3-7-1-2
■JR各線「新宿」駅 徒歩12分／都営大江戸線「都庁前」駅 徒歩8分

神奈川 大磯

大磯プリンスホテル THERMAL SPA S.WAVE

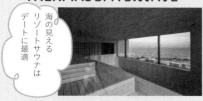

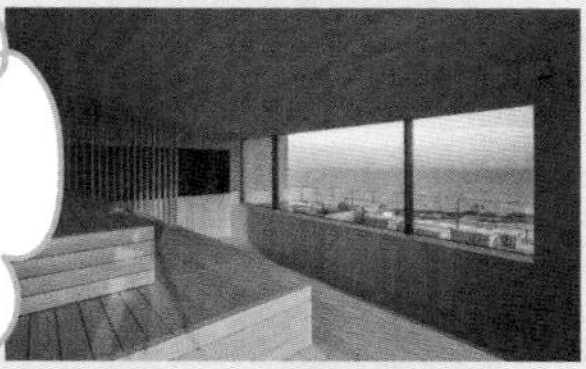
海の見える
リゾートサウナは
デートに最適

男女共有のサウナは、オーシャンビューが楽しめる。水風呂のほか、ミントの香りなど4種の冷水シャワー、人工雪のアイスルーム、プールなど、クールダウン方法が豊富。

■神奈川県中郡大磯町国府本郷546
■JR東海道本線「大磯」駅より路線バス「大磯プリンスホテル」下車すぐ

神奈川 小田原

ヒルトン小田原リゾート&スパ

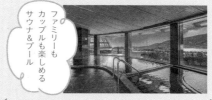

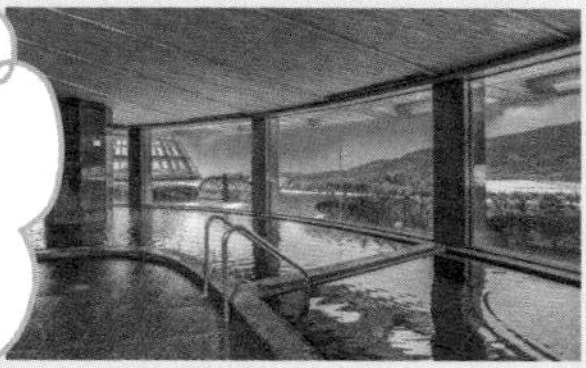
ファミリーも
カップルも楽しめる
サウナ&プール

水着で入れるゾーンに温水プールと2種類のサウナが。外気浴は高い丘の上で夜は星空、昼は海を眺めながら静かな景色を楽しめる。3階の温泉大浴場にもドライサウナあり。

■神奈川県小田原市根府川583-1
■JR東海道本線「根府川」駅より無料送迎バスあり

旅行先でも行きたい！ 素敵♥新名所

北海道 帯広

森のスパリゾート
北海道ホテル

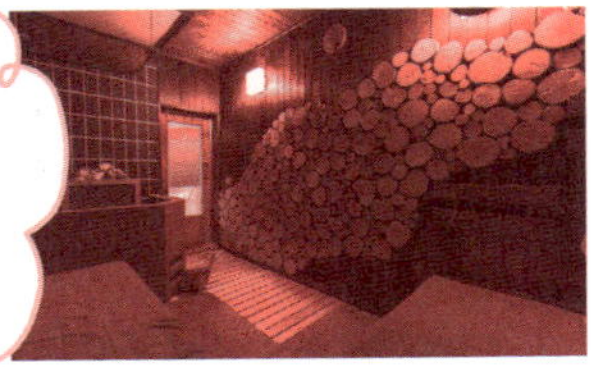

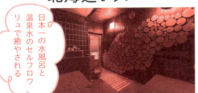

日本一の水風呂と温泉水のセルフロウリュで癒やされる

植物性有機質を含む北海道産モール温泉水を使ったロウリュで美肌に。白樺の壁に温泉水をかければリラックス効果も。日本一の清流・札内川伏流水の水風呂も魅力。

■北海道帯広市西7条南19-1
■JR根室本線「帯広」駅 徒歩15分

北海道 洞爺湖

洞爺湖万世閣
ホテル レイクサイドテラス

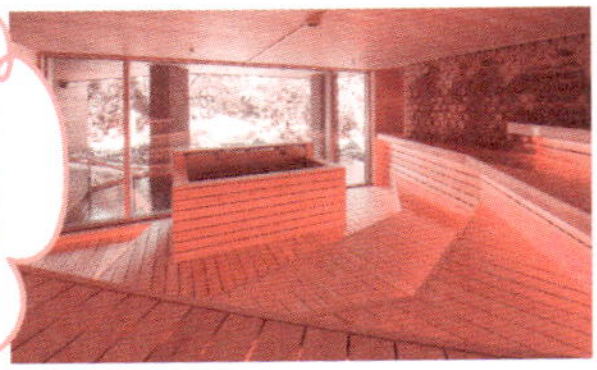

サウナ、造園などのスペシャリストが監修したサウナ

「月の湯」のサウナは国産ヒノキで作られたぜいたく空間。オーダーメイドのフィンランド製大型ストーブで本格的なロウリュを楽しめる。サウナ後は洞爺湖水を引く露天水風呂でしっかりととのう。

■北海道虻田郡洞爺湖町洞爺湖温泉21
■JR室蘭本線「洞爺」駅より路線バス「洞爺湖温泉ターミナル」下車 徒歩5分

宮城 仙台

汗蒸幕《ハンジュンマク》のゆ

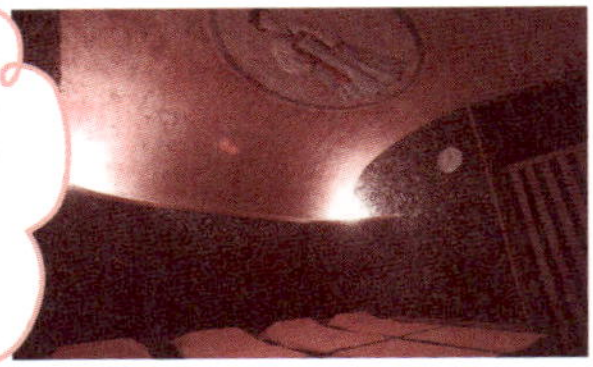

韓国伝統サウナ「汗蒸幕」でしっかり汗を流す

韓国の温熱療法としての汗蒸幕、紫水晶サウナと、韓国サウナが一度に楽しめる。フィンランドサウナもあり、寝椅子などが充実した休憩ゾーンも魅力的。

■宮城県仙台市泉区市名坂字南前67-1
■国道4号バイパス「苦竹交差点」より車で15分

北海道 旭川

星野リゾート OMO7旭川

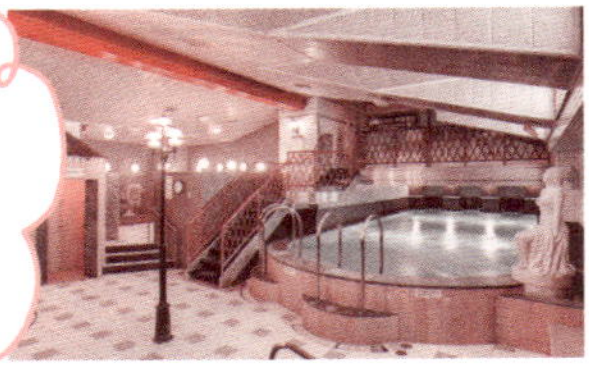

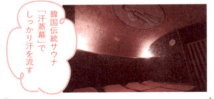

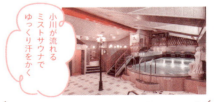

小川が流れるミストサウナでゆっくり汗をかく

中温ドライサウナとミストサウナの2種。ミストサウナでは、足もとに水が流れているので、足を冷水に浸しながらサウナが楽しめる。15度以下を保つキンキンの水風呂ですっきり。

■北海道旭川市6条通9
■JR各線「旭川」駅 徒歩13分

＊各施設の情報は2020年5月時点のものです。営業状況は各施設の案内をご確認ください。

静岡 駿河

サウナしきじ

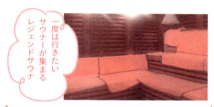

一度は行きたい
サウナーが集まる
レジェンドサウナ

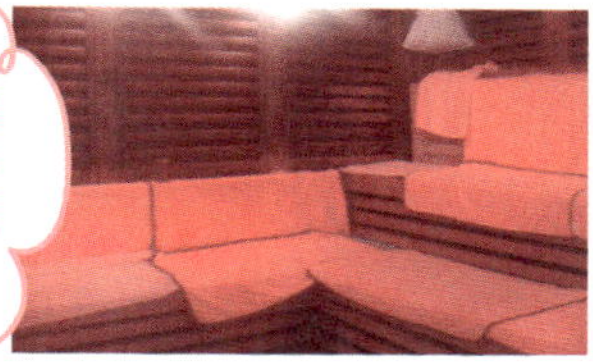

薬草サウナは十数種類の薬草が使われ、立ち上る蒸気が心地よく、心身共にスッキリ。伝説の水風呂は、地下からくみ上げている天然水。ミネラル豊富で飲んでもおいしい。

■静岡県静岡市駿河区敷地2-25-1
■JR東海道本線「静岡」駅より路線バス「登呂コープタウン」下車 徒歩3分

埼玉 越生

O Park OGOSE サウナスイートキャビン

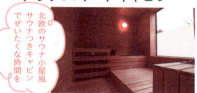

北欧のサウナ小屋風
サウナつきキャビン
でぜいたくな時間を

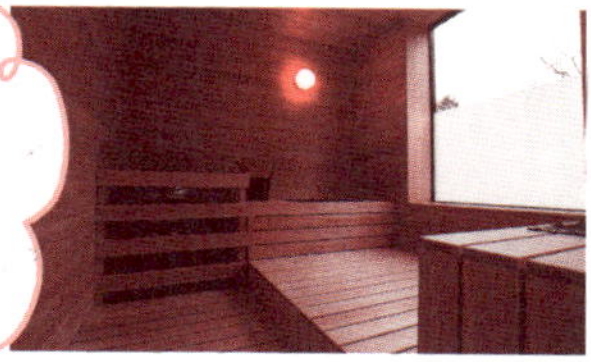

一棟貸しのキャビンは備えつけサウナや、開放的なダイニングでのディナーが楽しめる。フィンランドのテキスタイルブランドとコラボした内装やアメニティも素敵。

■埼玉県入間郡越生町上野3083-1
■JR八高線、東武越生線「越生」駅より送迎バスあり

愛知 名古屋

Sauna Lab

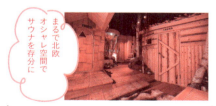

まるで北欧
オシャレ空間で
サウナを存分に

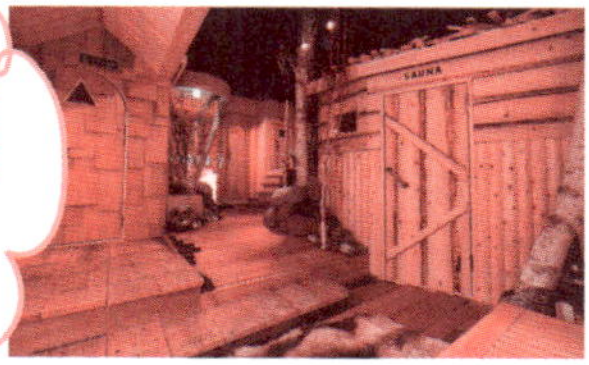

女性限定の山小屋風サウナは3つのホットサウナと、マイナス温度のアイスミストサウナがある。ホットサウナではプロジェクションマッピングも体験できる。

■愛知県名古屋市中区栄3-9-22 グランドビル8階
■名古屋市営地下鉄東山線「栄」駅 徒歩7分

静岡 熱海

ホテルミクラス

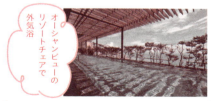

オーシャンビューの
リゾートチェアで
外気浴

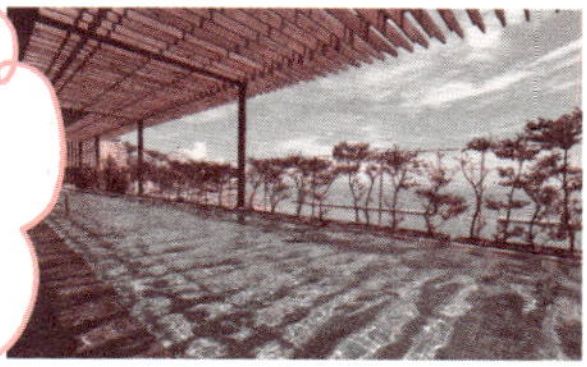

地上25mにある女性用浴場には、肌に心地よいミストサウナが。圧巻のパノラマが広がるオーシャンビューデッキで外気浴が楽しめる。個室のパウダールームもある。

■静岡県熱海市東海岸町3-19
■JR東海道本線「熱海」駅 徒歩12分

旅行先でも行きたい！ 素敵♥新名所
全国各地ご当地サウナ

長野 上田

地蔵温泉十福の湯

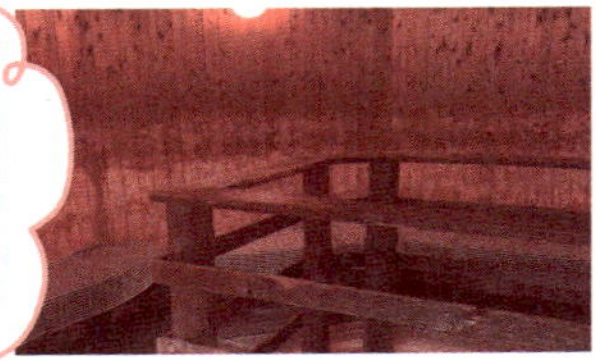

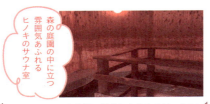

森の庭園の中に立つ雰囲気あふれるヒノキのサウナ室

標高1000mの大自然に囲まれたサウナは、約20人が同時に入ることが可能なゆったりサイズ。水風呂も露天で、マイナスイオンを感じながら森林浴ができる。

■長野県上田市真田町傍陽9097-70
■JR北陸新幹線「上田」駅から車で35分

山梨 河口湖

たかの友梨 スパ&ホテル 河口湖 日帰り温浴 桜庵

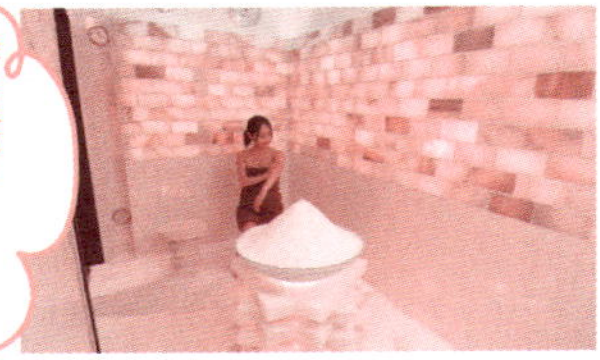

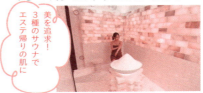

美を追求！3種のサウナでエステ帰りの肌に

たかの友梨プロデュース。塩もみサウナや、竹炭サウナ、ヒアルロン酸ナノスチームハマムなどで、ビューティーケアができる。美容成分入りの週替わり露天風呂も。

■山梨県南都留郡富士河口湖町勝山3337-1
■富士急行線「河口湖」駅より無料送迎バスあり（予約制）

三重 四日市

四日市温泉 おふろcafé 湯守座

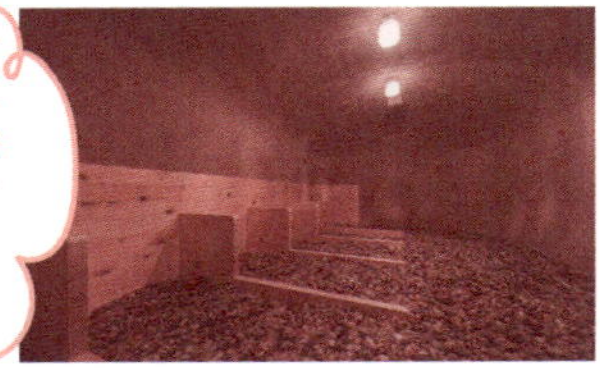

サウナ浴と湯治の相乗効果でリラックス

高温ドライサウナのあとは、噴水のように水が流れ落ちる水風呂が気持ちいい。大きなかまくら型のかまどの中でミストを浴びる、「かま風呂」サウナも人気。

■三重県四日市市生桑町311
■近鉄名古屋線「近鉄四日市」駅より無料送迎バスあり

長野 野尻湖

The Sauna

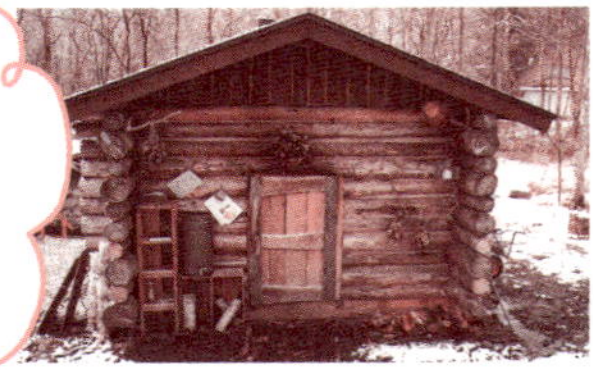

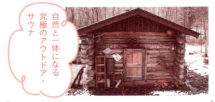

自然と一体になる究極のアウトドア・サウナ

薪を使った本格的なフィンランド式のサウナが体験できる。思いっきりダイブしたくなる天然の水風呂・野尻湖。冬は、ふかふかの新雪でクールダウン。

■長野県上水内郡信濃町野尻379-2 ゲストハウスLAMP野尻湖内
■しなの鉄道北しなの線「黒姫」駅より車で10分

大阪 梅田

大東洋レディス・スパ

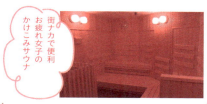

街ナカで便利
お疲れ女子の
かけこみサウナ

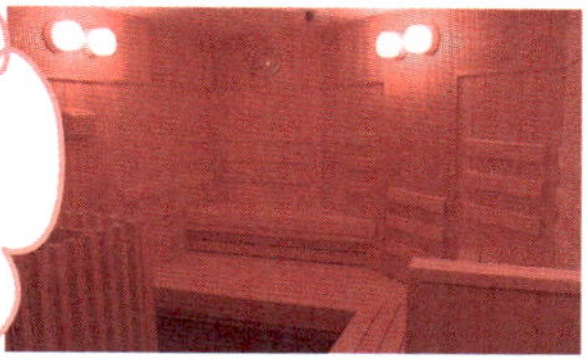

大阪の女性専用スパ。高温サウナ、低温サウナ、ミストサウナの3種と、温度で選べる水風呂が2種ある。リニューアルした美肌の湯で、つるつる&しっとり肌を体感できる。

■大阪府大阪市北区中崎西2-1-9 観光ビル「大東洋」地階
■阪急各線「梅田」駅 徒歩8分／谷町線「中崎町」駅 徒歩3分

京都 四条

白山湯 高辻店

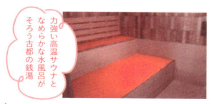

力強い高温サウナと
なめらかな水風呂が
そろう古都の銭湯

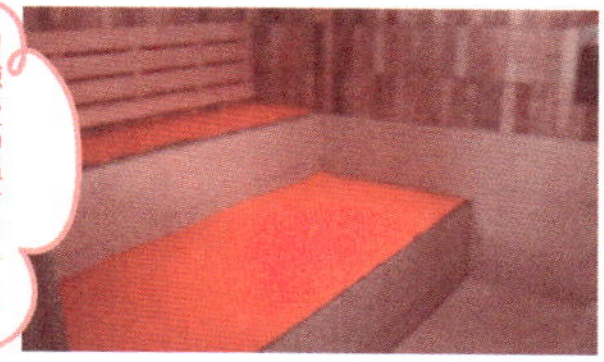

風情のある銭湯では、100度近い熱々の高温ドライサウナを楽しめる。2頭のライオンの口から京都の地下水が惜しみなく流れる水風呂は、深さもじゅうぶんで、のびのび入れる。

■京都府京都市下京区東中筋通松原上ル舟屋町665
■京都市営地下鉄烏丸線「四条」駅、阪急京都線「烏丸」駅 徒歩9～12分

熊本 熊本

湯らっくす

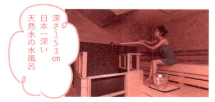

深さ153cm
日本一深い
天然水の水風呂

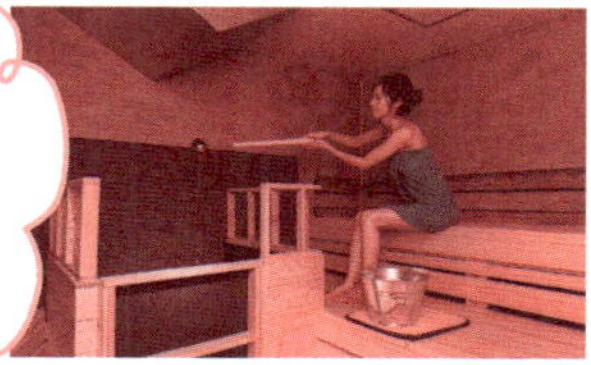

「アウフグースサウナ」「メディテーションサウナ」「備長炭蒸し風呂」の3種。セルフロウリュやヴィヒタも楽しめる。水風呂は潜るも、毎分250ℓの滝に打たれるもよし。

■熊本県熊本市中央区本荘町722
■JR豊肥本線「平成」駅 徒歩3分

兵庫 神戸

神戸レディススパ

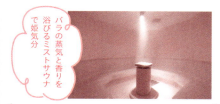

バラの蒸気と香りを
浴びるミストサウナ
で姫気分

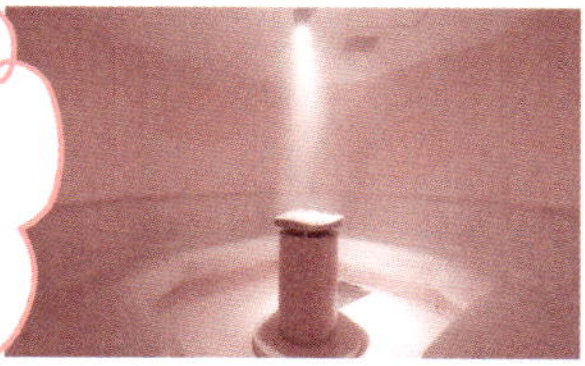

バラのエッセンシャルオイルを使ったミストサウナでは、ローズソルトをティーカップに注いで持ち込みマッサージができる。神戸六甲山系からわき出る天然温泉もある。

■兵庫県神戸市中央区下山手通2-2-10 神戸サウナビル3階
■神戸市営地下鉄「三宮」駅 徒歩1分／阪急神戸線「神戸三宮」駅 徒歩3分

東京オリンピックが発端!?
日本のサウナの歴史

一般的に「東京オリンピックのときにサウナが日本に入ってきた」といわれますが、実際に日本に初めてサウナが誕生したのはいつだったのでしょうか。現在のサウナブームに至る日本のサウナの変遷を解説します！

1957（昭和32）年	東京・銀座「東京温泉」に国産サウナが設置される。
1963（昭和38）年	大阪のニュージャパンが国産サウナ「スカイガーデンスパ」を開店。
1964（昭和39）年	東京オリンピック開催。選手村の本場フィンランドのサウナが話題になり、サウナブームのきっかけに。
1966（昭和41）年	東京・渋谷に日本初のフィンランド式サウナの営業店「スカンディナビア・クラブ」が開店。同時期に、錦糸町に「東京楽天地サウナ」が開業。
1971（昭和46）年	5県のサウナ協会設立。その核として日本サウナ党を再結成。

昭和40年代のサウナは男性天国。数回のブームで幅広い層から人気

サウナが日本に誕生したのは昭和32年のこと。銀座の東京温泉にサウナが導入されました。そして昭和39年、東京オリンピックのときに、フィンランドの選手村にサウナが設置。本場のサウナが持ち込まれて昭和41年、本格的なフィンランドサウナ「スカンディナビア・クラブ」が渋谷にオープンしました。

その後、バージョンアップした「レジャーサウナ」が出現。しかし昭和40年代のサウナは男性天国。女性のサウナはゼロに等しく、サウナの啓発を目的にサウ

1975（昭和50）年　ラジウムを使った人工温泉「ラドンセンター」が登場。

1980（昭和55）年　日本初の健康センター施設「相模健康センター」が開業。

1984（昭和59）年　愛知に「中部健康センター七宝」ができて、健康センター&健康ランドブームに。札幌「エスポのサウナ」で日本初のロウリュサービス。

1990（平成2）年　スーパー銭湯の時代に。

1992（平成4）年　『サウナをつくろう』（沼尻良著）発刊。

2011（平成23）年　『サ道』（タナカカツキ著）発刊。現在のサウナブームの起爆剤に。

2013（平成25）年　タナカカツキ氏が公益社団法人日本サウナ・スパ協会の「サウナ大使」に任命される。

2019（令和元）年　テレビ東京で「サ道」がドラマ化される。

ナ事業者や愛好家により昭和44年に「日本サウナ党」が結成されました。

昭和50年代からラジウム温泉をとり入れた「ラドンセンター」が流行。その後、大浴場に食事と娯楽を組み合わせた「健康センター」ブームがやってきます。

1990年代には「スーパー銭湯」が登場。いずれにもサウナはありましたが、タナカカツキ氏のマンガ『サ道』発刊やTVドラマ化によって、サウナブームが幅広く広がりました。近年はサウナを主目的に「サ旅」をしたり、フィンランドまで行くような熱烈なファンも増え、全国で開催されるイベントも盛況です。

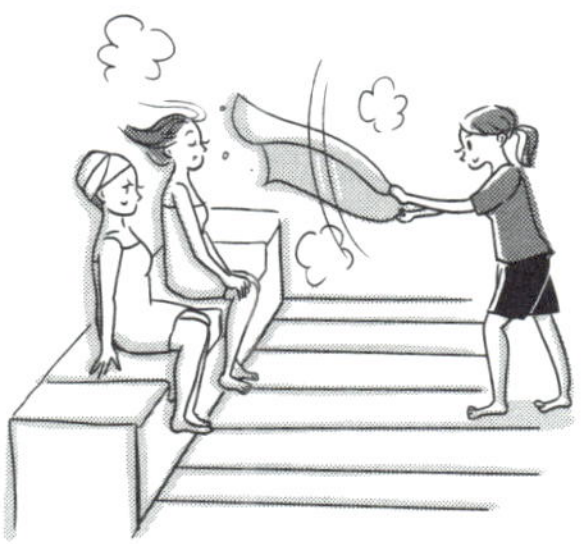

なりたちも形もさまざま！

世界のサウナ

サウナはフィンランド語で、熱した石で汗をかく「石発汗浴」のこと。実は大昔から世界じゅうで石発汗風呂はありました。それぞれの土地のサウナ事情を大調査！

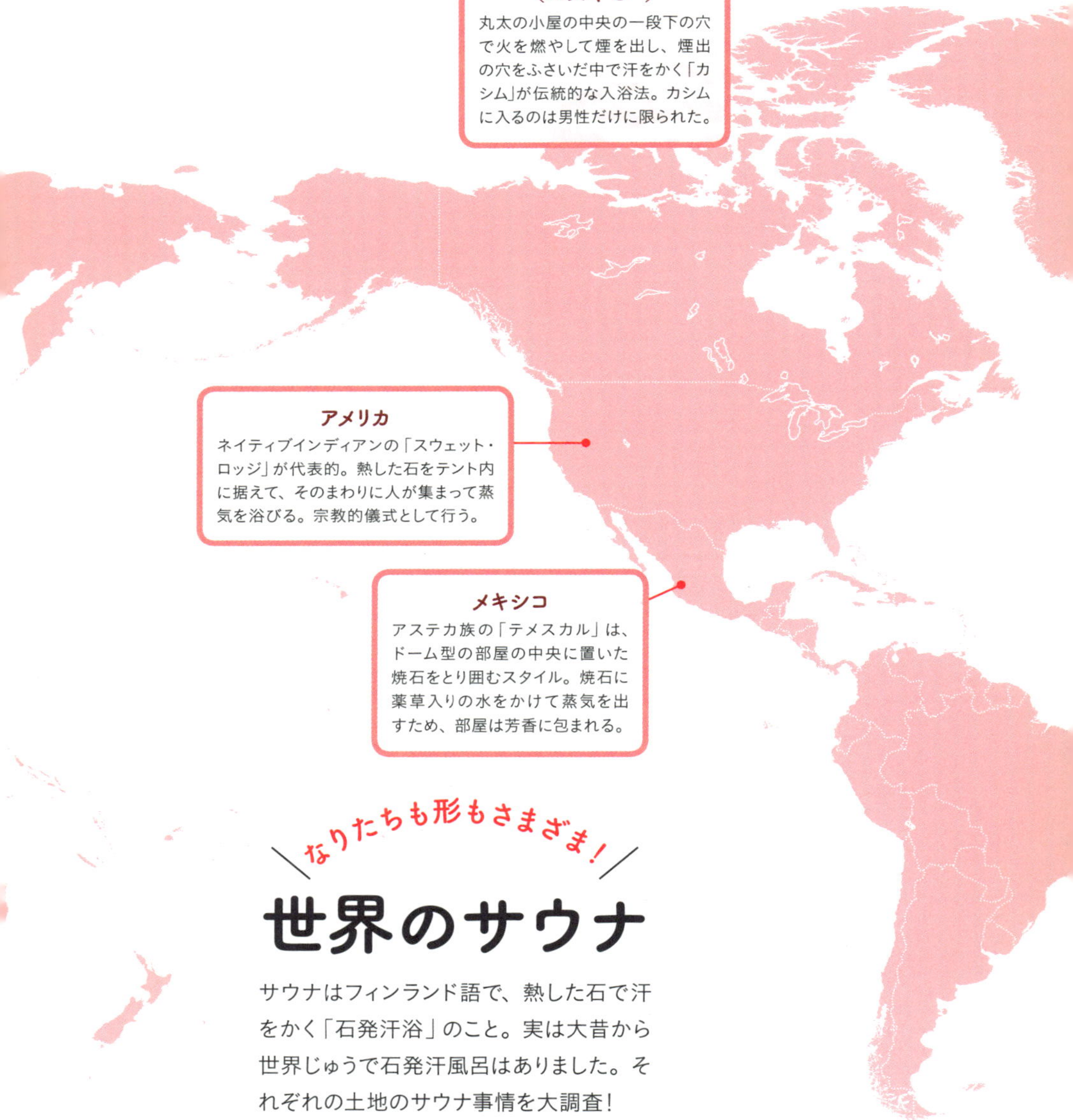

カナダ北極圏（エスキモー）

丸太の小屋の中央の一段下の穴で火を燃やして煙を出し、煙出の穴をふさいだ中で汗をかく「カシム」が伝統的な入浴法。カシムに入るのは男性だけに限られた。

アメリカ

ネイティブインディアンの「スウェット・ロッジ」が代表的。熱した石をテント内に据えて、そのまわりに人が集まって蒸気を浴びる。宗教的儀式として行う。

メキシコ

アステカ族の「テメスカル」は、ドーム型の部屋の中央に置いた焼石をとり囲むスタイル。焼石に薬草入りの水をかけて蒸気を出すため、部屋は芳香に包まれる。

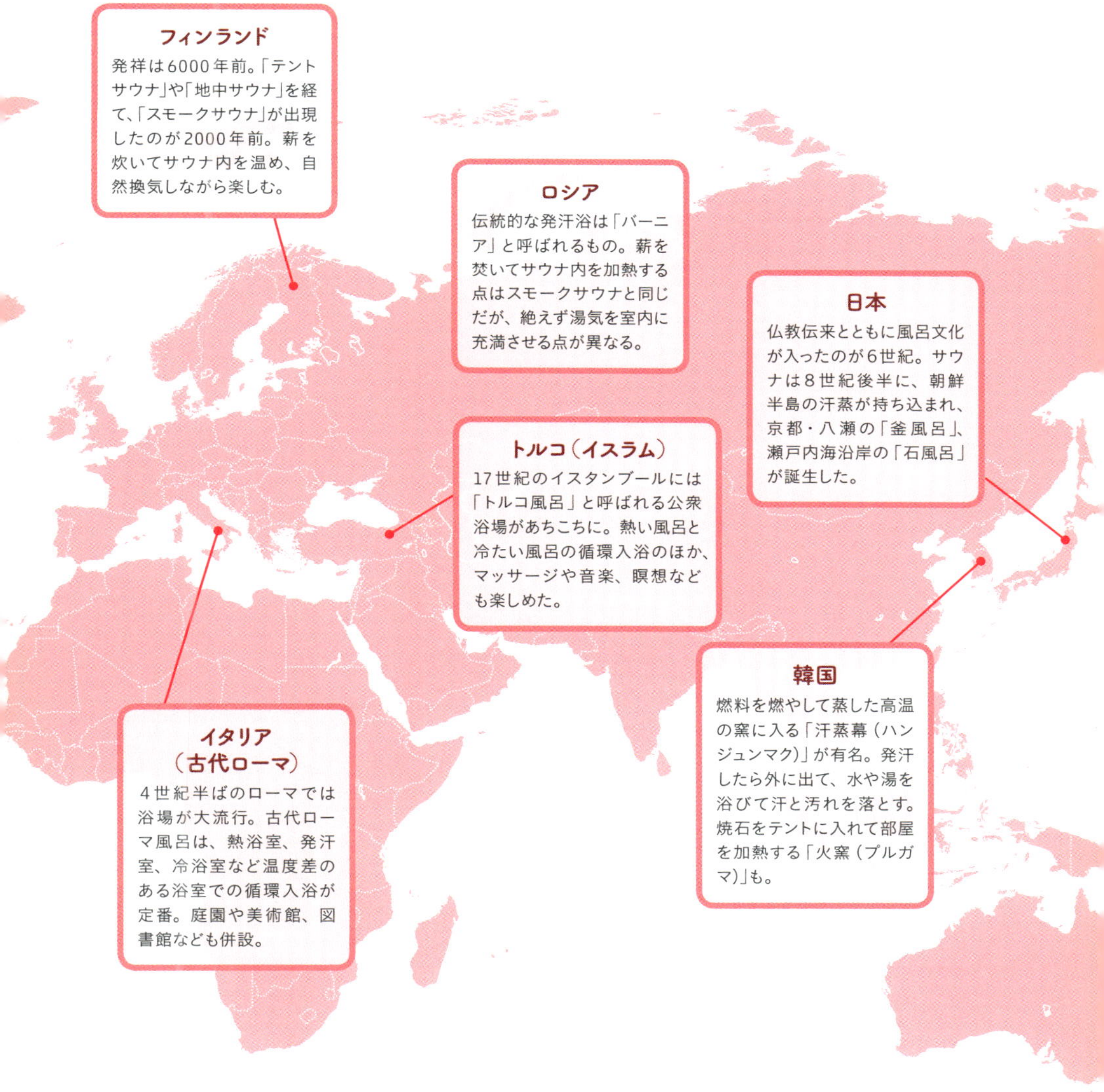
フィンランド
発祥は6000年前。「テントサウナ」や「地中サウナ」を経て、「スモークサウナ」が出現したのが2000年前。薪を炊いてサウナ内を温め、自然換気しながら楽しむ。
ロシア
伝統的な発汗浴は「バーニア」と呼ばれるもの。薪を焚いてサウナ内を加熱する点はスモークサウナと同じだが、絶えず湯気を室内に充満させる点が異なる。
日本
仏教伝来とともに風呂文化が入ったのが6世紀。サウナは8世紀後半に、朝鮮半島の汗蒸が持ち込まれ、京都・八瀬の「釜風呂」、瀬戸内海沿岸の「石風呂」が誕生した。
トルコ（イスラム）
17世紀のイスタンブールには「トルコ風呂」と呼ばれる公衆浴場があちこちに。熱い風呂と冷たい風呂の循環入浴のほか、マッサージや音楽、瞑想なども楽しめた。
韓国
燃料を燃やして蒸した高温の窯に入る「汗蒸幕（ハンジュンマク）」が有名。発汗したら外に出て、水や湯を浴びて汗と汚れを落とす。焼石をテントに入れて部屋を加熱する「火窯（プルガマ）」も。
イタリア
（古代ローマ）
4世紀半ばのローマでは浴場が大流行。古代ローマ風呂は、熱浴室、発汗室、冷浴室など温度差のある浴室での循環入浴が定番。庭園や美術館、図書館なども併設。

サウナ大使・タナカカツキさんに聞く！

サウナで「心がととのう」って本当ですか？

「思考」の世界から「感覚」の世界にいけるのがサウナの醍醐味

私たちは今、デスクワーク中心の生活になり、一日じゅう情報の中にいます。「働き方を見直しましょう」といわれて早く家に帰っても、ソファに寝ころがって、またスマホを見ている。今は電車の中でもみんな、スマホを見ていますよね。

情報というのは、思考の世界です。今サウナがもてはやされているのは、そういった情報過多な思考の世界から、いったん遮断できるよさがあるからだと思います。サウナにはスマホを持って入れませんから。

サウナに入った瞬間はいろいろなことを考えていても、そのうち「熱い」とか「冷たい」とか、だんだん感覚の世界に連れていかれます。感覚の世界にいくと、自分の身体性や人間性というものがとり戻せる……めくるめく感覚の世界を味わうことで、心地よさやリラックス感を得て、心がととのうのではないでしょうか。

精神世界やスピリチュアルは、サウナとは切っても切れない

心をととのえるには、もちろん瞑想やマインドフルネスでもいいと思います。でも、けっこうむずかしい。「感情を客観視して、あるがまま受け入れて」と言われても、「うーん、今、できてるかな？」などと考えて、思考の世界にいってしまう。その点、サウナは半強制的にととのいます。1回ととのうと、「ああ、こういうことか」と、無意識のうちに瞑想やマインドフルネスができるんじゃないかなと思います。

「サウナにいるときは、教会の中のように静かにせよ」というフィンランドの金言があるように、サウナと精神世界は切り離せないものです。バルト三国のサウナも、また特別にスピリチュアルです。

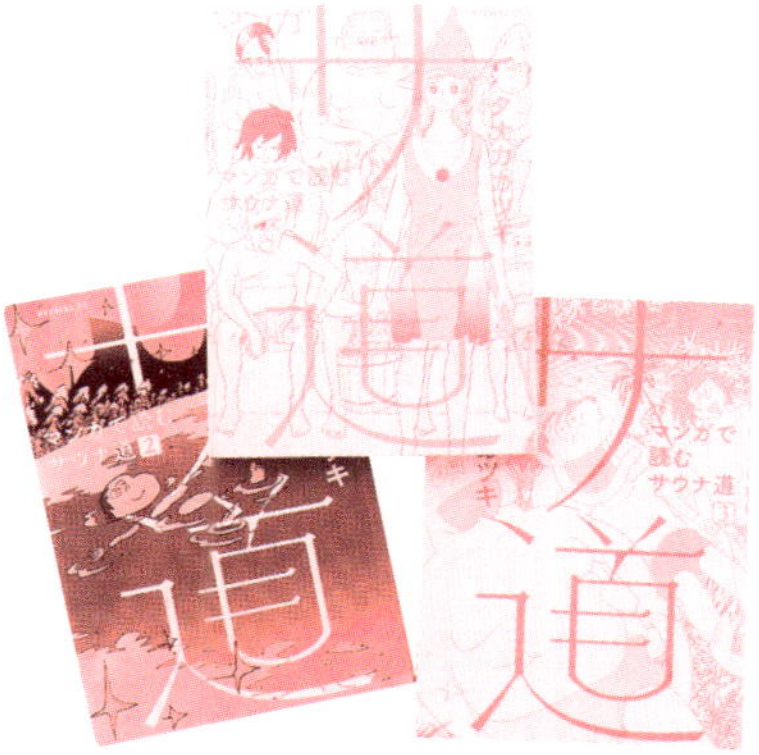

『マンガ サ道〜マンガで読むサウナ道〜』（タナカカツキ 全3巻・講談社）
サウナブームの発端となった、自身の大ヒットマンガ。原田泰造が主人公を演じるテレビドラマ「サ道」の原作にもなった。書籍『サ道』（パルコ）、『サ道 心と体が「ととのう」サウナの心得』（講談社）などもある。

Katsuki Tanaka

タナカカツキさん
1966年、大阪府生まれ。マンガ家。公益社団法人日本サウナ・スパ協会公認サウナ大使。『オッス！ トン子ちゃん』（ポプラ社）、天久聖一氏との共著『バカドリル』（扶桑社）など著書多数。カプセルトイ「コップのフチ子」の原案も手がける。

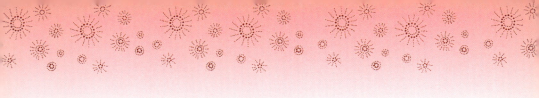

神や仏も!? サウナで出会える

リトアニアで体験したサウナ室の中では、今の自分のテーマや夢、目標をみんなで言い合います。マインドのステージを上げるために、サウナに入るんです。そこには花びらが敷いてあり、儀式をする場のようになっています。自然と一体化して、己をとり戻すところなんですね。

古くは日本にも、仏教と共にサウナが伝わってきました。寺には「温室」というサウナ室があり、修行僧が温冷交代浴のようなことをしていました。

お経にもサウナ浴をすすめるくだりがあります。サウナに行くと目がよくなる、冷え性が治る、清潔になってオーラが出る……今も言われていることが「温室経」といわれるお経にあったたんですね。徳の高い僧になるには、サウナを使えと。

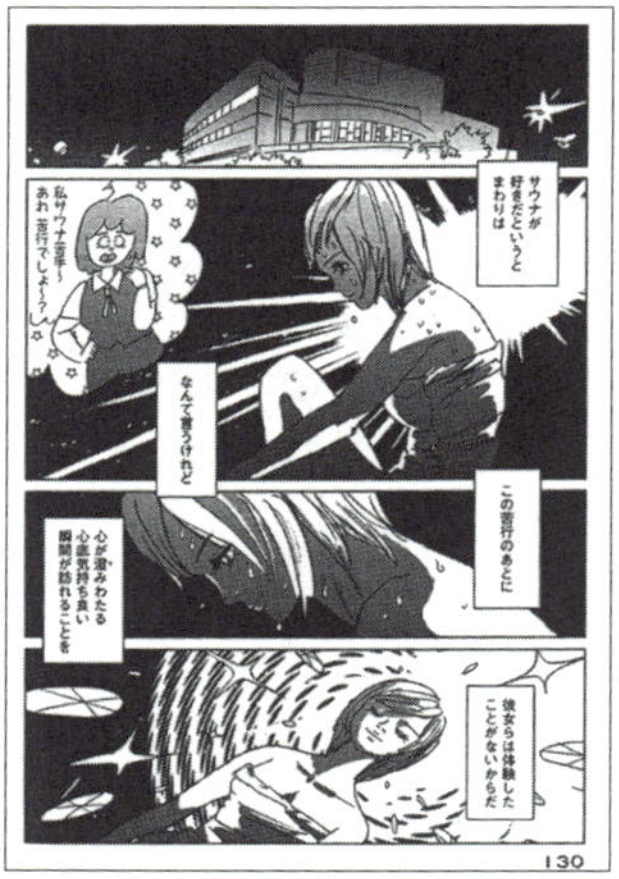

サウナが好きだというとまわりは
私サウナ苦手〜 あれ 苦行でしょ〜?
なんて言うけれど
この苦行のあとに
心が澄みわたる 心底気持ち良い 瞬間が訪れることを
彼女らは体験したことがないからだ
130

『マンガ サ道〜マンガで読むサウナ道〜』1巻　p.130より
©タナカカツキ／講談社

サウナで規則正しい生活になったら、不調がすべて解消！

私自身はサウナ通いを始めて12年、ライフスタイルはずいぶん変わりました。以前は、生活リズムはバラバラ。毎日起きる時間も、食べる時間も、寝る時間も違う。変化こそ楽しいと思っていました。でも今は、朝4時に起きて昼の12時まで仕事、午後からはサウナに行きます。サウナ施設で打ち合わせをしたり、サウナに入ったり、それで夕方6時頃には家に帰り、家族と夕飯を共にして寝る。これがルーティンです。

なんといってもサウナ施設に時間を合わせないといけないので、生活は規則正しくなりました。そのおかげで、眼精疲労、肩や腰のこり、皮膚疾患、鼻炎など「デスクワーカーあるある」の血の滞りからくる不調が、すべて解消。明らかに、かぜもひかなくなりました。サウナに入ると、アイディアの出方も全然違います。リラックスしているときにアイディアが出やすいというのを、日々実感していますね。

今後、テレワーカーが増えるといわれています。そうなると、もうちょっと能動的に「休む」ことをしていかないといけないと思うんです。少し前からキャンプや登山といったブームがありますが、できるのは休日だけだから、なかなか習慣化しにくい。でもサウナなら2〜3時間施設に行くだけで、まるでキャンプや登山のような疲労回復効果とリフレッシュ感が得られる。これからは、みんながサウナを疲れをとる道具として、どんどん使ったらいいと思います。

自然と自分が一体化して、心をととのえる。そんなサウナ本来の楽しみ方は、これからますます日本じゅうに広がっていくでしょうね。

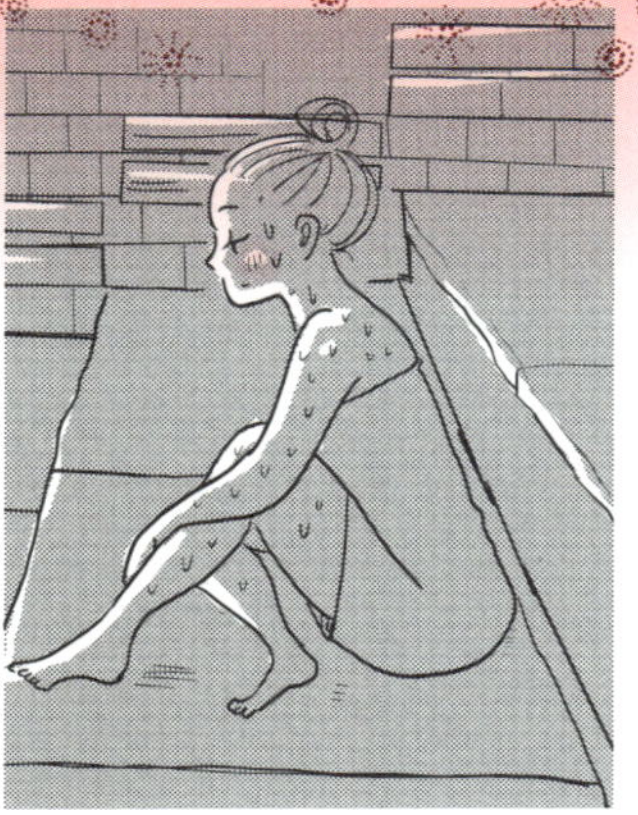

より心をととのえる

サウナの入り方

サウナで「感覚の世界」を存分に味わうには？ タナカカツキさんにそのコツを聞きました。

1 心が落ち着く施設を探す

行きつけのサウナを探すときに、「心をととのえる」という観点で大切にしたいのは、まず清潔であること。またよい香りがあると五感を刺激し、より深い感覚の世界が味わえます。思考を刺激するので、テレビはない方が心をととのえる効果は上がります。

\ 心が落ち着く施設のポイント /

清潔

清潔さから感じる気持ちよさは格別。掃除の行き届いた施設は、心もスッキリ。

香りがいい

アロマロウリュなどサウナ内に香りがあれば、より感覚を刺激されます。

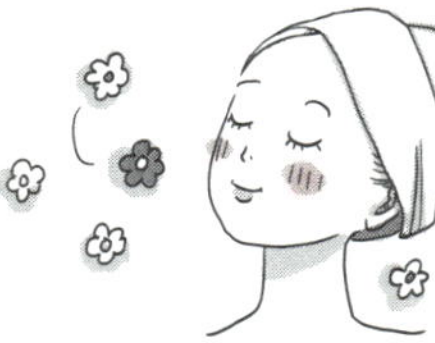

テレビがない

テレビ＝情報は遮断できればベスト。ただし地元の銭湯など、常連客とテレビを見ながら会話を楽しむサウナなら、それを楽しむのもあり。

2 サウナ内では何もしない

思考の世界から感覚の世界に入るためには、サウナ内では何もせず、「熱いなぁ」とか、ただ自分の体の感覚だけを味わっていればOK。そのうち、汗がダラダラ、「早く水風呂に入りたい！」としか考えられなくなります。ひまをもて余してしまうときは、「あとで必ず楽しみがやってくる」と気持ちを切りかえたり、ポジティブなことを考えてみては。

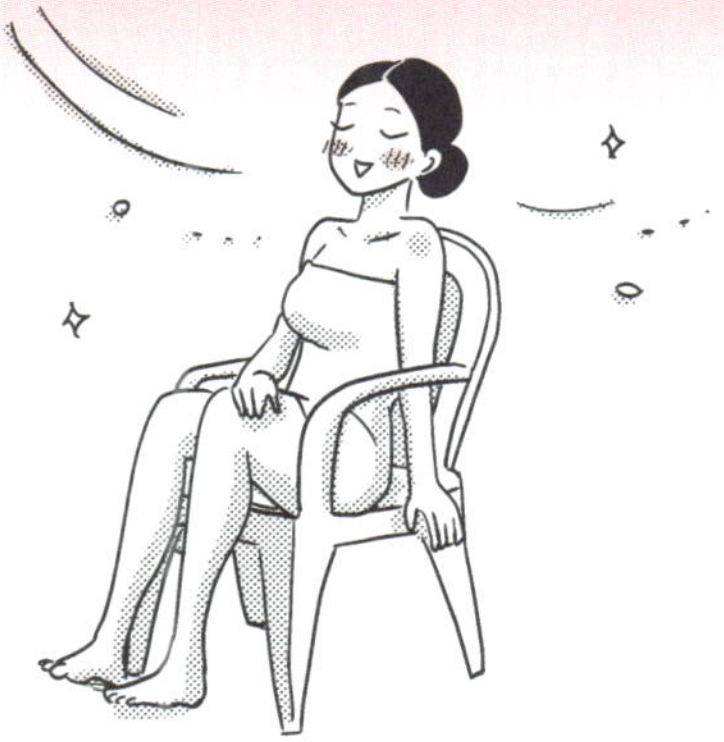

3 水風呂を楽しむ

水風呂が苦手な人も多いでしょうが、サウナのあとに冷たい水風呂に入ると心身共にスッキリして、「ととのう」効果が上がります。慣れるまでは、最初は「足先をつけるだけ」など自分のペースでいいので、水風呂を楽しんでください。

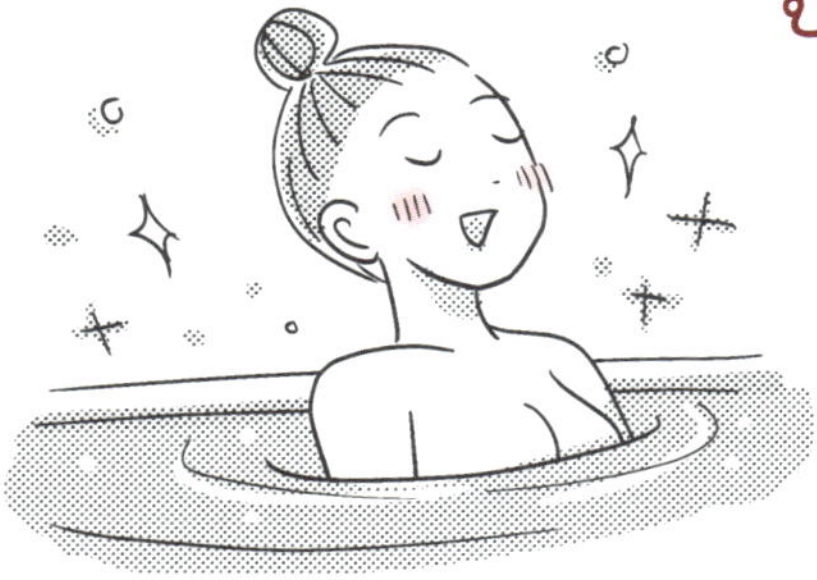

5 たまには自然を感じる体験も

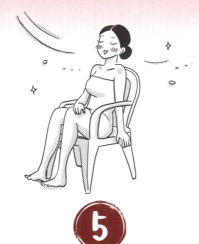

サウナ後の休憩時、屋外で緑を見たり自然の風に吹かれると、より心地よいもの。今、活気づいているキャンプとサウナを合わせた「テントサウナ」もおすすめです。アウトドアでは湖や雪（！）でクールダウンしたり、大自然の中で外気浴ができて、より効果を感じられるでしょう。

4 習慣にする

忙しい現代人が意欲を回復するには、定期的に疲れをとることが大切です。サウナなら短時間で疲れがとれて効率的。毎日はむずかしくても、近所の銭湯やスポーツジムなども活用して、できれば日常的にサウナに入れるといいですね。習慣化すれば、日々元気で過ごせるはずです。

サウナ用語　Index

あ
アウフグース……40　41
朝サウナ……61　100
あまみ……105
アロマミストサウナ……39
ウィスキング……41
ヴィヒタ……41
遠赤外線サウナ……38　39
お風呂……42　43
温泉……35　113　126　127
温冷交代浴……24　52　54　55　82　83

か
乾式サウナ……36　37　42　43
漢方サウナ……38　39
岩盤浴……35　42　43
くり返し浴……53　58
高温サウナ……61
高温短時間浴……53　60　100

さ
サウナハット……96　97　133
塩サウナ……38　39
湿式サウナ……37
スウェット・ロッジ……150
スタジアムサウナ……39
スチームサウナ……37
スモークサウナ……151
セルフロウリュ……41

た
低温サウナ……25
低温浴……52　56　57
テントサウナ……135　157
ととのう……25　77　82　83　92　93　97
泥サウナ……38　39

な
熱波師……41

は
麦飯石サウナ……39
汗蒸幕……151
黄土サウナ……38　39
フィンランド……76～79　148～151

ま
ミストサウナ……37
水風呂……24　25　45　54　55　70　72　82　83　89　90　91　92　93　102　112　113　122　123　157

ら
ロウリュ……40　41

気になる体のキーワード別　Index

あ
汗……59　63　86　87　116　117
アトピー性皮膚炎……86　87
アルコール……64　65　95　99
アルツハイマー予防……84　85
飲酒……72　98　99
うつ……55

か
かぜ……23　69　98　99
肩こり……23　53　54　55　65　67　85　120　121
花粉症……69
髪……52　62　63
感染症……75
眼精疲労……53　69
関節痛……85
首のこり……85　121
毛穴……22　115
月経前症候群（PMS）……24　88
高血圧……85
更年期……24　88
高齢者……71
子ども……71

さ
食欲がない……55
自律神経……24　43　82　83　88　89　104
水分補給……52　53　59　62　63　64　65　94　95
睡眠不足……99
ストレス……23　25　34　57
ストレッチ……124　125　128　129
性感染症……75
生理中……103
生理痛……24　68

た
ダイエット……34
体幹トレーニング……118　119
脱水……52　59　63　73　99
疲れ……22
ツボ……64　65　66～69
低血圧……55

な
熱中症……74　86　95
眠りが浅い……55
眠れる……25　56　57　88

は
肌……22　85　90　105
鼻水・鼻づまり……69
ヒートショック……102
ヒートショックプロテイン（HSP）……23　84　85
冷え……24　68
疲労回復……35　54　55　60
不眠……57
ふらつき……73
便秘……67

ま
マッサージ……23　64　65　114　115
むくみ……122　123
免疫力……23　85

や
やせる……58　70
腰痛……23　53　55　67

ら
リラックス……25　57　127

参考文献＆サイト

『公益社団法人 日本サウナ・スパ協会認定資格　サウナ・スパ健康アドバイザー公式テキスト
知っておきたいサウナ・スパの健康知識』（公益社団法人日本サウナ・スパ協会）

『公益社団法人 日本サウナ・スパ協会 認定資格　サウナ・スパプロフェッショナル公式テキスト
管理士のためのサウナ・スパ専門知識』（公益社団法人日本サウナ・スパ協会）

『サウナあれこれ』（中山眞喜男／公益社団法人日本サウナ・スパ協会）

『サウナの教科書（Gakken Mook 大人のたしなみシリーズ）』
（ゲットナビ編集部 編／学研パブリッシング）

『湯遊ワンダーランド』（1）～（3）（まんしゅうきつこ／扶桑社）

『マンガ　サ道～マンガで読むサウナ道』（1）～（3）（タナカカツキ／講談社）

『サ道　心と体が「ととのう」サウナの心得』（タナカカツキ／講談社）

『はじめてのサウナ』（文・タナカカツキ、絵・ほりゆりこ／リトルモア）

『公衆サウナの国フィンランド～街と人をあたためる、古くて新しいサードプレイス』
（こばやしあやな／学芸出版社）

『お熱いのがお好き？』（大町テラス／イースト・プレス）

『人生が「楽」になる達人サウナ術』（大久保 徹／Pヴァイン）

『【完全ガイドシリーズ219】SPA＆サウナ＆日帰り温泉　完全ガイド（100％ムックシリーズ）』（晋遊舎）

「公益社団法人日本サウナ・スパ協会のホームページ」https://www.sauna.or.jp/

「サウナイキタイ-日本最大のサウナ検索サイト」https://sauna-ikitai.com/

「Saunology-Studies on Sauna-」https://saunology.hatenablog.com/

メーカーお問い合わせ先

アディクト　http://addict-inc.com/

アルテック　https://www.artek.fi/jp/

エルオー　http://www.okato-lo.co.jp/eluo/

おぼろタオル　https://www.oboro-towel.co.jp/

金沢銭湯桃の湯　https://ponyolionbanto.stores.jp/

佐藤計量器製作所　http://www.sksato.co.jp/

サウナしきじ　https://saunashikiji.jp/

スキャンデックス　https://www.scandex.co.jp/

宝通商　http://www.hukkajapan.com/

TTNE　https://www.ttne.co/

ビオトープ　https://lapuankankurit.jp/

藤田光学　https://www.fujikon-hd.com/fujita-op/

Francfranc　http://francfranc.com/

ミズジャパン　https://www.mizujapan.com/

無印良品　http://www.muji.com/

メトス　http://metos.co.jp/

mont-bell　https://www.montbell.jp/

LATVIA HAZE　https://shopping.latviahaze.com/

絵 まんきつ

漫画家。埼玉県出身。2012年に始めたブログ「まんしゅうきつこのオリモノわんだーらんど」で注目され、2015年には自身初の単行本『アル中ワンダーランド』を刊行。サウナをテーマにした漫画『湯遊ワンダーランド』（扶桑社）は3巻まで好評発売中。

監修 木村昭子（きむら あきこ）

医師。産婦人科医。日本温泉気候物理医学会会員。
神奈川県内の某大学病院産婦人科勤務。岩手県出身。
学生時代からのサウナ好き。二児の母。

Part1・2
監修 公益社団法人
日本サウナ・スパ協会

Part4
監修 笹野美紀恵（ささの みきえ）

静岡県生まれ。実家はサウナの聖地と呼ばれる「サウナしきじ」。アメリカ留学後、モデルとして活動。2011年、株式会社ワンブロウを設立。飲食店や施設のプロデュースを行う。ヨガインストラクターの資格も持つ。

＊本書の内容は2020年5月時点の情報です。施設の営業状況は各施設のサイトなどでご確認ください。

Staff

ブックデザイン／GRiD
写真／松木 潤、佐山裕子（主婦の友社）
構成・文／池田純子、増田千紘（主婦の友社）
編集協力／広部敬明、櫻内愛絵梨
編集担当／志岐麻子（主婦の友社）

女はサウナで生まれ変わる
読むサウナ美人

2020年6月30日　第1刷発行

絵　　　まんきつ
監　修　木村昭子
発行者　矢﨑謙三
発行所　株式会社主婦の友社
　　　　〒112-8675　東京都文京区関口1-44-10
　　　　● 03-5280-7537（編集）
　　　　● 03-5280-7551（販売）
印刷所　大日本印刷株式会社

■ 本書の内容に関するお問い合わせ、
　また、印刷・製本など製造上の不良がございましたら、
　主婦の友社（電話03-5280-7537）にご連絡ください。
■ 主婦の友社が発行する書籍・ムックのご注文は、
　お近くの書店か主婦の友社コールセンター（電話0120-916-892）まで。
＊お問い合わせ受付時間　月～金（祝日を除く）　9：30～17：30
　主婦の友社ホームページ　https://shufunotomo.co.jp/

© Shufunotomo Co., Ltd. 2020 Printed in Japan
ISBN978-4-07-443045-1

囚本書を無断で複写複製（電子化を含む）することは、著作権法上の例外を除き、禁じられています。本書をコピーされる場合は、事前に公益社団法人日本複製権センター（JRRC）の許諾を受けてください。また本書を代行業者等の第三者に依頼してスキャンやデジタル化することは、たとえ個人や家庭内での利用であっても一切認められておりません。
JRRC〈https://jrrc.or.jp eメール：jrrc_info@jrrc.or.jp 電話：03-3401-2382〉